기적의 허브

기적의 허브

2015년 4월 25일 초판 1쇄 인쇄
2018년 9월 15일   초판 1쇄 발행

엮은이 | 자연과 함께하는 사람들
발행인 | 김동석
펴낸곳 | 문학사계

주   소 | 121-887 서울특별시 마포구 월드컵로 47 (합정동), 2층
전   화 | 02-3143-2661
팩   스 | 02-3143-2667
등록번호 제2010-000018호 / 2010년 4월 5일

이메일 | mhmade@naver.com

ISBN 979-11-85825-30-4 13510

- 이 책의 글과 사진은 저작권의 보호를 받고 있습니다.
  무단 전재와 복제를 금합니다.

- 책값은 뒤표지에 있습니다.
- 잘못 만들어진 책은 구입하신 곳에서 교환하여 드립니다.

우리의 몸과 정신을 맑고 건강하게 하는

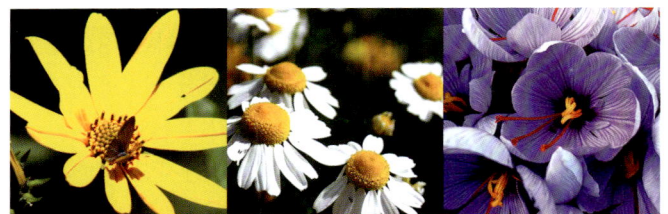

기적의 허브
The Herbs of Miracle

엮은이 · 자연과 함께하는 사람들

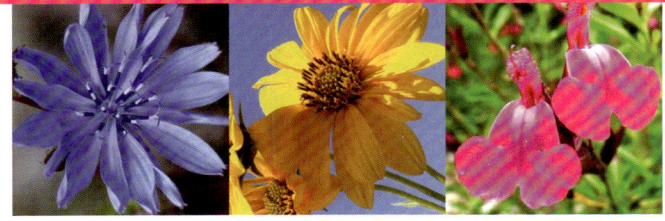

문학사계

머리말

 인간은 아주 오래 전부터 풀과 열매를 식량이나 치료약 등에 다양하게 이용해 오면서 점차 유용하고 특별한 식물을 구별하여 사용하기 시작하였는데, 이것이 바로 허브입니다.

 주로 유럽, 지중해 연안, 서남아시아 등이 산지인 라벤더, 로즈메리, 세이지, 타임, 페퍼민트, 오레가노, 레몬밤 등뿐 아니라, 우리 조상들이 머리를 감을 때 쓰던 창포나 양념으로 빼놓을 수 없는 마늘, 파, 고추 그리고 민간요법의 단골손님인 쑥, 익모초, 결명자 등도 모두 허브라고 할 수 있습니다.

 현대에 와서는 "꽃과 종자, 줄기, 잎, 뿌리 등이 약, 요리, 향료, 살균, 살충 등에 사용되는 인간에게 유용한 모든 초본식물"을 허브라 하고, 옥스퍼드 사전에서도 "잎이나 줄기가 식용과 약용으로 쓰이거나 향과 향미(香味)로 이용되는 식물"을 허브로 정의하고 있습니다. 다시 말하면 허브는 "향이 있으면서 인간에게 유용한 모든 식물"이라고 정의할 수 있습니다.

 허브는 풍부한 영양소와 자연의 생기를 그대로 보존한 '대자연의 선물'입니다. 독성이 거의 없는 생약으로서 다양한 형태로 섭취할 수 있는 장점이 있습니다.

 하지만 많은 분들이 올바른 식습관과 영양 섭취가 건강에 이롭다고 생각해 허브에 관심을 갖고 있지만, 사실상 알고 있는 허브는 몇 종류 되지 않고 그 이용법도 극히 한정적입니다.

이 책은 그러한 현대인들이 실생활에 쉽게 응용할 수 있도록 허브의 다양한 치료 효과를 조목조목 제시합니다. 누구라도 쉽게 기를 수 있고, 부담 없이 이용할 수 있는 허브만을 선정하여 각각의 특징 및 재배, 요리, 차, 코스메틱 등의 활용법을 자세하게 소개하고 있습니다. 상세한 설명뿐 아니라 사진 역시 풍부하고 재배의 포인트를 매우 실용적으로 담아 질병을 예방할 수 있는 수준을 넘어 삶의 방식을 바꾸어나가거나 허브를 통해 병을 완쾌할 수 있다는 사실적 증거를 제시합니다.

권두에서는 허브를 이용한 차, 요리, 허브 식초와 허브 오일, 입욕제나 포푸리 등의 이용법을, 권말에서는 로즈마리나 라벤더 등 대표적인 허브 7종류의 재배와 이용법을 실었습니다. 뿐만 아니라 허브 재배의 기초 지식도 첨부했습니다.

허브의 종류도, 내용도 풍부하여 허브생활을 처음 시작하는 분들이 한 번 길러보고 싶다는 생각이 들 수 있게끔 꾸며 놓았습니다. 특히 정원이나 베란다를 공간 낭비 없이 허브 재배로 이용하고 싶은 분들에게 감히 추천하고 싶은 한 권의 책입니다.

허브 입문서로 손색없는 책이라 자부합니다.

자연과 함께하는 사람들

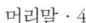

머리말 · 4

허브 입문 · 11

이 책의 사용법 · 12
허브의 정의 · 18
허브 요리 · 20
허브 기르기 · 23
허브의 수확 · 24
허브의 보존 · 26

Chapter 1 봄에 피는 허브 · 29

노랑꽃창포 · 30 | 당아욱 · 32 | 머스터드 · 34
산톨리나 · 36 | 로켓 · 38 | 스위트 마조람 · 40
저먼 아이리스 · 42 | 옥스아이 데이지 · 44 | 콘플라워 · 46
시나몬 · 48 | 아니스 히숍 · 50 | 소렐 · 52 | 니겔라 · 54
락스퍼 · 56 | 그라운드 아이비 · 58 | 캐러웨이 · 60
코리앤더 · 62 | 루바브 · 64 | 폭스글로브 · 66
차이브 · 68 | 클로브 핑크 · 70 | 샐러드 버넷 · 72
레이디스 맨틀 · 74 | 와일드 스트로베리 · 76 | 주니퍼 · 78
센티드 제라늄 · 80 | 나스터티움 · 82 | 컴프리 · 84

Chapter 2 암을 예방하는 허브 · 87

세이지 · 88 | 딜 · 90 | 파슬리 · 92 | 갈릭 · 94
에키나시아 · 96 | 단델리온 · 98 | 오레가노 · 100
히숍 · 102 | 로즈마리 · 104 | 워터크레스 · 106
바질 · 108 | 터메릭 · 110 | 블루베리 · 112
블랙베리 · 114 | 율무 · 116

Chapter 3 여름에 피는 허브 · 119

마시멜로 · 120 | 홀리호크 · 122 | 굿킹헨리 · 124
스위트 우드러프 · 126 | 레이디스 베드스트로 · 128 | 매더 · 130
레드 발레리안 · 132 | 이브닝 프림로즈 · 134 | 플랙스 · 136
발레리안 · 138 | 프렌치 타라곤 · 140 | 커리플랜트 · 142
엘리캠페인 · 144 | 레몬그라스 · 146 | 타임 · 148
세인트존스 워트 · 150 | 로만 캐모마일 · 152 | 피버퓨 · 154
프렌치 매리골드 · 156 | 홀리시슬 · 158 | 야로우 · 160
웜우드 · 162 | 홉 · 164 | 멀레인 · 166 | 캐트닙 · 168
세이보리 · 170 | 펜넬 · 172 | 머더워트 · 174
베르가못 · 176 | 탠지 · 178

Chapter 4 당뇨를 예방하는 허브 · 181

스테비아 · 182 | 치커리 · 184 | 우엉 · 186 | 캐모마일 저먼 · 188
엘더베리 · 190 | 아티초크 · 192 | 스위트 조 파이 · 194
허니서클 · 196 | 둥굴레 · 198 | 구기자 · 200 | 퍼스레인 · 202

Chapter 5 가을에 피는 허브 · 205

사프란 · 206 | 멕시칸 세이지 · 208 | 파인애플 세이지 · 210
페인티드 세이지 · 212 | 자스민 · 214 | 미뇨네트 · 216
알카넷 · 218 | 털부처꽃 · 220 | 노랑스위트클로버 · 222
티젤 · 224 | 아그리모니 · 226 | 소프워트 · 228
체리 세이지 · 230 | 민트 · 232

Chapter 6 고혈압을 예방하는 허브 · 235

페리윙클 · 236 | 어니언 · 238 | 호손 · 240 | 보리지 · 242
라벤더 · 244 | 새플라워 · 246 | 황금(黃芩) · 248
셀프힐 · 250 | 처빌 · 252 | 레몬밤 · 254

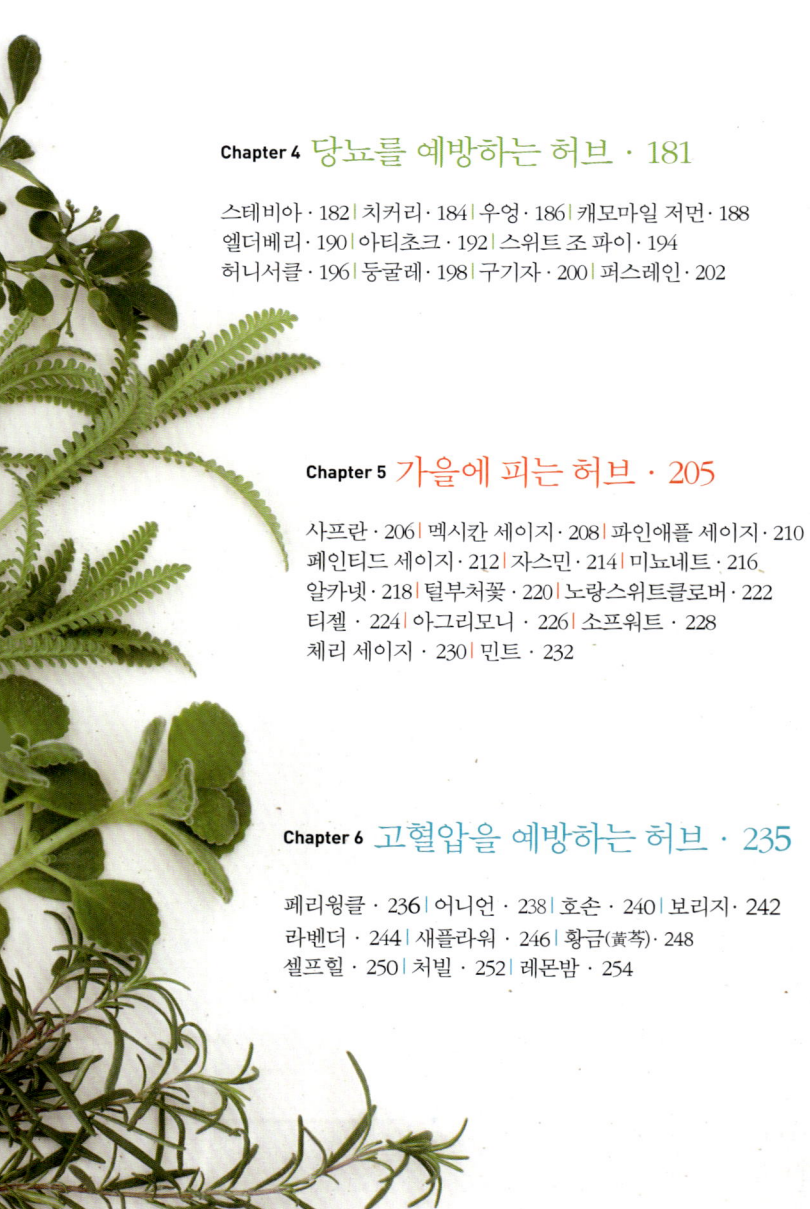

Chapter 7 겨울에 피는 허브 · 257

로젤 · 258 | 베티버 · 260 | 스위트 바이올렛 · 262
알로에 베라 · 264 | 크리스마스 로즈 · 266포트
매리골드 · 268 | 시클라멘 · 270
진저 릴리 · 272 | 보그 세이지 · 274

허브 기르기 강좌 · 277

로즈마리 · 278 | 사프란 · 280 | 레몬밤 · 282
라벤더 · 284 | 로만 캐모마일 · 285
히숍 · 286 | 스테비아 · 288

허브 입문

이 책의 사용법 | 허브의 정의 | 허브 요리
허브 기르기 | 허브의 수확 | 허브의 보존

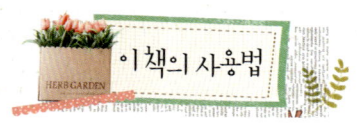

이 책의 사용법

  이 책에는 정원, 베란다 등 실내 관상용이나 식탁의 티타임에서 큰 인기를 얻고 있는 허브를 약 150종 게재하였습니다. 더불어 생활을 윤택하게 해주는 여러 가지 이용방법을 소개하고 있습니다. 해설을 쉽고 즐겁게 읽을 수 있도록 가능한 한 분류학적인 내용은 본문에서 제외하고 별도의 데이터로 표기하였습니다. 사진은 기본적으로 꽃이 필 때의 사진을 중심으로 실었으며, 품종도 풍부하게 소개하였습니다. 어느 부분을 이용할 것인지, 어떻게 이용할 수 있는지를 잘 알 수 있게 설명하였습니다.

※약효가 있는 허브를 치료에 이용하는 경우에는 반드시 의사의 처방에 따라 주시기 바랍니다. 또한 이들 중에는 만지거나 입에 닿거나 하였을 때 알레르기를 일으키는 품종도 있으므로 취급에 주의하셔야 합니다.

02 당아욱 (common mallow)
春 *Malva sylvestris*

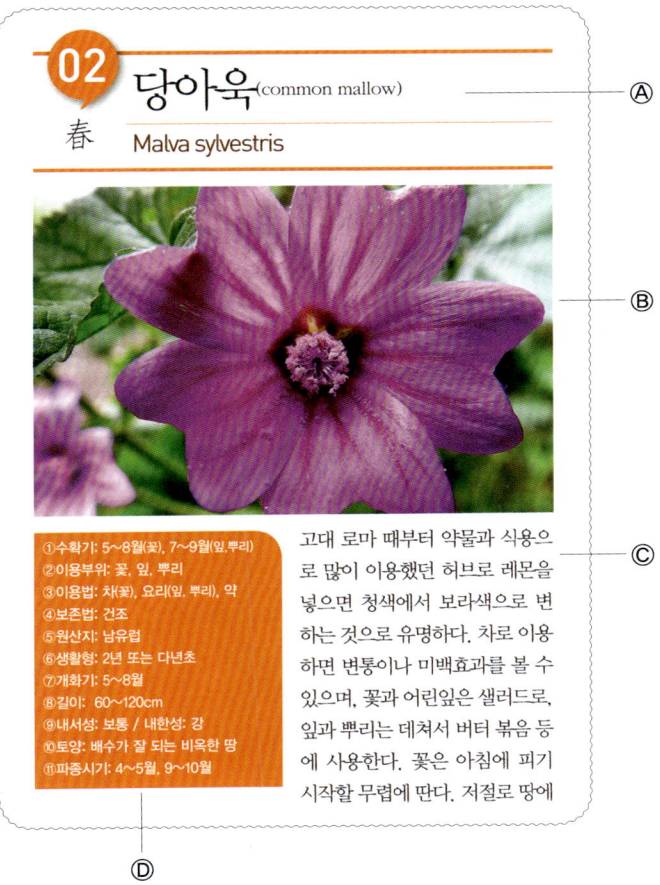

① 수확기: 5~8월(꽃), 7~9월(잎,뿌리)
② 이용부위: 꽃, 잎, 뿌리
③ 이용법: 차(꽃), 요리(잎, 뿌리), 약
④ 보존법: 건조
⑤ 원산지: 남유럽
⑥ 생활형: 2년 또는 다년초
⑦ 개화기: 5~8월
⑧ 길이: 60~120cm
⑨ 내서성: 보통 / 내한성: 강
⑩ 토양: 배수가 잘 되는 비옥한 땅
⑪ 파종시기: 4~5월, 9~10월

고대 로마 때부터 약물과 식용으로 많이 이용했던 허브로 레몬을 넣으면 청색에서 보라색으로 변하는 것으로 유명하다. 차로 이용하면 변통이나 미백효과를 볼 수 있으며, 꽃과 어린잎은 샐러드로, 잎과 뿌리는 데쳐서 버터 볶음 등에 사용한다. 꽃은 아침에 피기 시작할 무렵에 딴다. 저절로 땅에

Ⓐ 분류

위쪽의 괄호 안에는 영어 명칭을, 아래에는 학명(學名)을 실었습니다.

Ⓑ **사진**

주로 꽃과 식물 전체의 모습을 메인으로 소개하였고, 이용부분이나 이용방법의 구체적인 예와 품종 등을 적절하게 게재하였습니다.

Ⓒ **해설문**

허브의 역사나 이름의 유래를 가급적 소개하였습니다. 또한 중요한 이용부위나 방법을 간략하게 설명하고자 했습니다.

Ⓓ **데이터**

① **수확기**

가장 맛이 좋은 시기이거나 향이 강한 수확의 적기를 표시하였습니다.

② **이용부위**

허브의 이용할 수 있는 부위를 표시하였습니다.

③ **이용법**

요리나 차 등의 용도와 사용하는 부위를 ( )로 표시하였습니다. ( )가 없는 것은 모든 곳을 이용부위로 사용할 수 있습니다.

④ **보존법**

맛이나 향을 오랜 기간 즐기기 위한 보존 방법을 표시하였습니다.

⑤ **원산지**

자생하는 분포지역을 표시하였습니다.

⑥ **생활형**

싹이 터서 열매를 맺을 때까지가 1년 이내이며, 그 이후 고사하는 것을 1년초, 1년 이상을 살아 2회 이상 꽃을 피우는 것을 다년초로 표시하였습니다. 나무의 경우에는 길이가 약 2m 이하를 저목, 높이 약 2m 이상을 고목이라고 표시하였습니다.

⑦ **가화기**

꽃이 피는 시기를 표시하였습니다.

⑧ **길이**

개화기의 길이(덩굴 성향이 있는 경우)를 표시하였습니다.

⑨ **내서성 / 내한성**

내서성은 한여름에도 강력하게 생육하는 것을 강, 별로 약해지지 않는 것을 보통, 여름철에 고사하는 경우가 많은 것을 약으로 표시하였습니다. 내한성은 야외에서 월동이 되는 것을 강, 남쪽지방에서 야외 월동이 되는 것을 보통, 서리를 맞거나 얼어 죽어버리는 것을 약으로 표시하였습니다.

⑩ **토양**

건조한 장소나 습한 장소 등, 좋아하는 토양의 습도를 표시하였습니다.

⑪ **파종시기**

파종이나 모종의 이식 적기를 표시하였습니다.

❀이용부위

허브는 이용법에 따라 식물 전체나 부위별로 용도가 다릅니다. 잎이나 줄기, 꽃이나 꽃봉오리, 열매나 씨앗, 뿌리에 대하여 4가지 '표식'을 하였습니다.

*잎, 줄기

향이나 풍미가 강하고 수확기가 길어 이용 빈도가 가장 높은 부위입니다.

*꽃, 꽃봉오리
여러 가지 용도 이외에 관상용으로도 즐기실 수 있습니다.

*열매, 씨앗
향신료나 요리의 토핑 등에 이용하는 경우가 많습니다.

*뿌리, 땅속줄기
가을이 수확의 적기이며, 잘게 썰거나 다지거나 하여 향신료 등으로 이용합니다.

❀이용법

차나 요리, 향신료, 향료, 약, 입욕제, 염료, 크라프트, 관상용 등의 7가지 '표식'을 준비하였습니다. 이들 '표식'을 찾아가다 보면 눈앞에 있는 허브나 꽃을 무엇으로 이용할 수 있는지 알 수 있게 됩니다.

*차
특히 차제로 많이 이용됩니다.

*요리
샐러드나 육류 및 어류의 요리, 과자, 잼 등에 이용됩니다.

*향신료

향신료로 이용할 수 있는 허브입니다.

*향료

뽑아낸 정제유는 향수의 원료 등으로 이용됩니다.

*약, 입욕제

약용 혹은 욕조의 탕에 띄워서 입욕제 등으로 사용합니다.

*염료, 크라프트

염료, 화환이나 향료 주머니(sachet)의 재료로 사용할 수 있습니다.

*관상용

꽃이나 잎이 관상용으로 가치가 높고 원예식물로도 이용 가능한 허브입니다.

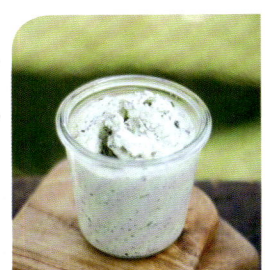
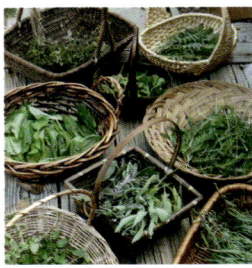
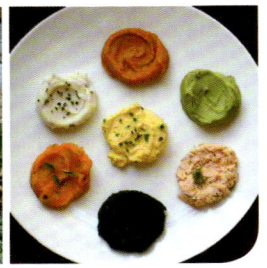

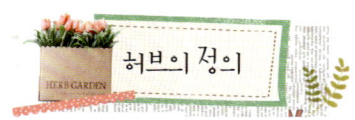

허브의 정의

허브(Herb)란 건강(Health), 식용(Edible), 원기회복(Refresh), 미용(Beauty)에 유용한 신비로운 식물입니다. 질병을 치료하거나 예방하는 효과가 있을 뿐만 아니라, 식품과 요리의 맛과 향은 물론 영양을 더하기 위해 두루 이용됩니다. 허브의 어원은 '허바'라는 라틴어에서 유래되었는데, 이는 향과 약초를 의미한다고 합니다. 현대에는 허브를 '잎이나 줄기가 식용과 약용으로 쓰이거나 향과 향미(香味)로 이용되는 식물'로써 정의하고 있습니다. 즉, '인간에게 유용한 향이 있는 식물'을 허브라고 합니다.

❀ 허브 = 약초

각종 질환을 치료하는 약효성분을 지니고 있는 허브는 차나 술로 담가 건강을 지키는 데 이용됩니다. 최근에는 허브의 방향성 분인 정유를 추출해 향요법이라는 자연의학이 발전하고 있으며, 많은 호응을 얻고 있습니다.

❀ 허브 = 미인

피부는 식물성 자연을 좋아합니다. 특히 허브 꽃에는 피부에 좋은 성분이 많이 들어 있어 화장수나 팩을 만들 때 넣어 사용하면 탄력 있는 피부를 유지하는 데 도움을 줍니다.

허브=채소

허브는 비타민과 무기질을 비롯한 각종 미량영양소를 풍부하게 가지고 있어 요리에 향과 맛은 물론 영양을 더하기 위해서도 두루 이용됩니다. 뿐만 아니라 살균효과까지 있어 식품과 요리의 보존성을 높이는 데에도 사용됩니다.

허브=향초

허브는 건강에 유익하고 기분 좋은 향기를 가지고 있어 특히 방향제를 만드는 원료로 많이 쓰입니다. 게다가 허브의 향은 해충의 피해를 덜어주기 때문에 향기 나는 방충제로도 사용되고 있습니다.

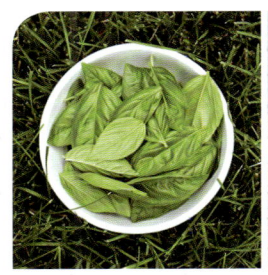
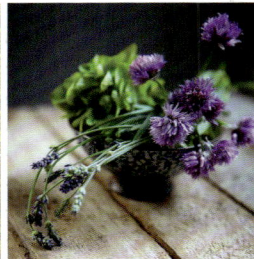
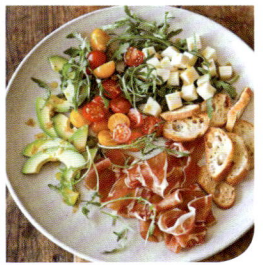

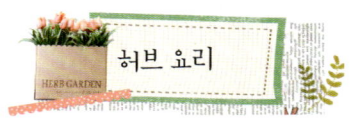

허브 요리

허브는 영양공급과 건강증진을 위한 식품으로서 비타민과 미네랄이 풍부하고 각종 약리성분이 함유되어 있어서 식이요법을 겸하는 경우가 많습니다.

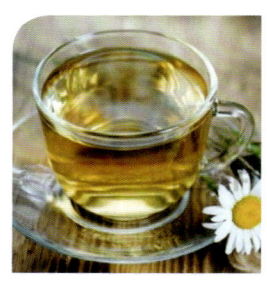

❀허브 차

카페인이 없는 것과 알칼리성 식품이라는 점이 허브 차만의 매력입니다. 스트레스에 쌓인 현대인의 긴장을 풀어주고 피로를 회복시켜 주어 신체 제반증상을 조절, 완화하는 효과가 있습니다.

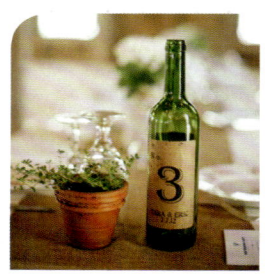

❀허브와인

럼주, 포도주, 위스키, 소주 등과 같은 술에 허브를 담가 성분을 침출시킨 술을 말합니다. 다른 술과는 달리 대개 1~2주일 정도 담갔다가 걸러내어 마십니다. 숙면을 위해 취침 전에, 또는 소화흡수를 위해 식사 전후에 이용하면 효과적입니다.

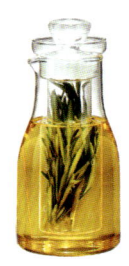

❀ 허브 오일

올리브유에 허브를 재어서 허브의 향과 성분을 우러나게 하여 드레싱 오일로 이용합니다.

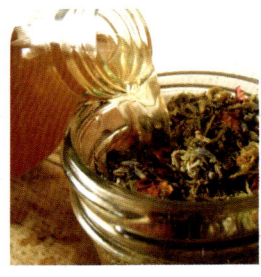

❀ 허브 식초

화이트 식초에 허브를 담가 만드는 향기 나는 식초를 말합니다. 이 식초에 2배의 올리브유를 섞으면 맛있는 샐러드드레싱이 됩니다. 또한 소스에도 넣으며 보존식품의 풍미를 유지하는 데 매우 효과적입니다.

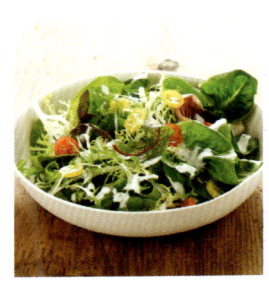

❀ 샐러드

채소와 허브의 꽃을 섞어서 화려한 샐러드를 만듭니다. 영양은 물론이고 소화, 살균의 작용이 있는 것을 중요시하여 드레싱 대신으로 이용하는 경우도 있습니다. 샐러드의 드레싱 방법은 샐러드 오일, 와인 비네갈, 마요네즈, 요쿠르트 등 다양합니다.

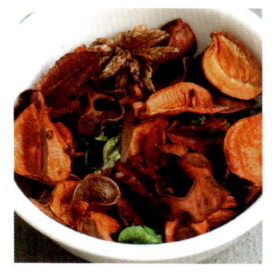

❀ 포푸리

말의 어원은 프랑스어의 "발효시킨 항아리"라는 뜻으로서 실내에 좋은 향기가 오래도록 풍겨나게 하기 위하여 만들어진 공기정화 방법의 하나입니다. 포푸리는 향기를 오래도록 보존할 수 있는 장점이 있으며 정신안정 효과가 매우 큽니다.

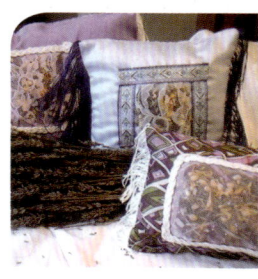

❀ 필로

허브쿠션을 말합니다. 우리나라에서도 메밀이나 국화를 베개 속에 넣기도 하였지요. 보통 15~20cm의 주머니를 만들어 그 속에 허브를 넣어서 베개 밑에 넣거나 머리맡에 두고 자면, 퍼져 나오는 향기로 인해 숙면을 취할 수 있습니다. 또한 쾨쾨한 냄새도 없애주고 기분도 전환시켜 주어 방향요법의 효과를 거둘 수 있습니다.

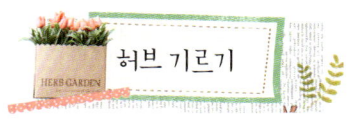

허브 기르기

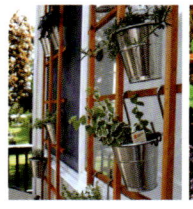 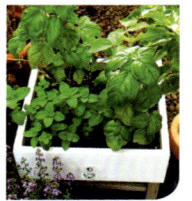

　허브는 굳이 정원이 아니어도 간단한 식물재배 용기나 베란다, 테라스에서도 충분히 재배할 수 있습니다. 원산지가 지중해가 많기 때문에 대체로 햇빛을 좋아하고 습기나 고온을 싫어하며, 건조한 흙에서 잘 자랍니다. 이 점을 감안하여, 각각의 허브의 성질에 주의하면 허브 재배는 결코 어려운 일이 아닙니다. 마당 한편이나 베란다에 자신만의 독특한 허브 가든을 가꾸면 집안 분위기가 훨씬 싱그러울 것입니다.

　대지에서 기르는 것과 달리 자연에 맡기는 부분이 적어서 관수나 시비 등에 손이 많이 가지만 윤이 나고 싱싱하며, 건강한 허브를 채취할 수 있습니다. 아무래도 공간이 작으니 생활에 많이 이용할 수 있는 허브를 주로 재배합니다. 정원의 미를 더하기 위해 꽃과 잎의 색, 향기를 맞추어 허브를 선택하세요. 벽면에 넝쿨과 같은 허브로 전체적인 조화를 맞추어 아름답고 편안한 공간을 만들어 보세요. 단, 너무 커지는 허브는 피하는 것이 좋습니다.

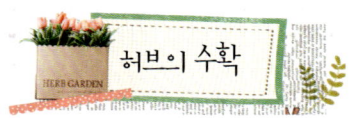

허브의 수확

수확에 가장 적합한 시기는 사용 목적에 따라 다소 다릅니다. 꽃을 생식하는 경우는 꽃이 피기 시작할 때, 드라이플라워로 하는 경우는 만개했을 때와 같이 시기에 차이가 있습니다. 용도에 맞는 시기를 확인해서 최고의 시기에 수확합니다.

❊ 잎, 줄기

샐러드용 허브는 부드러운 어린잎 상태일 때가 적기입니다. 향료나 향신료용으로 쓰이는 잎은 개화 직전이나 피기 시작했을 때가 적기이며, 맑은 날 오전 중에 채취하는 것이 향이 강한 잎을 얻을 수 있습니다. 수확의 적기는 아니지만, 솎아낸 묘목이나 심지를 뜯어낸 새싹도 이용할 수 있습니다.

❊ 꽃

생식하는 경우 개화 직후에 따서 꽃받침을 뜯어서 이용합니다. 포푸리나 드라이플라워로 이용하는 경우는 만개했을 때 바로 수확합니다.

❁열매

열매가 갈색으로 변하기 시작하면 줄기째 잘라서 통풍이 잘되는 그늘에 말리고 익힙니다. 열매가 완전히 여물면 수확 전에 터져버리는 경우가 생기므로 주의해야 합니다.

❁뿌리, 뿌리줄기

성장이 멈추고 양분을 충분히 섭취해서 통통해진 늦가을 무렵이 적기입니다.

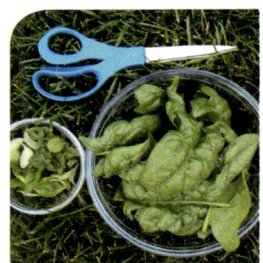 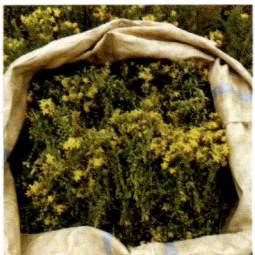 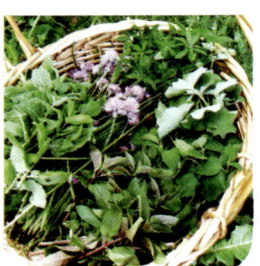

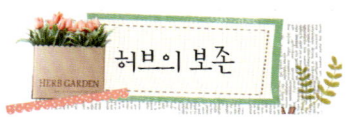

허브의 보존

허브의 종류나 이용 부위에 따라 최적의 보존 방법이 있습니다. 크게 나누어 건조, 냉동, 식초나 오일 등에 절임이 있습니다.

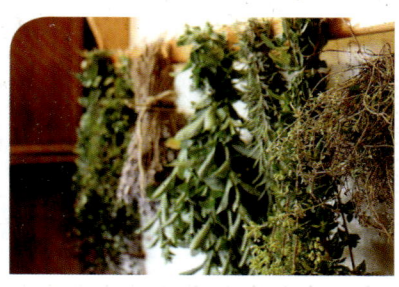

❂ 건조

드라이플라워나 파종용으로 전체를 수확한 경우는 조금씩 묶어서 거꾸로 매달아 둡니다. 부위별로 수확한 경우는 무겁지 않게 해서 소쿠리에 펼쳐둡니다. 양쪽 모두 통풍이 잘 되는 옥내의 그늘에서 바짝 말려서 완전히 건조시킨 후, 밀폐용기에 넣어 차고 어두운 곳에서 보존합니다.

포푸리로 만드는 경우는 건조제를 채운 밀폐용기에 넣어 보존시키며, 파종용은 건조 후 씨앗을 추출해서 밀폐용기에 넣어 냉장 보관합니다.

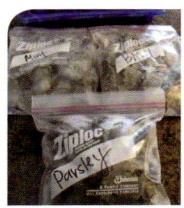
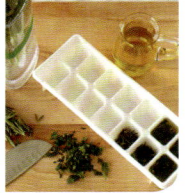

❁ 냉동

꽃이나 자른 잎을 넣은 얼음을 만들거나, 생잎이나 자른 잎을 지퍼백 비닐 봉투에 넣거나 해서 냉동합니다.

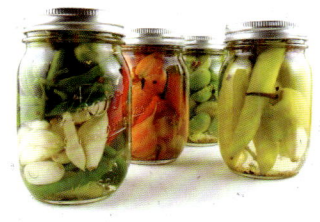

❁ 식초나 오일

화이트와인 식초 또는 애플 식초에 가지를 한두 개 넣어 2~3주 동안 절입니다. 향이 변하면 가지를 끌어올려 완료합니다. 오일의 경우 보통 올리브유를 사용하며 식초와 마찬가지로 만듭니다. 양쪽 다 차고 어두운 곳에 보존하고, 반드시 하루에 한 번 저어주어야 합니다.

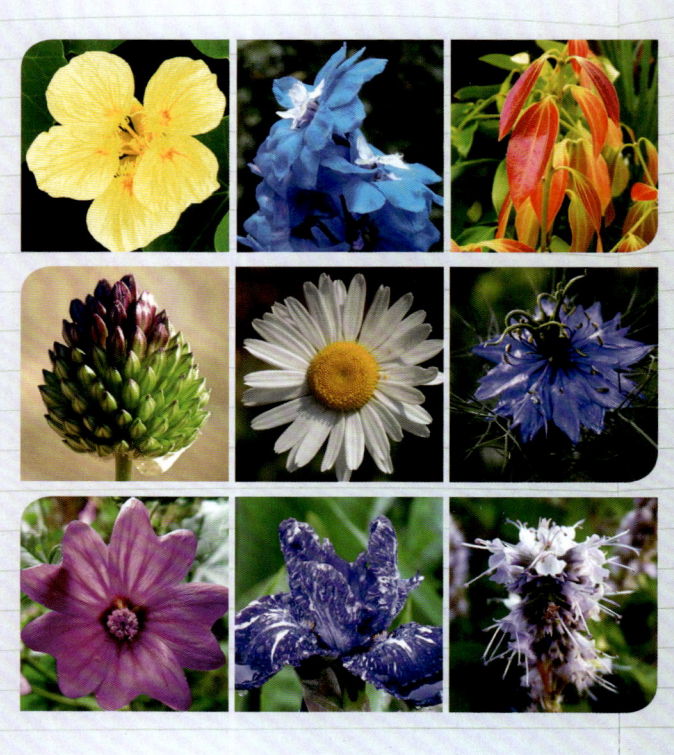

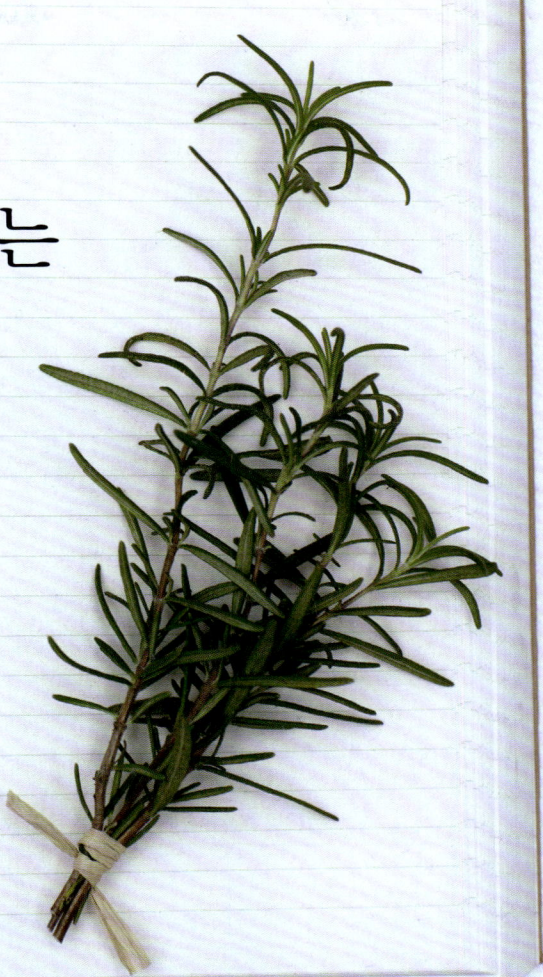

CHAPTER 1
봄에 피는 허브

01 노랑꽃창포 (yellow iris)

春

Iris pseudoacorus

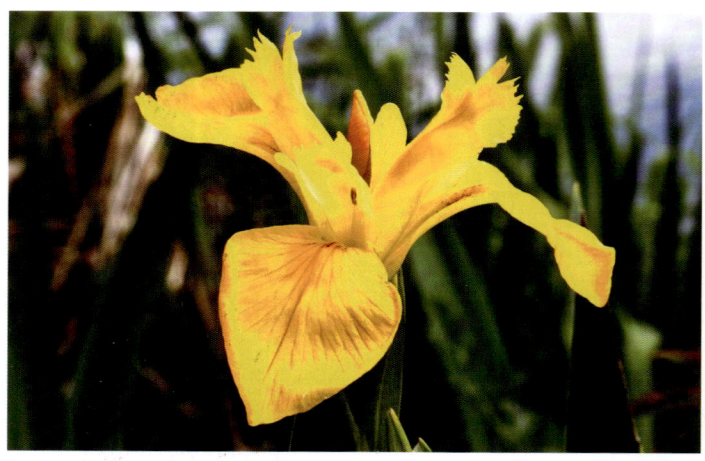

- ①수확기: 수시로
- ②이용부위: 꽃, 뿌리
- ③이용법: 염료
- ④보존법: 건조
- ⑤원산지: 유럽, 서아시아, 북아프리카
- ⑥생활형: 다년초
- ⑦개화기: 5~6월
- ⑧길이: 1m
- ⑨내서성: 보통 / 내한성: 강
- ⑩토양: 부식 성분이 있는 습지
- ⑪파종시기: 봄이나 가을(묘목)

유럽 원산이며 연못가에 많이 심는다. 단오에 뿌리와 잎을 우려서 머리를 감는 창포와는 전혀 다른 식물이다. 아이리스라는 속명은 이 꽃이 무지개 여신을 떠올릴 만큼 화려한 색을 가지고 있는 데에서 유래한다. 유화철 매염을 사용하면 꽃에서 선명한 노란색을, 뿌리에서 회색 계통의 염료를 얻을 수 있다. 뿌리와 잎에 강한 독성이 있으므로 주의해야 한다.

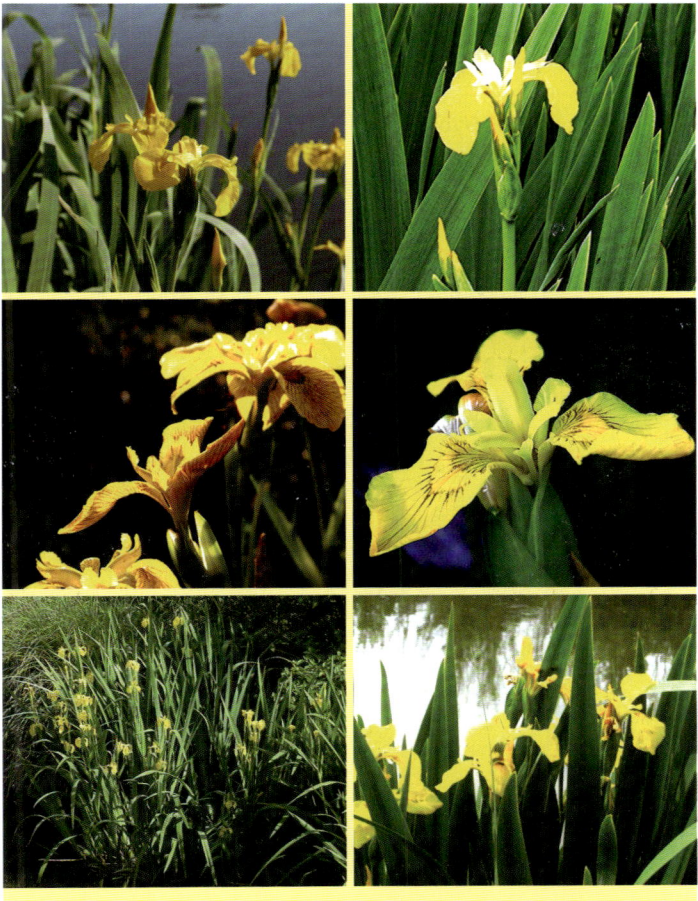

예전에는 치통 같은 통증 치료에 건조시킨 뿌리를 이용하곤 했으나 설사나 구토를 일으킨다는 이유로 현재는 이용하지 않는다.

당아욱 (common mallow)
Malva sylvestris

春

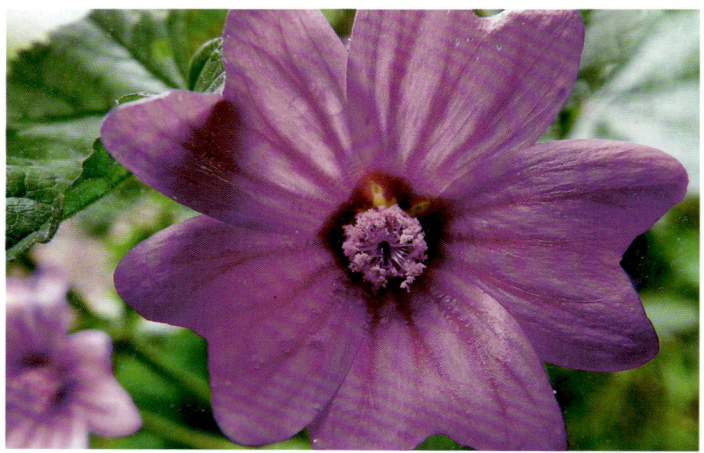

①수확기: 5~8월(꽃), 7~9월(잎,뿌리)
②이용부위: 꽃, 잎, 뿌리
③이용법: 차(꽃), 요리(잎, 뿌리), 약
④보존법: 건조
⑤원산지: 남유럽
⑥생활형: 2년 또는 다년초
⑦개화기: 5~8월
⑧길이: 60~120cm
⑨내서성: 보통 / 내한성: 강
⑩토양: 배수가 잘 되는 비옥한 땅
⑪파종시기: 4~5월, 9~10월

고대 로마 때부터 약물과 식용으로 많이 이용했던 허브로 레몬을 넣으면 청색에서 보라색으로 변하는 것으로 유명하다. 차로 이용하면 변통이나 미백효과를 볼 수 있으며, 꽃과 어린잎은 샐러드로, 잎과 뿌리는 데쳐서 버터 볶음 등에 사용한다. 꽃은 아침에 피기 시작할 무렵에 딴다. 저절로 땅에 떨어져서 번식하는 경우가 많아 야생화하기 쉬우므로 주의한다.

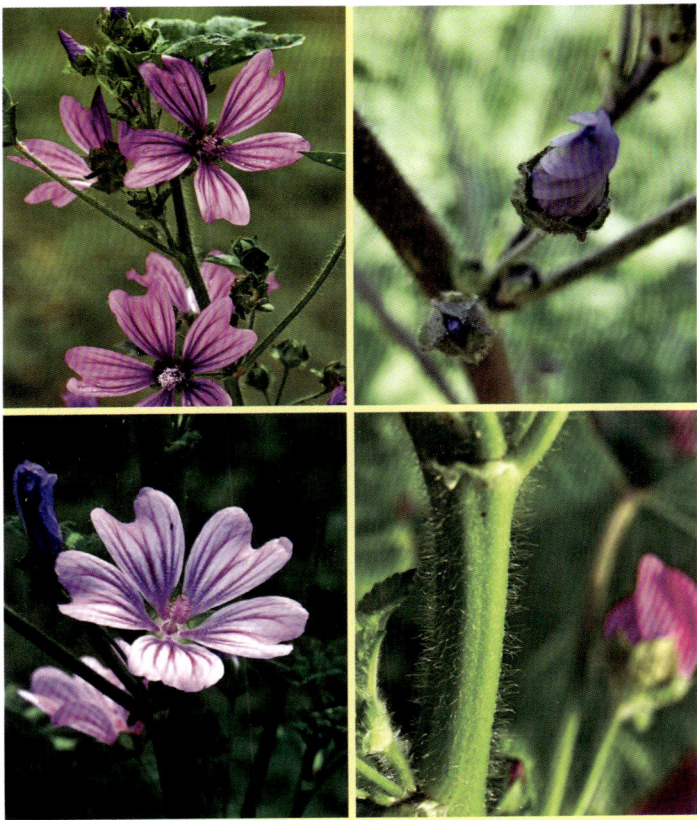

금규라고도 한다. 한방에서는 부인병을 치료하는 치료제로 쓰며,
잎과 줄기를 약용하거나 식용할 수 있다.
신선한 잎과 건조시킨 잎은 변비에 대한 설사제로서의
효능이 크고, 타박상, 벌레 물린 상처에도 외용할 수 있다.

03 머스터드(Mustard)

春 Brassica juncea

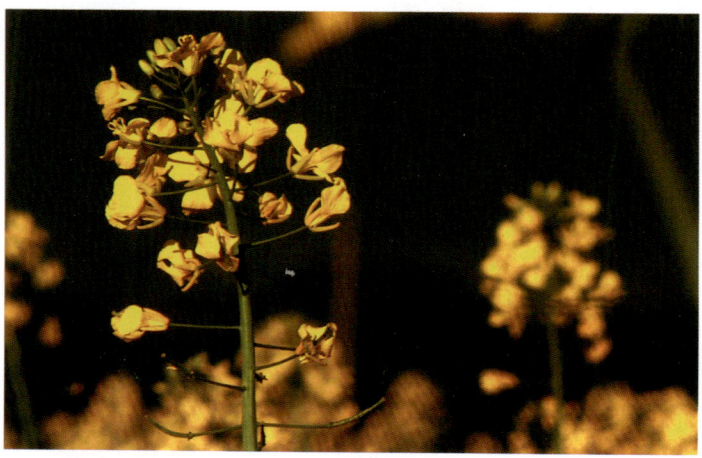

① 수확기: 6~9월
② 이용부위: 씨앗, 어린잎
③ 이용법: 향신료(씨), 요리(어린잎)
④ 보존법: 건조(씨앗)
⑤ 원산지: 남유럽의 지중해 연안
⑥ 생활형: 1~2년초
⑦ 개화기: 4~5월
⑧ 길이: 1~1.5m
⑨ 내서성: 보통 / 내한성: 보통
⑩ 토양: 습지
⑪ 파종시기: 9~10월, 3~4월

고추가 도입되기 전까지 생강, 마늘, 산초와 함께 중요한 향신료였다. 겨자를 지칭하는 허브로서 씨앗을 상업적으로 널리 재배한다. 근연종인 화이트 머스터드, 블랙 머스터드도 함께 향신료로 이용되고 있다. 씨앗을 빻아서 냉수에 섞었을 때 맛이 난다. 어린잎은 절임이나 샐러드에 사용해도 좋다. 씨앗의 수확이 목적이라면 봄갈이로 한다.

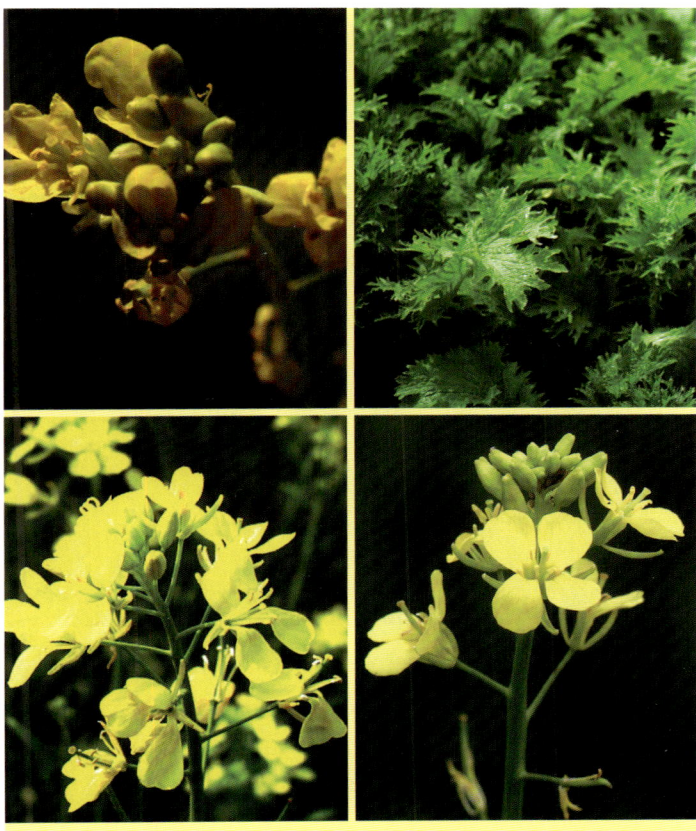

눈과 귀를 밝게 하고, 마음을 안정시켜주는 효과가 있으며,
시금치·당근과 함께 갈아서 생즙으로 마시면
치질과 황달 치료에 효과가 있다.

봄에 피는 허브

04 산톨리나 (santolina)

春

Santolina chamaecyparissus

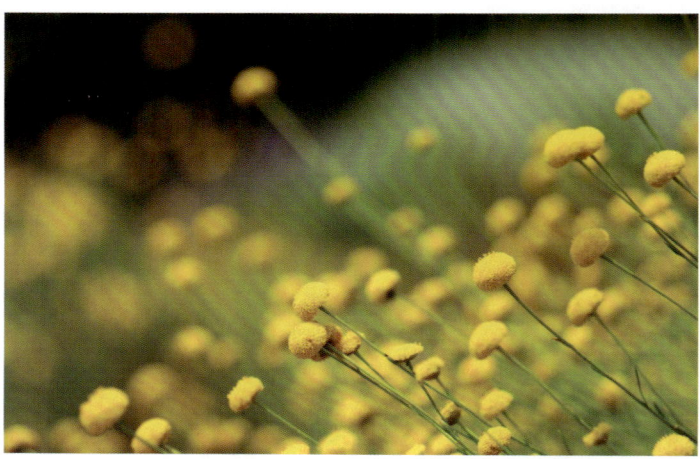

- ①수확기: 수시로
- ②이용부위: 잎, 꽃
- ③이용법: 포푸리(잎), 드라이플라워
- ④보존법: 건조
- ⑤원산지: 유럽 남부, 아프리카 북부
- ⑥생활형: 상록성 저목
- ⑦개화기: 5~7월
- ⑧길이: 30~50cm
- ⑨내서성: 보통 / 내한성: 보통
- ⑩토양: 습한 사질 토양
- ⑪파종시기: 3~4월(씨), 9~10월(묘목)

줄기 하나에 하나씩 단추 모양의 노란 꽃이 핀다. 두께가 있는 잎은 가늘게 선모로 덮여 있다. 만지면 달콤한 향이 나며, 가늘고 긴 계란형 잎이 민트와 레몬을 섞은 듯한 향을 가지고 있다. 잎에는 방충과 살충 효과가 있어서 카펫 밑에 깔아두거나 선반에 넣어 해충제로 쓰인다. 옛날에는 해독제로서 뱀에 물린 상처의 치료제로도 쓰였다 하며, 향기와 색조가 좋아 조경용 식물로 인기가 있다.

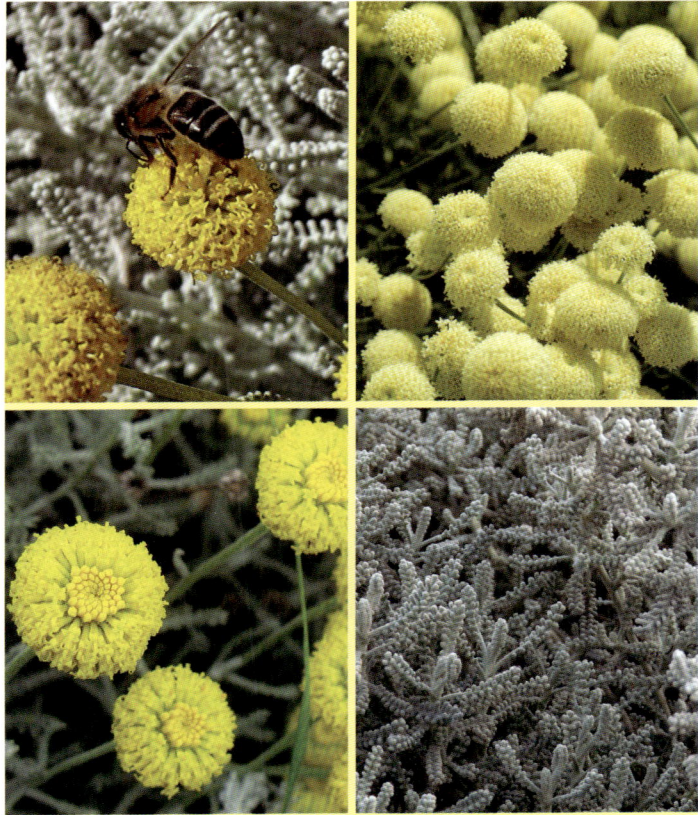

중세 유럽에서는 종자를 끓여 허브차를 만든 역사가 있다.
신장을 깨끗하게 하며 간 기능을 회복시키는 효과도 있어
황달을 치료할 수 있다.
하지만 오랫동안 복용하면 독성이 있으므로 주의해야 한다.

봄에 피는 허브

로켓 (Rocket salad)

Eruca vesicaria

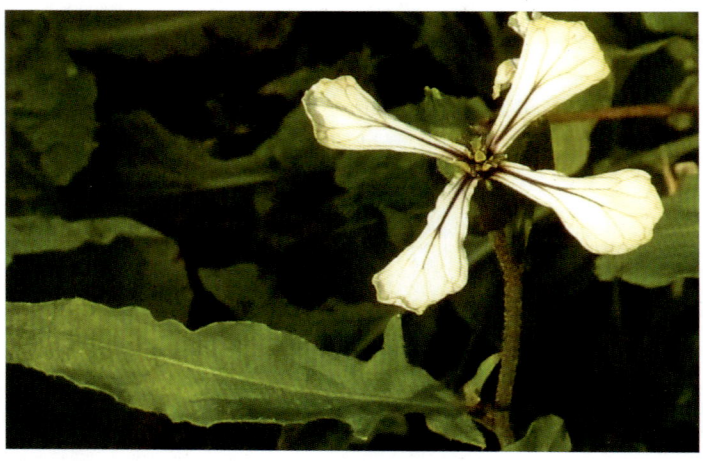

①수확기: 파종 후 50~60일째부터
②이용부위: 어린잎
③이용법: 요리
④보존법: 날 것을 이용
⑤원산지: 지중해 연안, 서아시아
⑥생활형: 1년초
⑦개화기: 4~5월(봄), 6~7월(가을갈이)
⑧길이: 50~100cm
⑨내서성: 강 / 내한성: 보통
⑩토양: 배수가 잘 되는 땅
⑪파종시기: 4~6월, 9~10월

물냉이처럼 매운맛이 매력인 샐러드용 허브로서 비타민 C가 많아 어린잎과 솎아낸 줄기를 샐러드나 육류요리에 곁들여 이용한다. 꽃이 피면 잎이 딱딱해지며, 그루터기도 노화하기 때문에 꽃눈은 일찍 뜯는다. 선선하고 습기가 많은 곳에서 자라면 매운 맛이 약하지만, 햇볕이 잘 드는 곳에서 자란 그루터기는 쓰고 매운 맛이 강해지므로 이러한 경우에는 어린잎을 사용한다.

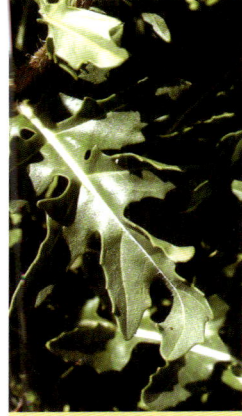
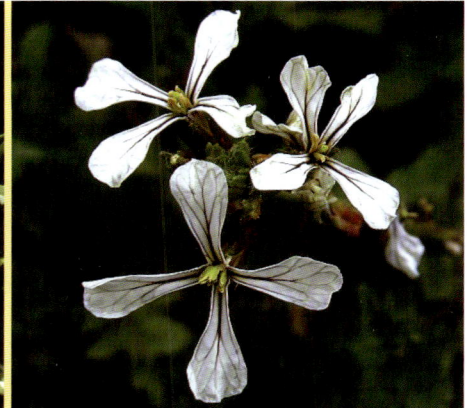
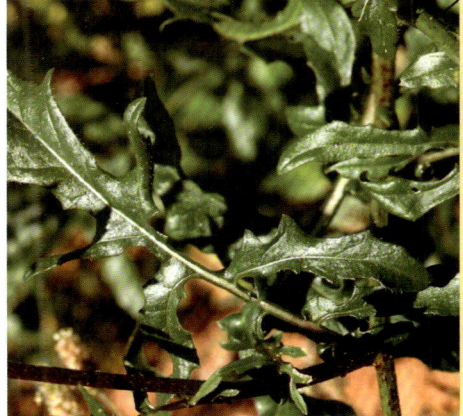
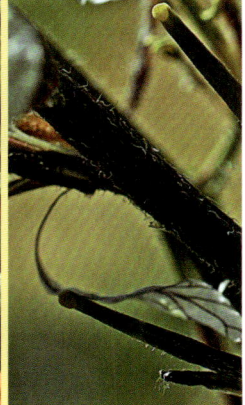

로켓은 영양가가 매우 높아 비타민 C는 100g 중 66㎎, 칼슘은 170㎎을 함유하고 있다. 또한, 실험용 쥐들을 대상으로 한 항궤양 연구에서 위장 내 병변 부위를 감소시켰음을 입증하였다.

06 스위트 마조람 (Sweet Marjoram)

春

Origanum majorana

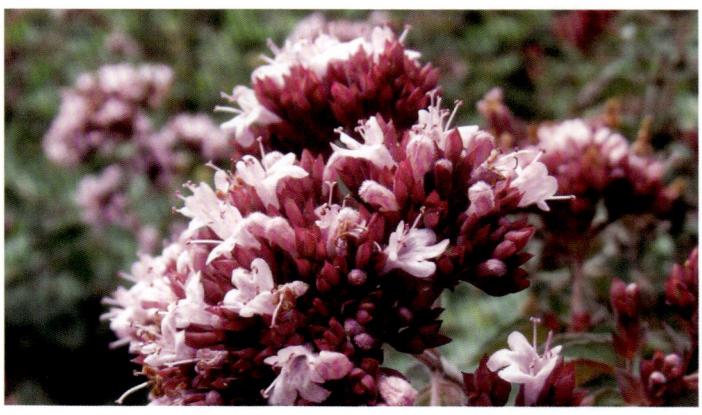

①수확기: 수시로
②이용부위: 잎
③이용법: 향신료, 요리, 차, 입욕제
④보존법: 건조
⑤원산지: 지중해 연안 지역
⑥생활형: 다년초
⑦개화기: 5~8월
⑧길이: 60cm
⑨내서성: 보통 / 내한성: 보통
⑩토양: 건조한 땅
⑪파종시기: 5~6월, 9월

부드러운 민트향이 좋아 요리에 많이 쓰이며, 오레가노의 근연종으로 줄기 끝에 1~2㎝의 작은 꽃을 피운다. 향신료로 사용할 때에는 요리가 완성되기 직전에 넣는 것이 포인트. 토마토 요리나 스튜, 수프의 맛을 내는 데 좋다. 생잎은 샐러드나 드레싱에 사용한다. 건조해도 향기가 없어지지 않고 오래 보존되므로 고대 그리스 때부터 살균력과 보존성이 있는 이 향기를 즐겨 널리 이용하였다. 고온 다습에 약하기 때문에 통풍이 잘 되는 곳에서 재배해야 한다.

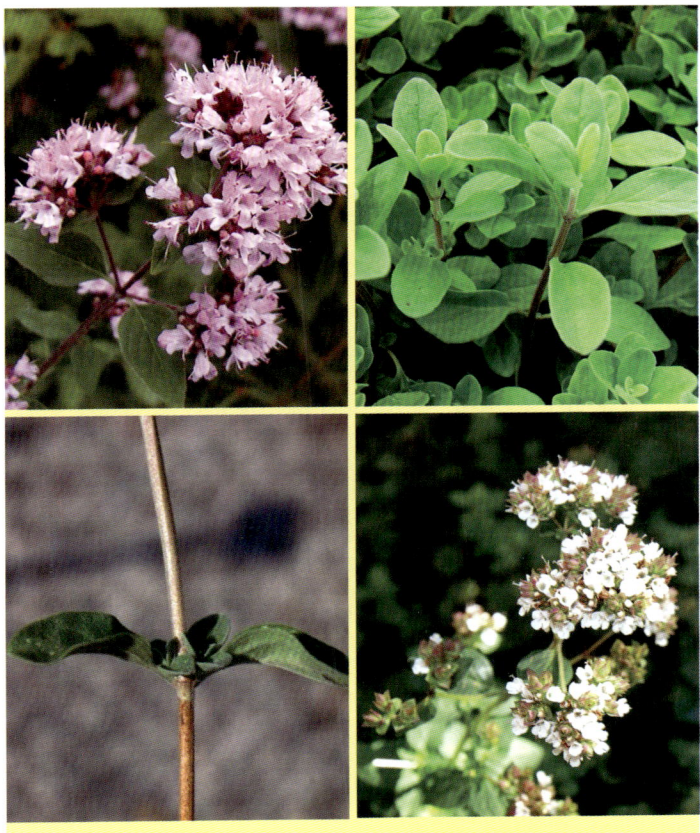

차로 마시면 소화 촉진이나 진정 효과를 볼 수 있다.
최면효과가 뛰어나서 베갯속이나 신경안정제 등으로 사용하였고,
화장수로도 이용하였다.

저먼 아이리스 (German Iris)
Iris germanica

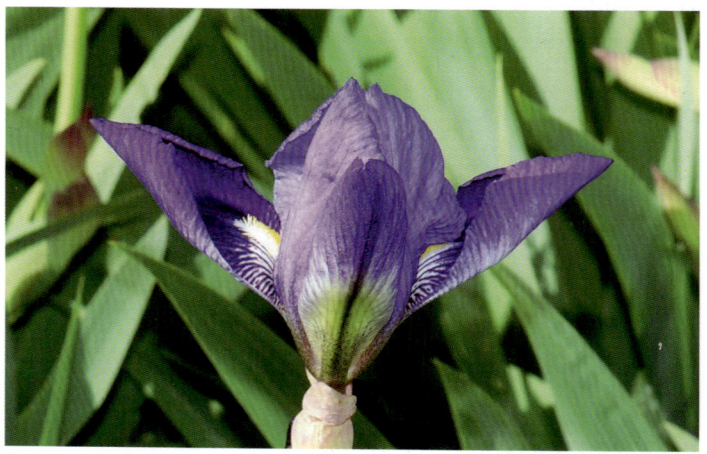

①수확기: 9월
②이용부위: 뿌리줄기
③이용법: 포푸리
④보존법: 건조
⑤원산지: 명확하지 않음
⑥생활형: 다년초
⑦개화기: 5~6월
⑧길이: 60cm
⑨내서성: 보통 / 내한성: 강
⑩토양: 비옥하고 배수가 잘 되는 땅
⑪파종시기: 9월

뿌리줄기를 건조시키면 달콤한 향을 내뿜는다. 예전부터 위를 튼튼히 하고 이뇨제로서의 효능이 있어서 복용했다지만, 잎과 뿌리줄기에 독성이 있으므로 절대 복용해서는 안 된다. 또한 뿌리줄기를 건조시킨 가루가 피부에 닿으면 알레르기 반응을 일으키는 경우가 있으므로 반드시 주의해야 한다. 포푸리의 보류제(향을 오랫동안 유지시키기 위한 향료)로 쓰인다.

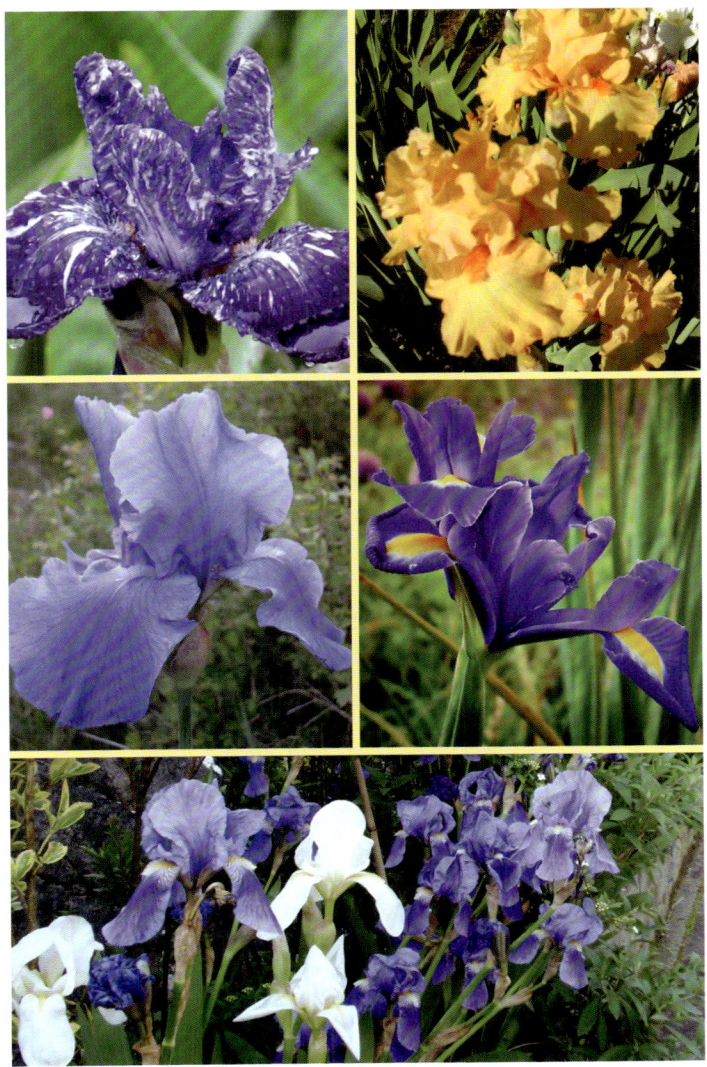

봄에 파는 허브

08 옥스아이 데이지 (Ox-eye Daisy)
春
Chrysanthemum leucanthemum

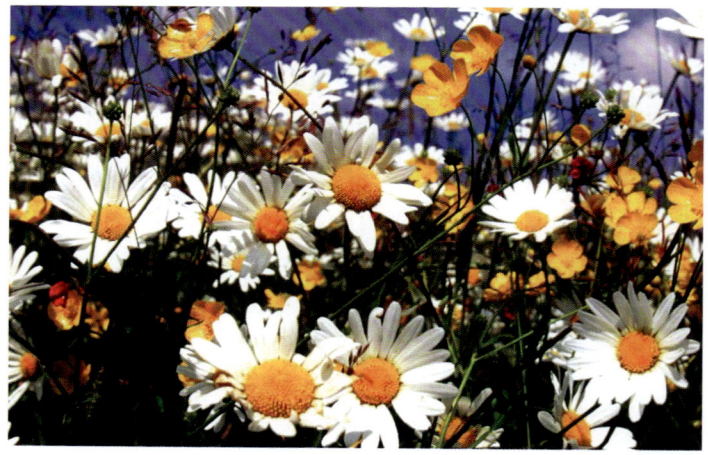

① 수확기: 수시로
② 이용부위: 꽃, 새싹
③ 이용법: 미용, 약(꽃), 요리(새싹)
④ 보존법: 날 것을 이용
⑤ 원산지: 유럽, 중앙 아시아
⑥ 생활형: 다년초
⑦ 개화기: 4~5월
⑧ 길이: 30~100cm
⑨ 내서성: 보통 / 내한성: 강
⑩ 토양: 배수가 잘 되는 땅
⑪ 파종시기: 9~10월

국화과의 다년생 초본으로 데이지 중 황소의 눈처럼 가장 큰 꽃이 핀다고 붙여진 이름이다. 꽃잎은 신경안정, 상처나 타박상에 효능이 있어서 로션이나 연고를 만드는 데 쓰인다. 부드러운 새싹은 샐러드에 이용할 수 있다. 튼튼하고 왕성하게 번식하며, 늦봄에서 여름에 걸쳐 국화를 닮은 꽃을 피우기 때문에 여름 국화라고도 불린다.

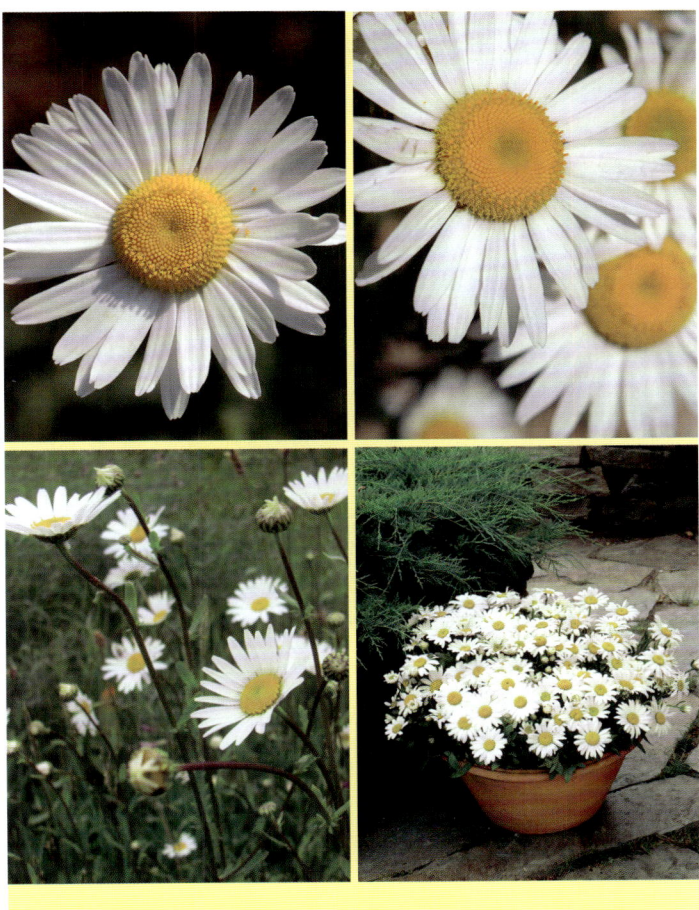

어린잎의 경우 차로 우려내어 초기감기약으로 사용하며,
습포제로 사용하면 상처를 치료하거나 멍을 감소시켜 주는 효과가 있다.

09 콘플라워 (cornflower)
春
Centaurea cyanus

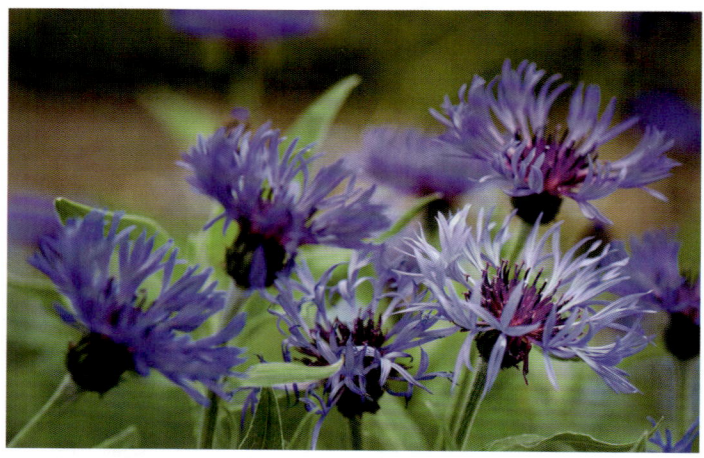

① 수확기: 만개하기 전
② 이용부위: 꽃
③ 이용법: 포푸리, 요리, 약, 관상
④ 보존법: 건조
⑤ 원산지: 유럽
⑥ 생활형: 1년초
⑦ 개화기: 5~7월
⑧ 길이: 20~90cm
⑨ 내서성: 보통 / 내한성: 없음
⑩ 토양: 비옥하고 배수가 잘 되는 땅
⑪ 파종시기: 9~10월

우리 이름으로 수레국화라고 한다. 선명한 색깔과 소박한 분위기의 자태가 어우러진 매력만점 허브로서 씨앗이 곡물에 섞여 들어가 밭에서 피는 경우가 많았기 때문에 지어진 이름이다. 건조시킨 꽃은 포푸리에, 생화는 샐러드에 이용한다. 정원에 색을 다르게 하여 섞어서 심으면 아름다운 경관을 볼 수 있다. 기본 색깔은 선명한 청람색이지만 흰색, 자주색, 분홍색 등으로 꽃을 피운다.

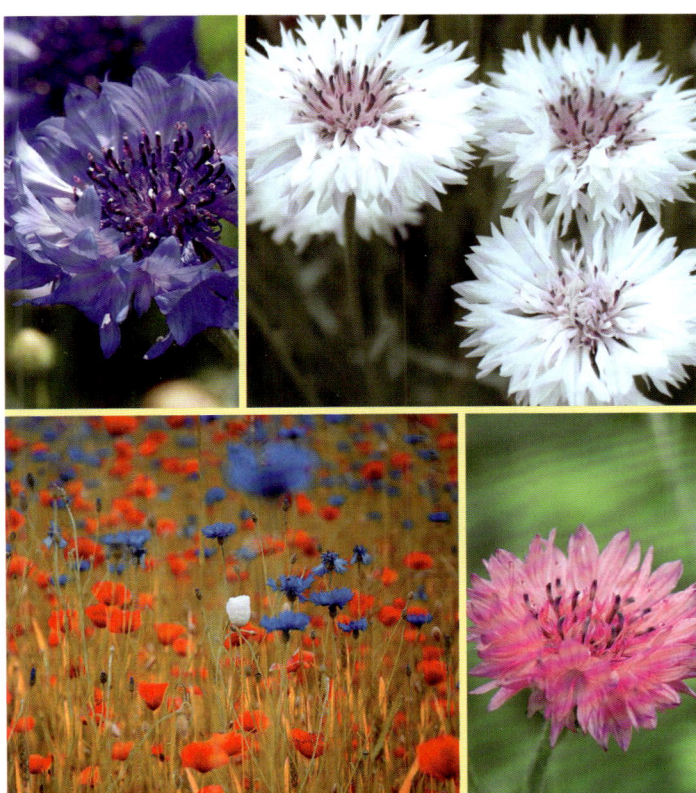

사람의 몸속에 부드럽게 스며들어 이뇨작용 등 약리효과를 낸다. 꽃의 침출액을 산성화장수로 쓰며, 눈이 피로하거나 염증이 있을 때에는 잎의 침출액을 안약으로 사용한다. 또한, 기관지염이나 기침, 간장병에도 효과가 있다. 예전에는 푸른 꽃의 즙에서 수채화의 청색 잉크를 만들어 사용하기도 했다.

10 시나몬(Cinnamon)

春

Cinnamomum verum

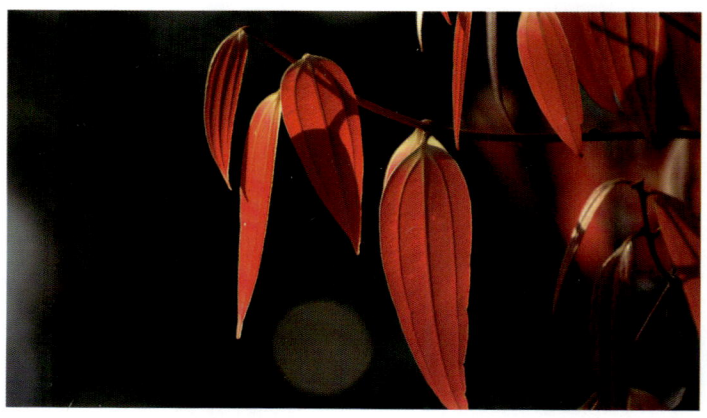

①수확기: 만개하기 전
②이용부위: 잎
③이용법: 향신료, 요리, 차, 입욕제
④보존법: 건조
⑤원산지: 스리랑카, 인도
⑥생활형: 다년초
⑦개화기: 5~8월
⑧길이: 60cm
⑨내서성: 보통 / 내한성: 보통
⑩토양: 건조한 땅
⑪파종시기: 5~6월, 9월

시나몬은 후추, 정향과 함께 가장 오래된 3대 스파이스의 하나로 속명은 '감은 향료'라는 의미를 가졌다. 스리랑카가 원산지로 일명 실론시나몬이라고도 하며, 상쾌한 청량감과 감미로운 고상한 향기와 달콤한 맛으로 스틱이나 분말로 만든 것을 요리나 약용으로 쓴다. 나무껍질이나 뿌리에서 얻은 계피기름은 아이스크림 또는 술의 풍미를 내거나 향수의 원료로도 쓰인다. 파종 후부터 수확할 때까지 15~30년이나 걸리며 꽃은 의외로 악취를 풍긴다.

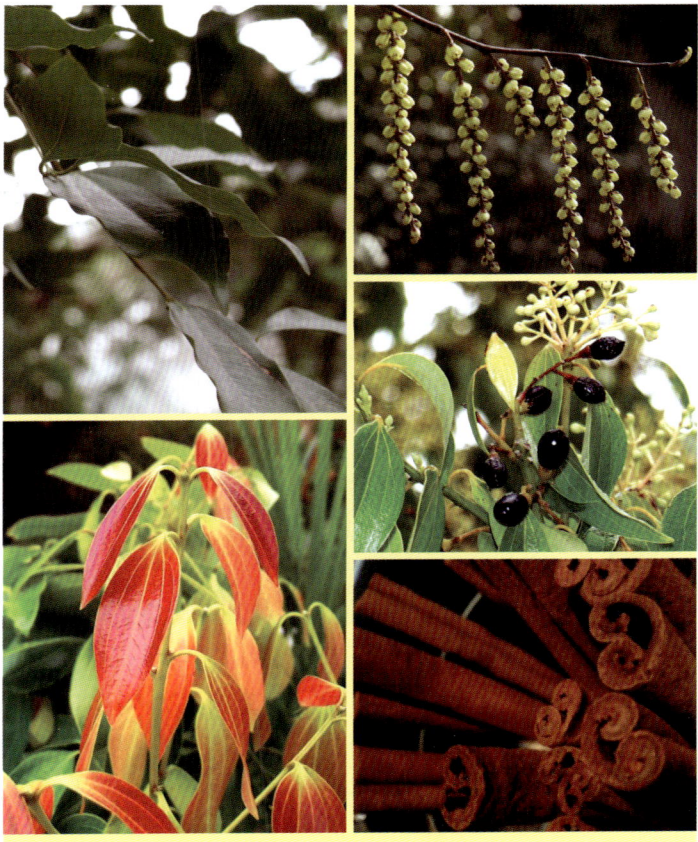

시나몬의 정유에는 항균성이 있어서 대장균, 포도상구균, 간지다균 등의 발육을 억제하기 때문에 육류를 먹고 나서 입가심으로 시나몬 차를 마시면 소화불량이나 복통에 좋다. 또한, 발한, 해열, 진통, 강심 등에도 효과가 있다고 알려져 있다.

아니스 히솝 (Anise Hyssop)
Agastache foeniculum

春

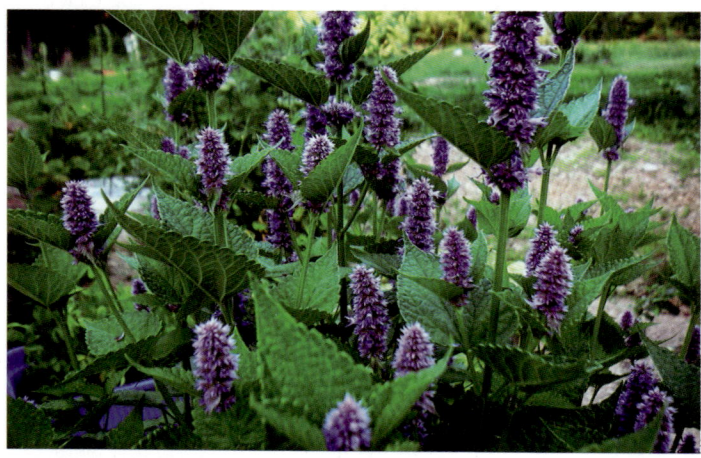

① 수확기: 수시로
② 이용부위: 꽃, 잎
③ 이용법: 차(잎), 포푸리, 약(잎)
④ 보존법: 건조
⑤ 원산지: 중앙·북 아메리카
⑥ 생활형: 다년초
⑦ 개화기: 6~10월
⑧ 길이: 60~100cm
⑨ 내서성: 보통 / 내한성: 강
⑩ 토양: 조금 습한 곳
⑪ 파종시기: 4~6월, 9~10월

잎과 꽃에서 아니스향이 나며 히솝보다 꽃송이가 크지만 히솝과는 전혀 다른 식물이다. 우리나라에 자생하는 배초향과 비슷하며 학명도 같다. 향기 있는 잎과 줄기는 그늘에 말려 차로 이용하면 맛있고 감기에 잘 들으며 건위작용도 있다. 차는 민트향이 감돌며 상큼한 풍미가 있다. 말린 잎은 포푸리로 이용하면 향기롭다. 튼튼하고 잘 자라서 허브를 처음 접하는 사람들도 기르기가 수월하다.

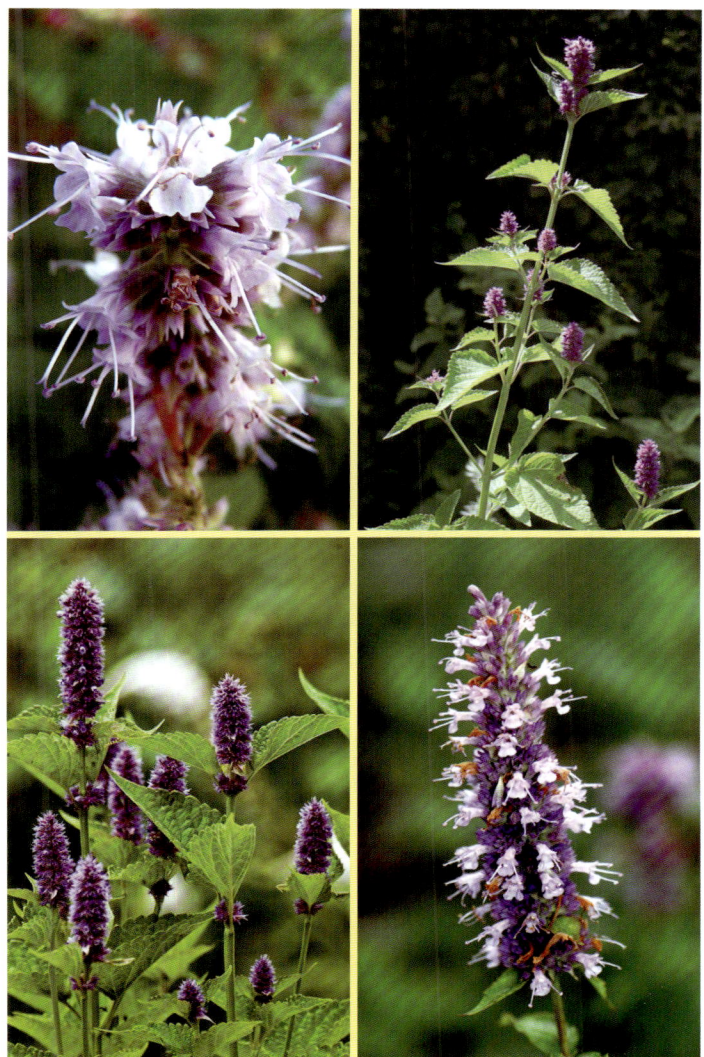

봄에 피는 허브

12 소렐 (sorrel)
春 Rumex acetosa

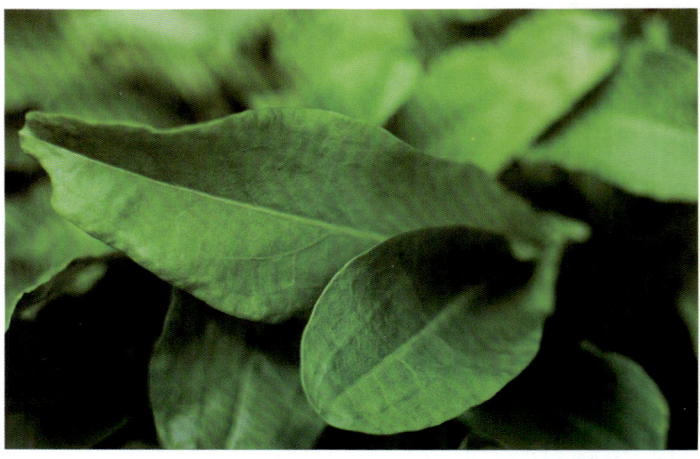

①수확기: 3~10월
②이용부위: 잎
③이용법: 요리, 식초(잎)
④보존법: 날 것을 이용
⑤원산지: 북반구 온대지역
⑥생활형: 다년초
⑦개화기: 5~7월
⑧길이: 50~80cm
⑨내서성: 보통 / 내한성: 강
⑩토양: 비옥하고 약간 습한 곳
⑪파종시기: 3~5월, 9월

맛이 뛰어나고 식감이 좋아 요리에 자주 등장하는 허브로 프랑스에서는 요리에 소량만 사용하여 풍미를 살린다. 어린 잎은 혈액을 정화하는 작용이 있어 샐러드나 수프, 소스에 적절하지만 수산을 함유하고 있기 때문에 대량으로 먹는 것은 금물이다. 부지런히 물을 주지 않으면 발아가 되어도 잎이 예쁘지 않게 된다. 잎 모양은 마치 시금치 같다. 튼튼하고 기르기 쉬워 저절로 떨어진 씨앗으로도 왕성하게 번식한다.

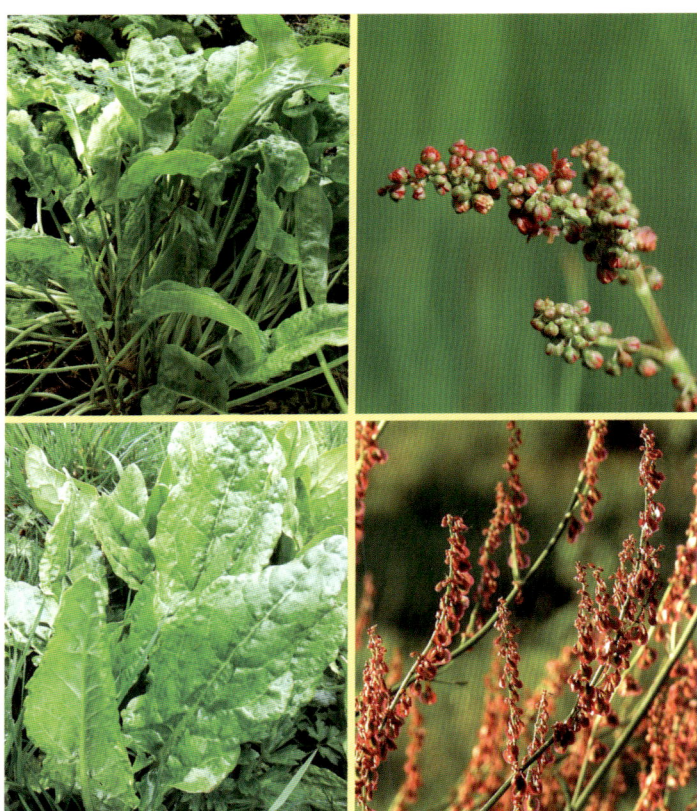

비타민C가 풍부해 피부미용과 주름개선, 기미나 주근깨의 예방에
좋으며 괴혈병의 예방에도 좋은 효능이 있다. 또한 위장기능을
강화하여 위궤양이나 소화불량에 좋고 피를 맑게 하며
간 기능 개선에도 좋은 효능을 보인다.

13 니겔라 (nigella)

春 Nigella damascena

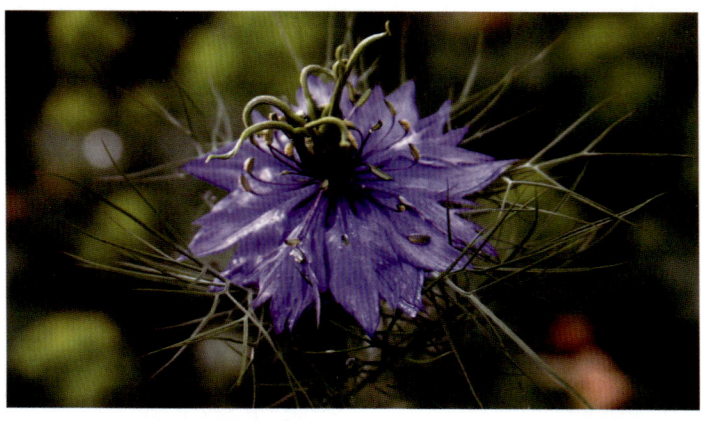

①수확기: 7월 중순~8월(열매)
②이용부위: 열매, 꽃
③이용법: 드라이플라워(열매), 공예품
④보존법: 건조
⑤원산지: 유럽 남부
⑥생활형: 1년초
⑦개화기: 5~6월
⑧길이: 50cm
⑨내서성: 보통 / 내한성: 강
⑩토양: 배수가 잘 되는 땅
⑪파종시기: 9~10월 하순

멀리서 보면 가는 잎이 안개처럼 보인다고 해서 별명이 '안개에 숨은 사랑'이다. 속명인 니겔라는 검은색을 의미하는 단어로 씨앗에는 바닐라 같은 달콤한 향이 가득해 수유기 여성들에게 모유 분비와 자궁의 빠른 회복을 돕는 약으로 쓰였다. 흰색뿐만 아니라 붉은색, 보라색 등 색상이 다양하지만 우리나라에서는 쉽게 볼 수 없다. 씨앗 주머니는 드라이플라워로, 잎이나 줄기는 향료로, 씨앗은 요리에 사용하기도 한다.

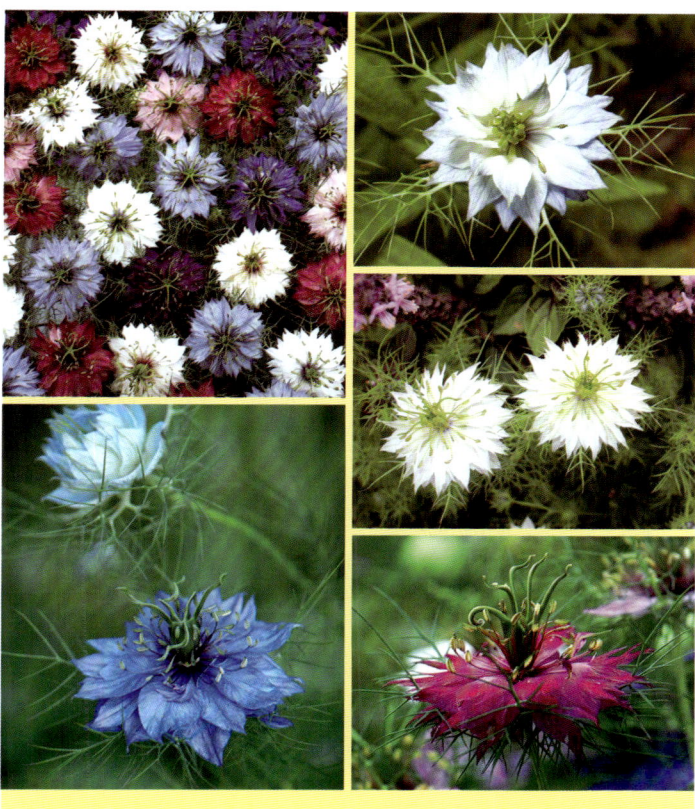

씨앗은 소화 촉진, 위벽 염증이나 이상 증상을 완화한다고 알려져 있다.
하지만 알칼로이드인 다마세닌을 대량 함유하고 있어서
가급적 이용하지 않는 것이 좋다.

14 락스퍼 (larkspur)

春

Consolida ambigua

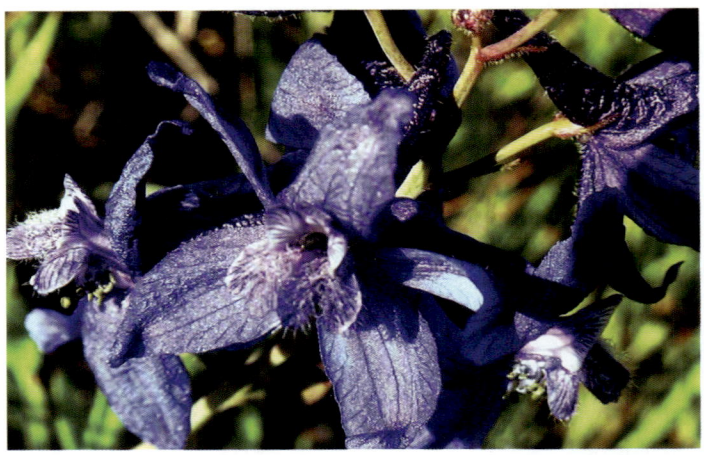

①수확기: 개화기
②이용부위: 꽃
③이용법: 드라이플라워(열매), 포푸리
④보존법: 건조
⑤원산지: 유럽 남부
⑥생활형: 1년초
⑦개화기: 5~6월
⑧길이: 100cm
⑨내서성: 보통 / 내한성: 강
⑩토양: 비옥하고 약 알칼리성 토양
⑪파종시기: 가을

품종이 풍부하여 청색, 적색, 핑크색, 흰색 꽃과 천엽이 있다. 잎은 가늘게 잘려 있으며 머리카락처럼 가늘다. 속명은 '위안'이라는 의미를 가지고 있고 상처를 치유한다는 것에서 유래했지만 식물 전체, 특히 씨앗에 여러 종의 알칼로이드를 가지고 있어서 약으로는 이용하지 않는다. 현재는 오로지 관상용으로만 재배되고 있다. 씨앗으로 살충제를 만들 수 있다. 꽃의 즙과 명반을 섞으면 잉크가 된다.

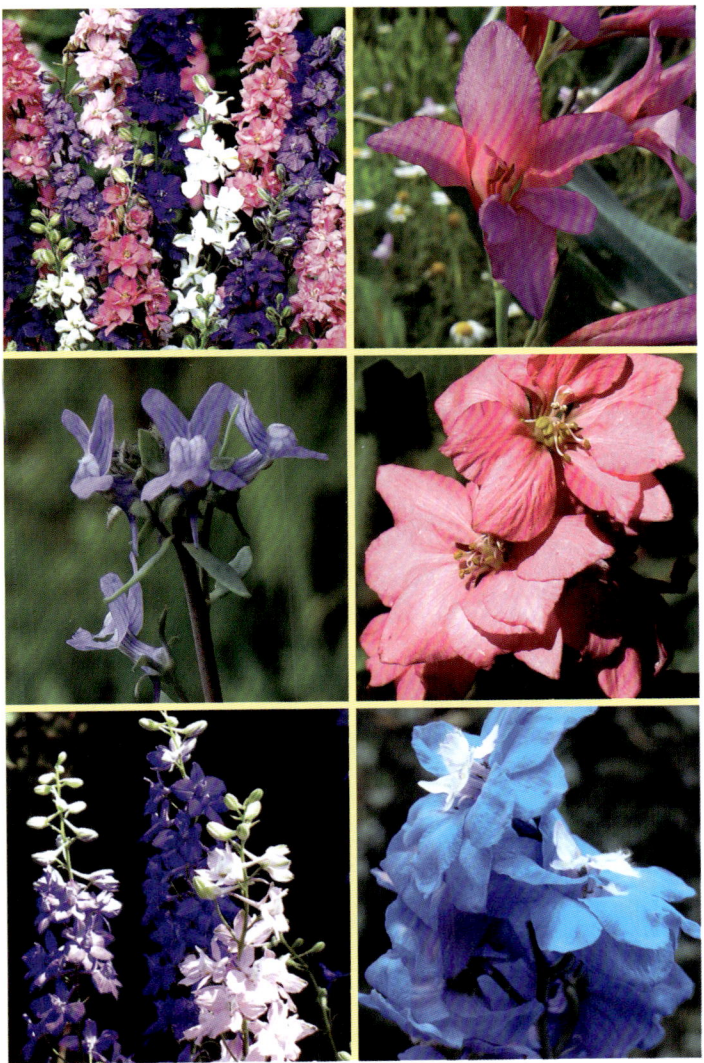

봄에 피는 허브

그라운드 아이비 (ground ivy)

春

Glechoma hederacea

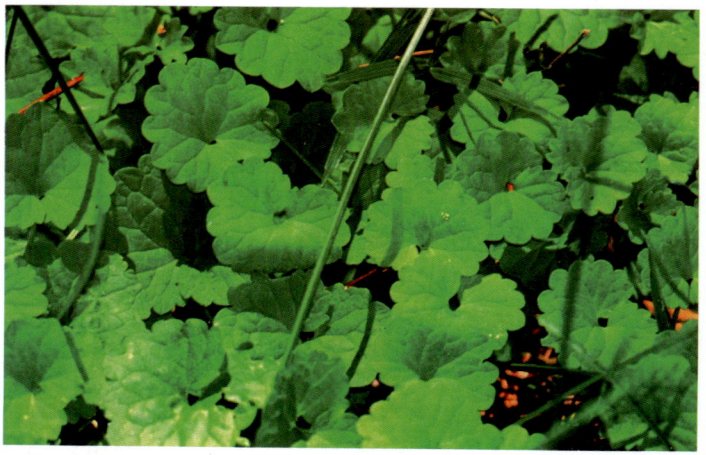

① 수확기: 개화기
② 이용부위: 어린잎
③ 이용법: 차, 약
④ 보존법: 건조
⑤ 원산지: 유럽-러시아의 코카서스
⑥ 생활형: 다년초
⑦ 개화기: 4~5월
⑧ 길이: 2~4m
⑨ 내서성: 보통 / 내한성: 강
⑩ 토양: 습지
⑪ 파종시기: 3월, 10월(묘목의 모내기)

잎을 문지르면 강한 향이 나는데, 이 향에는 두통을 완화시켜주는 효능이 있다고 알려져 있다. 어린잎으로 만든 향이 진한 차는 강장용으로 마시거나, 기침 감기용으로 마신다. 차를 식히면 세안, 얼굴 마사지에도 효과를 볼 수 있다. 실내의 화분도 좋지만 겨울에는 지상부가 마르니 주의한다. 꽃은 입술 모양으로 작으며, 보통은 옅은 자주색에서 청자색을 띤다.

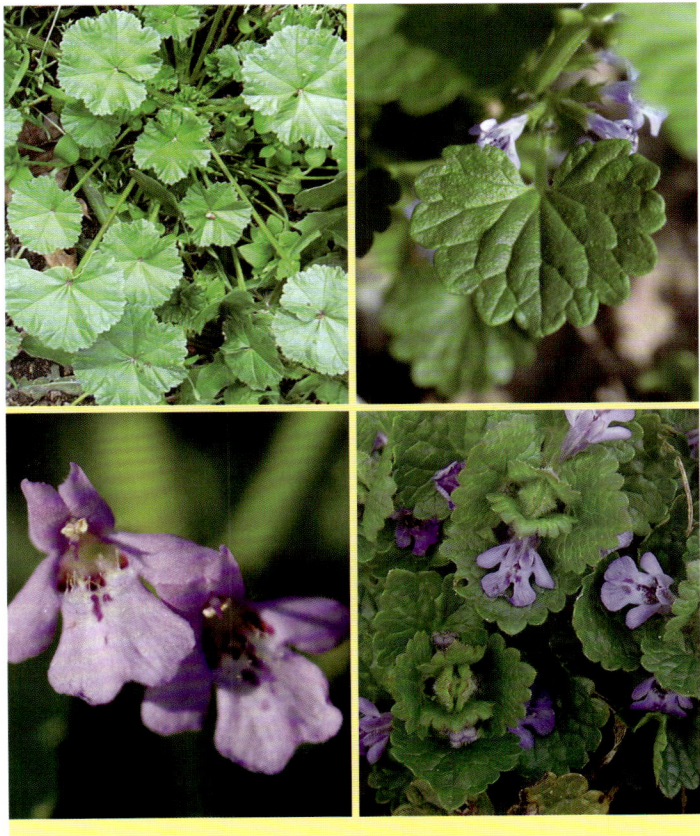

개화기에 수확, 건조시킨 후 차를 이용해 기침, 감기 예방에 쓰거나 위염, 신장결석, 방광염, 이명의 치료제로도 사용할 수 있다.
잎의 침출액은 두통을 고치며 타박상의 염증 완화에도 효과가 있다.

16 캐러웨이(caraway)

春 Carum carvi

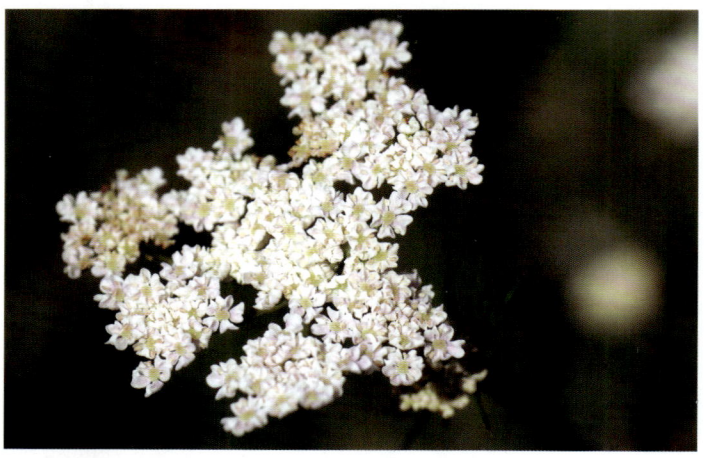

- ①수확기: 3월 중순~6월
- ②이용부위: 열매, 어린잎, 뿌리
- ③이용법: 향신료(열매), 약(열매), 요리(어린잎/뿌리)
- ④보존법: 건조(열매)
- ⑤원산지: 유럽, 아프리카, 아시아
- ⑥생활형: 1~2년초
- ⑦개화기: 5~6월
- ⑧길이: 30~80cm
- ⑨내서성: 보통 / 내한성: 강
- ⑩토양: 비옥한 땅
- ⑪파종시기: 3~4월, 9~10월

하얗거나 하얀 색에 가까운 핑크색 꽃이 줄기 끝에 우산 같은 모양을 만든다. 열매는 '캐러웨이 씨드'라고 불리며 강한 단맛이 나는 향을 가지고 있다. 고대 이집트에서는 향미 식물로, 로마군은 군량으로 이용했다. 향신료로 빵이나 쿠키, 고기요리 등에 폭넓게 쓰인다. 또한 뿌리는 야채로 쓸 수 있으며, 어린잎은 샐러드에 넣으면 좋다. 씨앗은 저절로 떨어져서 발아한다.

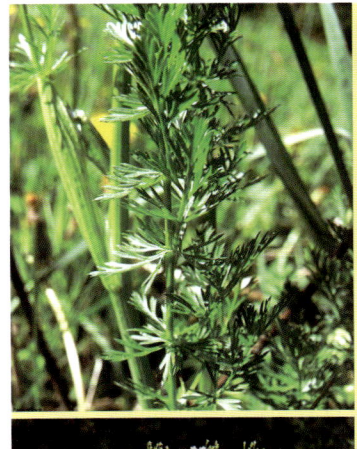
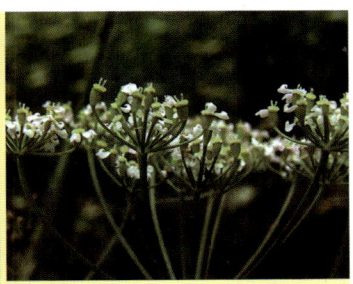
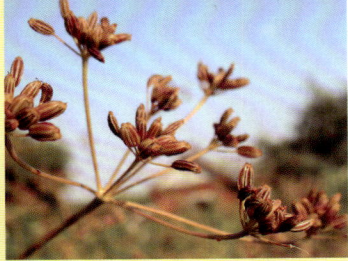
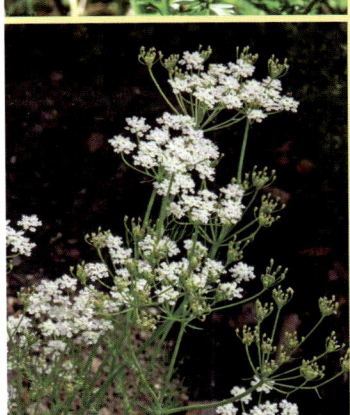
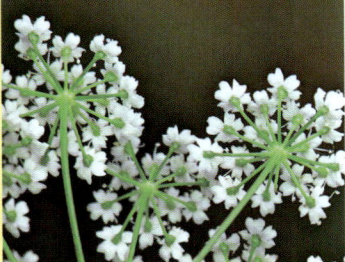

영국에서는 캐러웨이 씨로 만든 케이크가 애플파이와 맞먹는 전통적 과자라고 한다. 캐러웨이 씨는 소화 촉진작용을 하며, 잎과 뿌리에는 내분비선, 신장 기능을 강화하는 성분이 있다.

코리앤더 (Coriander)
Coriandrum sativum

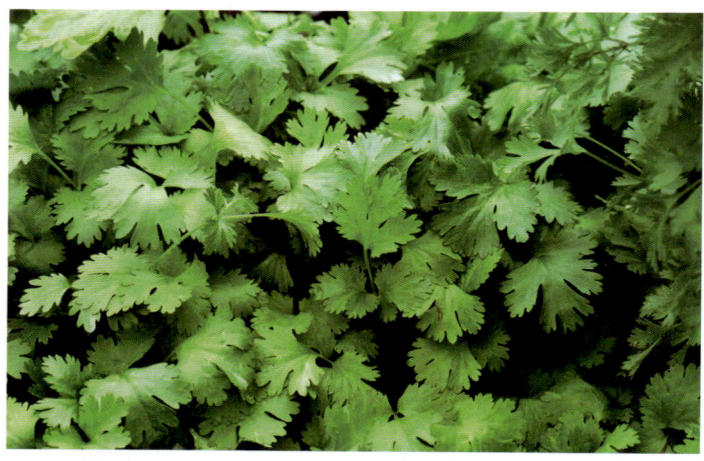

①수확기: 3~5월(어린잎), 6~7월(열매)
②이용부위: 어린잎, 열매
③이용법: 요리(어린잎), 향신료(열매)
④보존법: 건조(열매)
⑤원산지: 지중해 연안 지역
⑥생활형: 1년초
⑦개화기: 4~6월
⑧길이: 30~50cm
⑨내서성: 약 / 내한성: 강
⑩토양: 배수가 잘 되는 곳
⑪파종시기: 3~4월, 9~10월

고수풀이라고 부르는 허브로 중국요리나 동남아시아에서는 빠질 수 없는 중요한 식재료다. 열매는 처음엔 이름의 유래가 된 노린내 비슷한 냄새가 나는데 완숙하면 달콤한 향으로 변한다. 어린잎은 요리 등에 첨가하거나 위에 흩뿌리거나 해서 사용한다. 열매는 카레에 빠질 수 없는 향신료, 피클이나 과자, 빵, 육류 요리의 향을 내는 데에도 쓰인다. 열매를 수확할 경우에는 가을 파종이 좋다.

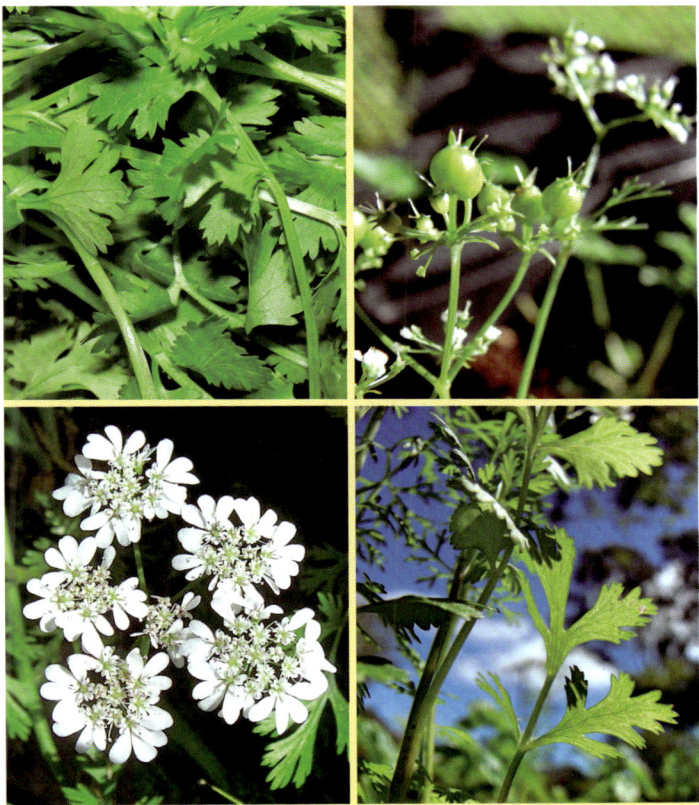

중국에서는 씨를 먹으면 불로불사한다는 말이 있다. 위장을 튼튼하게
하고 소화를 잘되게 하며, 기침을 멎게 하고, 입 냄새를 없앤다.
코리앤더와 더덕을 1:1의 비율로 하여 진하게 달여서 마시면
여간해서는 잘 낫지 않는 전립선염이 완화 내지는 낫는다.
3개월 넘게 꾸준히 복용하면 대부분 효과를 본다.

루바브 (Rhubarb, 식용 대황)
春

Rheum rhabarbarum

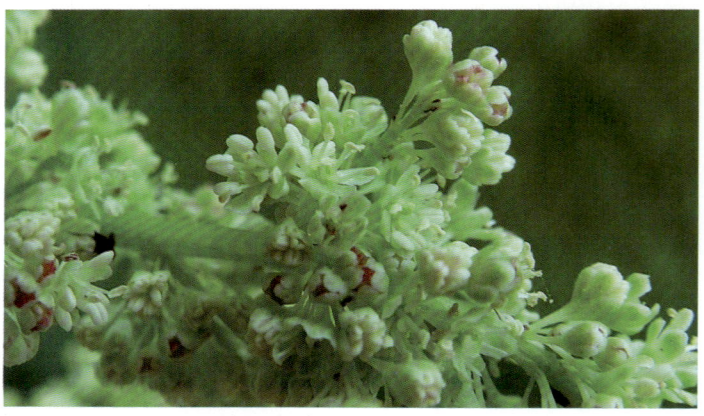

①수확기: 2년째 5~10월
②이용부위: 잎
③이용법: 요리, 관상용
④보존법: 날 것을 이용
⑤원산지: 시베리아
⑥생활형: 다년초
⑦개화기: 4~5월
⑧길이: 1~2m
⑨내서성: 보통 / 내한성: 강
⑩토양: 비옥하고 배수가 잘 되는 곳
⑪파종시기: 4~5월

긴 잎자루를 식용하기 위해 재배한다. 신맛과 독특한 향기가 있고 부드러워서 잼을 만들면 맛있다. 근연종에 약용으로 유명한 대황이 있다. 잎자루만을 껍질을 벗기고 잘게 썰어서 삶아 샐러드에 섞기도 하지만 주로 설탕을 넣고 졸여서 잼을 만든다. 레몬 즙을 넣어 약한 불로 끓이면 사과 같은 풍미의 잼이 만들어진다. 많이 먹으면 설사를 일으키므로 변비에 좋다. 단, 신장염, 요도염 환자는 먹지 않는 것이 좋다.

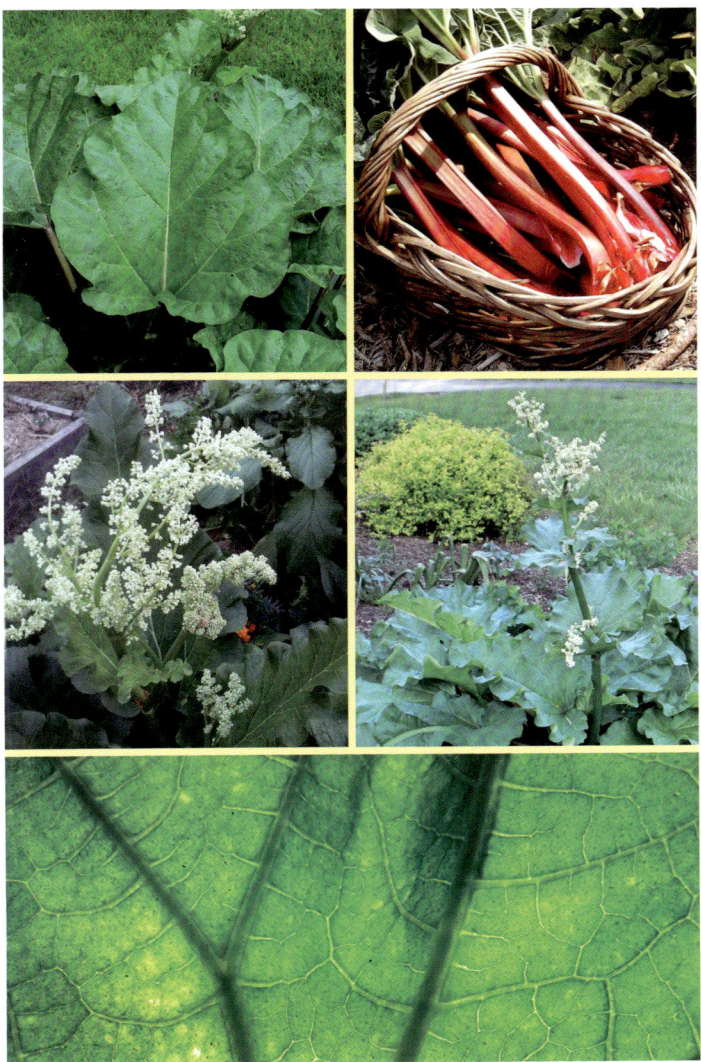

봄에 피는 허브

19 폭스글로브 (Foxglove)

春

Digitalis purpurea

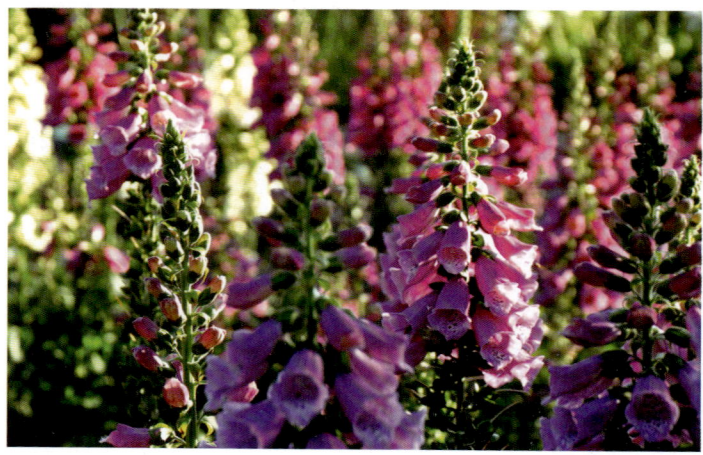

①수확기: 없음
②이용부위: 꽃
③이용법: 관상용
④보존법: 없음
⑤원산지: 지중해 연안 서부 지역
⑥생활형: 2년초
⑦개화기: 5~7월
⑧길이: 1~1.5m
⑨내서성: 보통 / 내한성: 강
⑩토양: 비옥한 땅
⑪파종시기: 5~6월, 9~10월

학명인 디기탈리스는 그리스어로 '골무'라는 뜻이다. 꽃 모양이 장갑의 손가락 부분과 비슷한 데서 이름이 유래한다. 꽃은 긴 대롱 모양으로 복숭아색이다. 원예 품종이 많으며, 세계 각지에서 관상용으로 재배된다. 잎에 강심 성분을 가지고 있어서 예로부터 건조시켜 강심제로 썼다. 심장병, 이뇨제 등의 효능이 있지만, 약효가 매우 강하기 때문에 의사가 권하기 전에는 사용하지 말아야 한다.

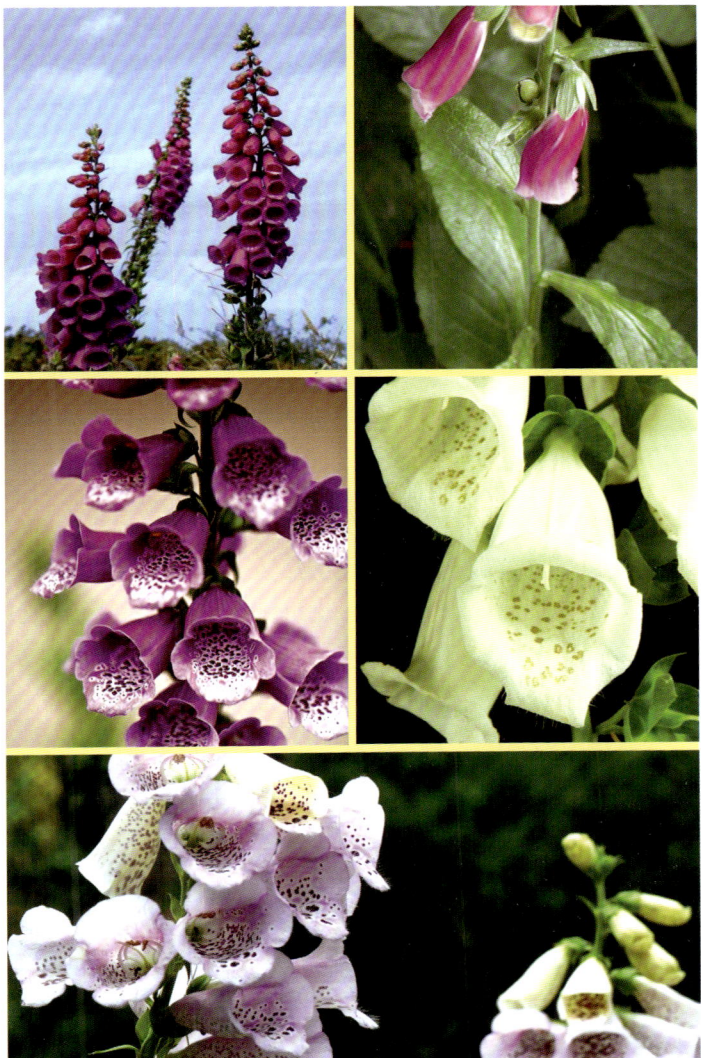

봄에 피는 허브

20 차이브 (Chives)
春 Allium schoenoprasum

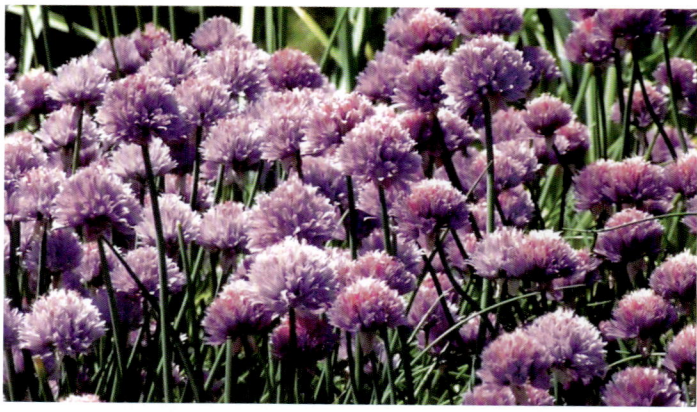

①수확기: 3~11월
②이용부위: 잎, 줄기, 꽃
③이용법: 요리(잎, 꽃), 관상
④보존법: 날 것을 이용
⑤원산지: 일본, 시베리아~유럽
⑥생활형: 다년초
⑦개화기: 5~7월
⑧길이: 30~50cm
⑨내서성: 보통 / 내한성: 강
⑩토양: 적당히 습한 곳
⑪파종시기: 9~10월(씨앗), 10~11월

백합과의 여러해살이풀로 파와 비슷하게 생겼지만 파 냄새가 나지 않고 톡 쏘면서도 향긋해서 식욕을 돋우는 게 특징이다. 특히 계란 요리와 허브버터에 잘 어울린다. 6월부터 작고 귀여운 꽃이 보라색, 분홍색, 자주색으로 피는데, 꽃이 아름답고 사랑스러워 샐러드 장식에 쓰거나 꽃꽂이나 정원, 화분에 심어서 즐길 수 있다. 차이브는 신선한 잎, 냉동시킨 잎, 냉동 건조 시킨 잎 등을 모두 사용할 수 있다.

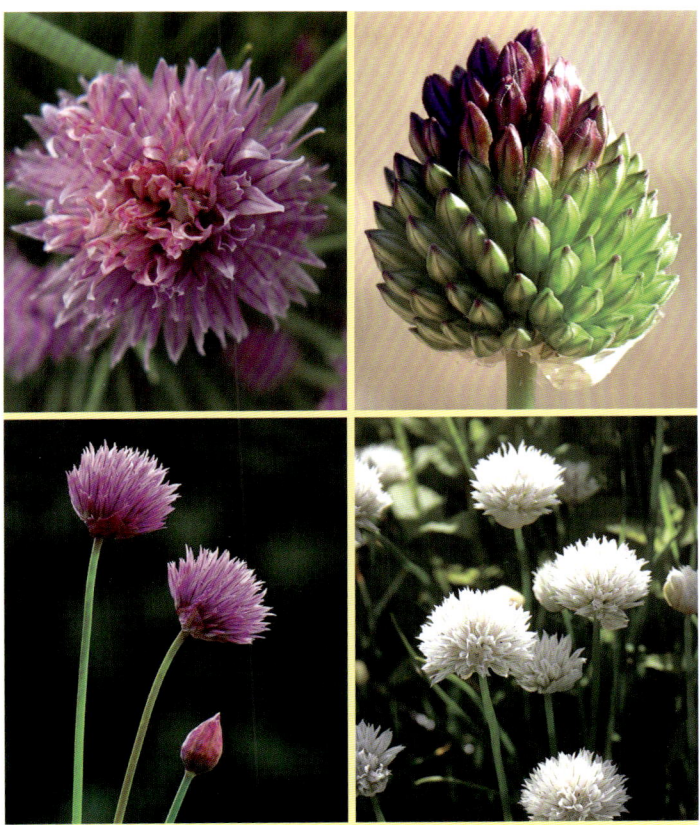

철분, 칼슘이 풍부하게 함유되어 있어 빈혈 예방, 정혈 작용 및 치아의 성장에 효과가 있다. 말린 차이브는 서늘하고 건조하며 어두운 곳에 보관한다. 이렇게 보관하면 6개월에서 1년간 사용이 가능하다.

21 클로브 핑크 (Clove pink)

春 Dianthus caryophyllus

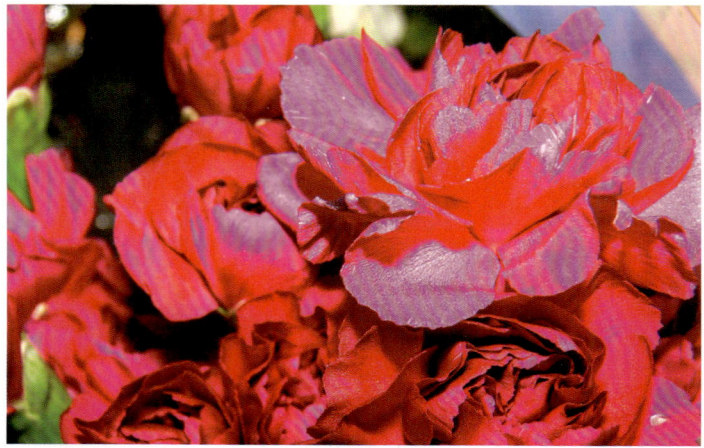

① 수확기: 개화기
② 이용부위: 꽃
③ 이용법: 요리, 식초, 포푸리, 관상
④ 보존법: 건조
⑤ 원산지: 유럽 남부, 지중해 연안
⑥ 생활형: 다년초
⑦ 개화기: 5~7월
⑧ 길이: 20~40cm
⑨ 내서성: 보통 / 내한성: 보통
⑩ 토양: 석회질로 배수가 잘 되는 곳
⑪ 파종시기: 3~4월

잎이 우아한 분위기의 덤불로 자라는 허브로 카네이션 중 가장 오래된 품종이다. 꽃잎은 와인이나 음료에 띄우거나 샐러드에 곁들이는 요리용 장식으로 쓰이고, 달콤하며 매운 향기는 수프나 향수에 이용된다. 꽃 색깔은 핑크나 로즈, 흰색이 있으며, 꽃꽂이용으로도 꽤 훌륭하다. 오랫동안 재배되어온 '카네이션의 아버지'임에도 불구하고 본래의 형태로는 거의 사용하지 않는다.

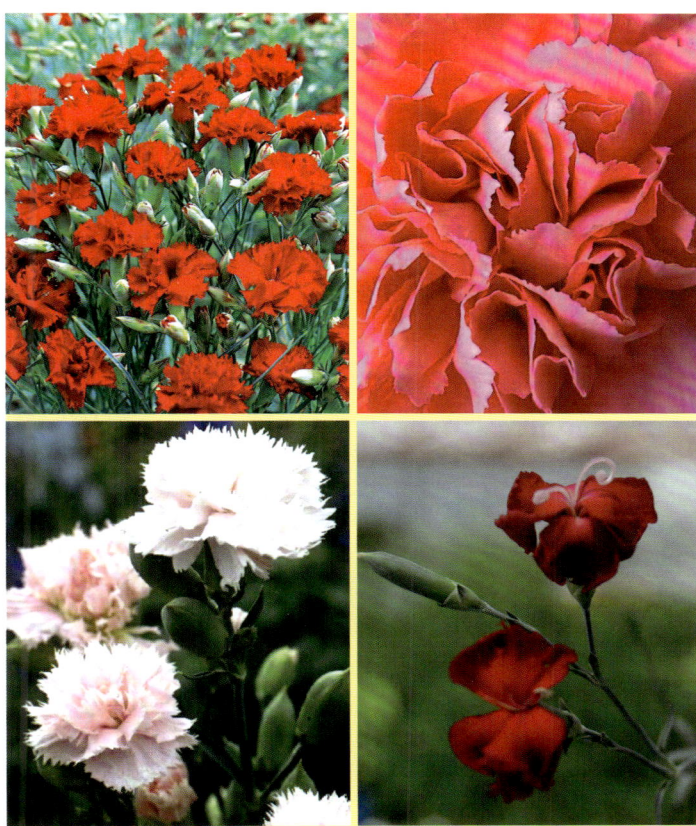

예부터 사람들은 이 꽃잎에 무한한 에너지가 있다고 믿어왔다.
수프나 차로 만들어 마시면 심장병이 있는 사람들에게 위안을 준다.

22 샐러드 버넷 (Salad Burnet)
春 Sanguisorba minor

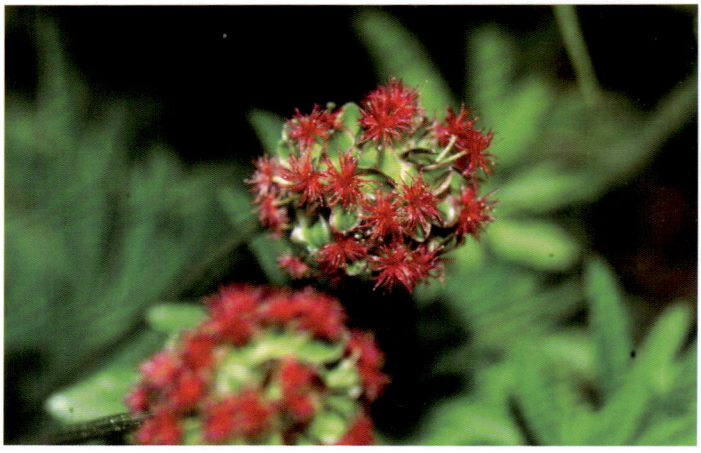

① 수확기: 수시로
② 이용부위: 어린잎
③ 이용법: 요리, 관상
④ 보존법: 날 것을 이용
⑤ 원산지: 유럽, 아프리카 북부
⑥ 생활형: 다년초
⑦ 개화기: 5~6월
⑧ 길이: 30~70cm
⑨ 내서성: 강 / 내한성: 강
⑩ 토양: 적당히 습한 곳
⑪ 파종시기: 4~5월, 9~10월

추위에 강하고 약 30cm 이상 자라며 옛날 사람들에게는 퍽 귀중한 약초 중의 하나였다. 비비면 상쾌한 오이 향이 나는 잎에는 비타민 C와 탄닌 성분이 가득해서 샐러드나 버터, 치즈 등의 풍미를 내는 데 쓰이며, 로즈마리나 타라곤과도 궁합이 잘 맞는다. 잎에서 침출한 액은 세안에 이용할 수 있다. 저절로 땅에 떨어진 씨앗으로도 왕성하게 번식하기 때문에 재배하기가 매우 쉬운 허브이다.

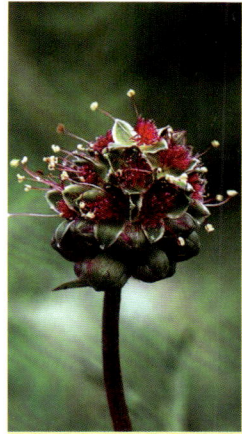
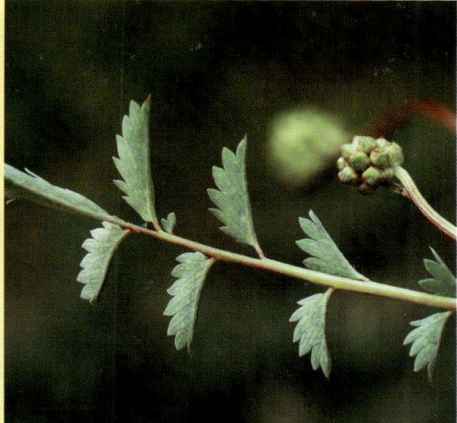
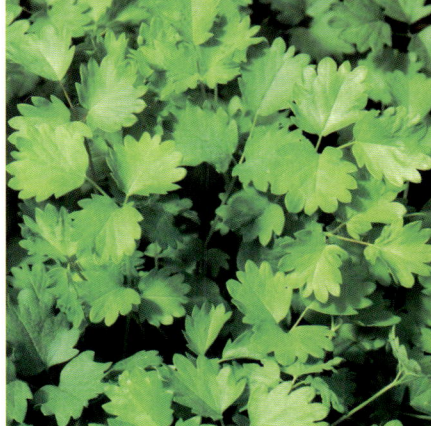
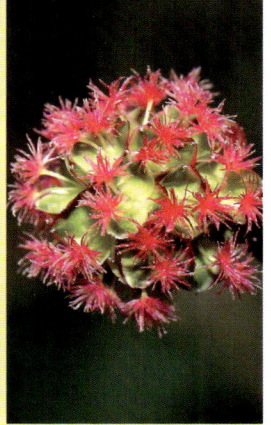

강장 효과로 인해 기분을 명랑하게 하므로 우울증을 없애는 데 이용하며, 탄닌이 함유되어 있어서 지혈제로 사용하기도 한다.

23 레이디스 맨틀 (Lady's Mantle)
Alchemilla vulgaris

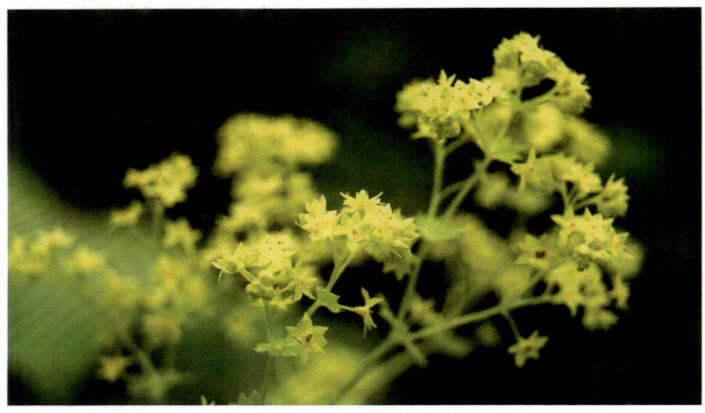

① 수확기: 4~10월
② 이용부위: 꽃, 잎
③ 이용법: 차(잎), 관상(꽃)
④ 보존법: 건조(잎)
⑤ 원산지: 아시아 북부, 유럽
⑥ 생활형: 다년초
⑦ 개화기: 5~8월
⑧ 길이: 30cm
⑨ 내서성: 조금 약함 / 내한성: 강
⑩ 토양: 적당히 습한 곳
⑪ 파종 시기: 4~5월

중세시대에 동정녀 마리아에게 봉헌되었다고 전해진다. 그로부터 여성의 보호자, 여성 최고의 친구로 대우받으며 생리 주기 조절, 여성 기관의 염증 완화 등에 이용되어 왔다. 18세기 여성들은 수유 후 부풀어 오른 가슴의 모양을 회복하는 데 이 잎을 이용하였다는데 이는 현재도 허브전문 치료사에 의해서 처방되는 방법이다. 잎차는 통증이나 월경 과다의 개선에 효과가 있지만 임신 중에는 가급적 피하는 편이 좋다.

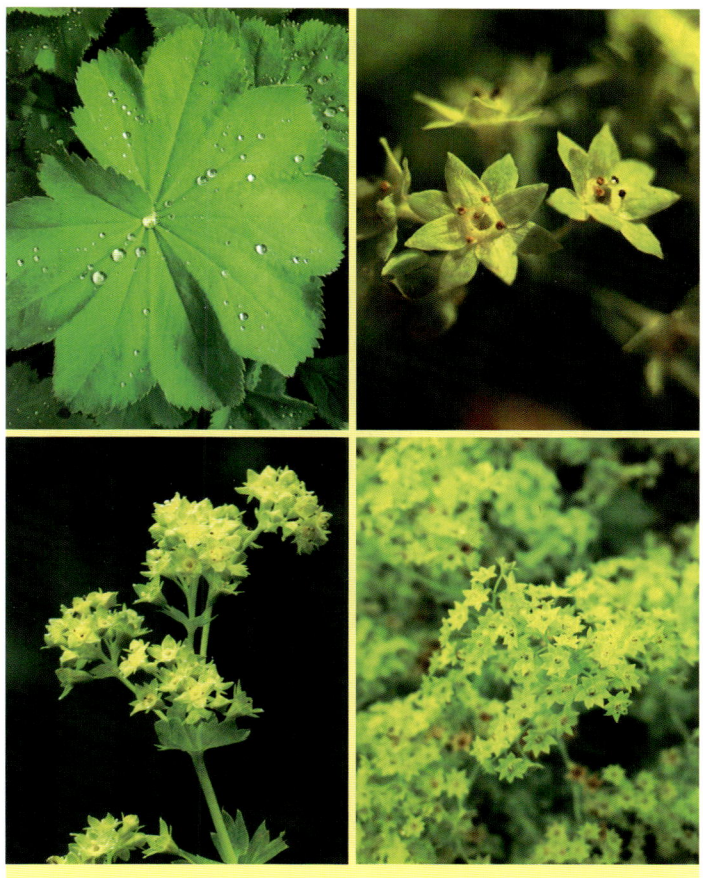

생리불순, 류머티즘, 불감증, 근육통에 효과가 있다.
특히 여성의 호르몬계통 질환에 애용되는 허브이다.

봄에 피는 허브

와일드 스트로베리 (Wild strawberry)
春
Fragaria vesca

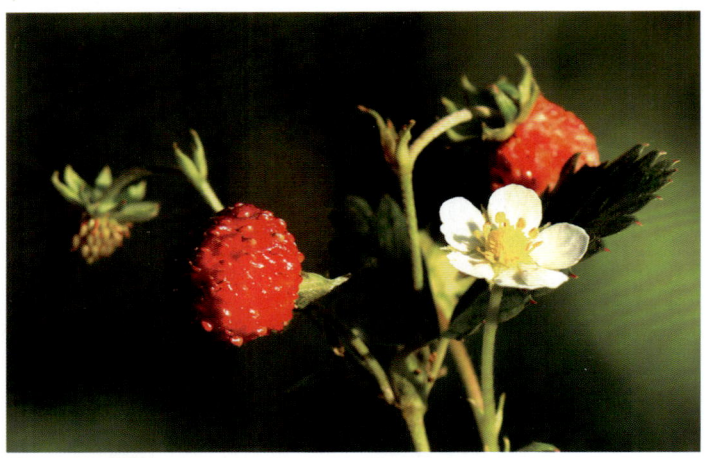

① 수확기: 5~6월(열매), 7~10월(잎)
② 이용부위: 열매, 잎, 뿌리
③ 이용법: 요리(열매), 차(잎, 뿌리)
④ 보존법: 냉동(열매), 건조(잎)
⑤ 원산지: 유럽 북부, 아시아 북부
⑥ 생활형: 상록성 다년초
⑦ 개화기: 5~6월
⑧ 길이: 15~30cm
⑨ 내서성: 보통 / 내한성: 보통
⑩ 토양: 적당히 습하고 비옥한 사질토
⑪ 파종 시기: 3~4월, 9월

명칭만 딸기일 뿐, 딸기 맛이 나지 않는 전혀 다른 식물로 양딸기가 보급될 때까지는 식용으로 재배되었다. 속명은 '방향(芳香)'을 의미하는데 향이 좋은 열매라고 지어진 이름이다. 열매는 생식이나 잼, 주스에 사용한다. 잎으로 만든 차는 진정 작용을 하며, 뿌리로 만든 차는 이뇨, 강장작용을 한다. 꽃은 직경이 1cm 정도의 크기로 차례로 피며 그 후 작은 열매를 맺는다.

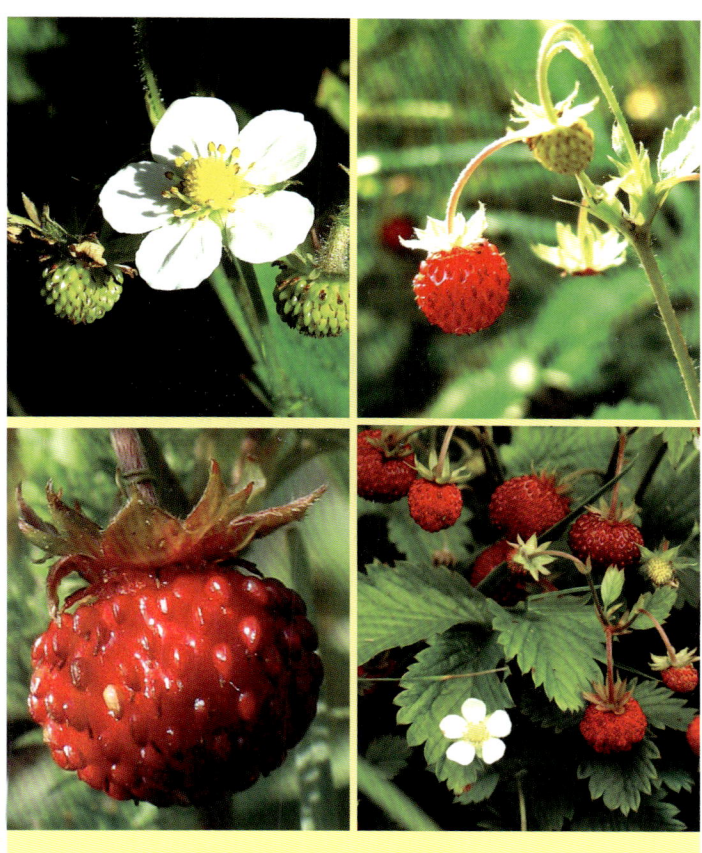

위장장애(설사, 위염) 등에 좋고, 미네랄이 풍부해서 신장 기능을 향상시키며, 철분도 풍부해서 빈혈예방에 좋다. 그러나 생잎의 경우 독성이 있으므로 건조된 잎을 이용해서 허브차를 즐겨야 한다.

봄에 피는 허브

25 주니퍼(Juniper)

春

Juniperus communis

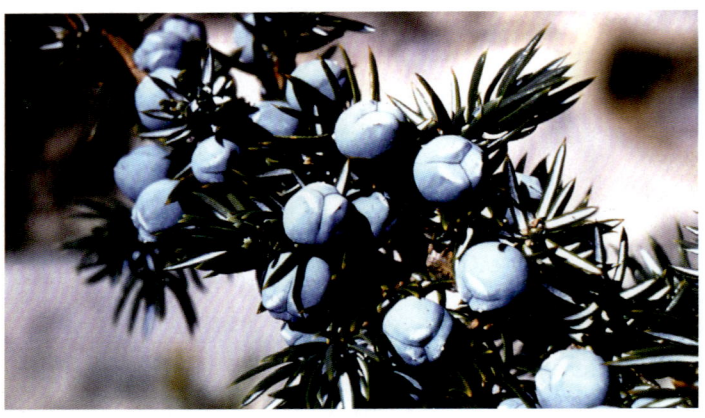

①수확기: 9~11월
②이용부위: 열매, 잎
③이용법: 향료(열매), 크라프트(잎), 관상
④보존법: 건조(잎)
⑤원산지: 북아메리카, 아프리카 북부
⑥생활형: 고목(포복성 종류도 있음)
⑦개화기: 4월
⑧길이: 0.5~12m
⑨내서성: 보통 / 내한성: 강
⑩토양: 비옥한 사질토
⑪파종시기: 9~11월, 4월(묘목의 모내기)

성서 속의 로뎀나무를 말한다. 예부터 티베트에서는 역병 치료로, 고대 그리스·로마에서는 소독약으로, 유고슬라비아에서는 만병통치약으로 이용해 왔다. 크게 자라기도 하지만 보통 관목의 크기로 자란다. 열매는 구슬처럼 동그랗고 서로 뒤엉키면서 자라는데, 녹색에서 검은색으로 바뀌며 블루베리처럼 흰 가루가 생긴다. 열매는 정유를 얻거나 요리, 또는 향을 내는 데에 쓰인다. 말린 잎은 방향 주머니의 재료로 이용하면 좋다.

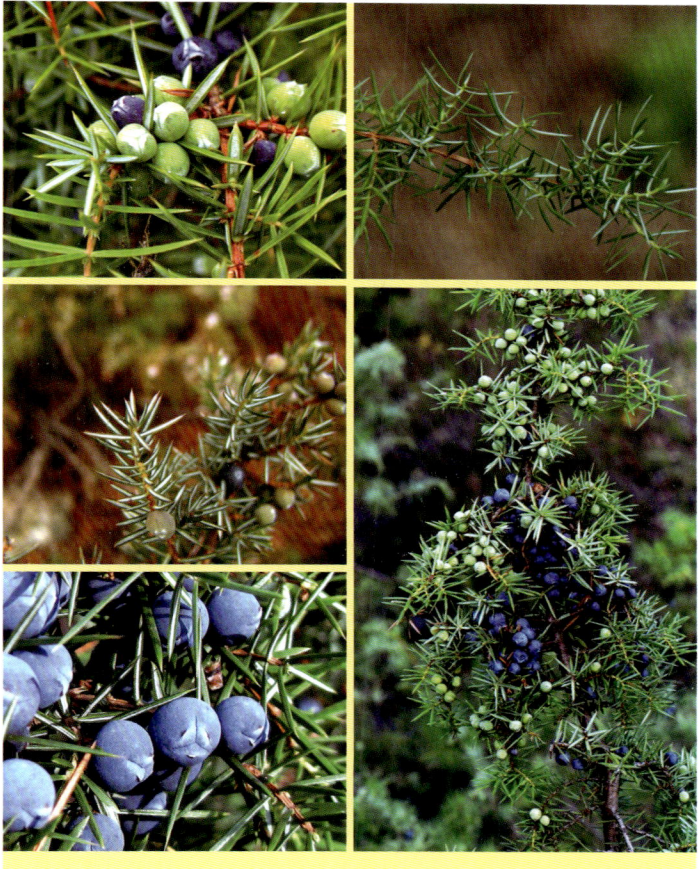

열매에 함유되어 있는 정유는 신장 질환에 효과가 있지만, 오랫동안 과다하게 복용하면 신장에 손상을 줄 수가 있으므로 위와 장의 가벼운 경련이나 복부 팽만감 등의 소화기관 질환에만 사용하는 것이 좋다.

26 센티드 제라늄 (Scented Geranium)

春

Pelargonium graveolens

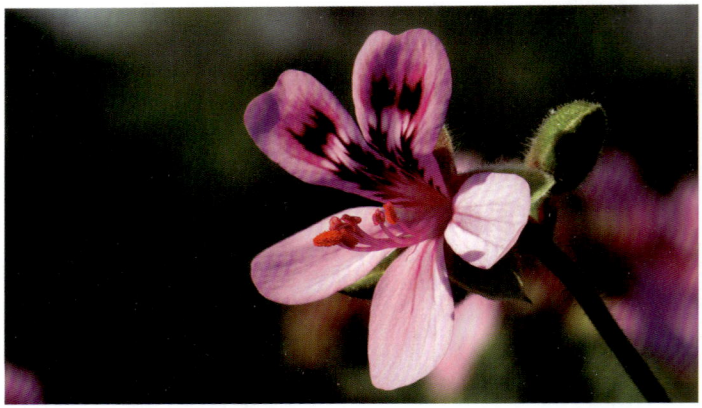

- ①수확기: 4~10월
- ②이용부위: 잎
- ③이용법: 향료, 크라프트 요리, 관상
- ④보존법: 건조
- ⑤원산지: 아프리카 남부
- ⑥생활형: 상록성 소저목
- ⑦개화기: 4~10월
- ⑧길이: 30~120cm
- ⑨내서성: 보통 / 내한성: 보통
- ⑩토양: 비옥하고 배수가 잘 되는 곳
- ⑪파종시기: 4~5월, 9~10월

잎과 줄기에서 나는 강한 향으로 '냄새나는 제라늄'이라고도 불린다. 제라늄은 품종마다 향기가 달라 그 향기를 닮은 식물명을 이름 앞에 붙인다. 대략 200여 종이 넘는 변종이 있으며, 그 중 장미보다 더 강한 장미향이 있는 로즈제라늄이 대표적이다. 천연 향수의 원료로 쓰이거나 잼이나 케이크 향을 내는 데에도 쓰인다. 핑크색 꽃잎에 보라색 줄이 있는 것이 특징으로, 볕이 잘 드는 장소에 심으면 비교적 간단히 기를 수 있다.

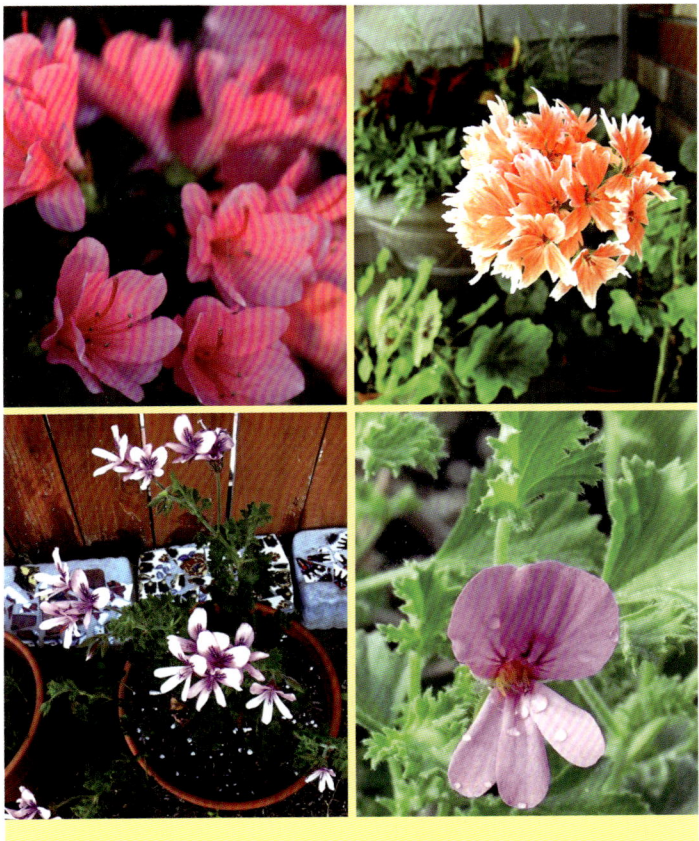

방충 작용이 있어 해충을 쫓는 데 탁월하며 소화촉진, 기관지염, 피부염증, 습진 등 건조한 피부에 좋다. 에센셜 오일로 목욕을 하면 살결에 닿는 촉감만으로도 건조한 피부에 효능이 있음을 금방 알 수 있다.

27 나스터티움(Nastertium)

春 Tropaeolum majus

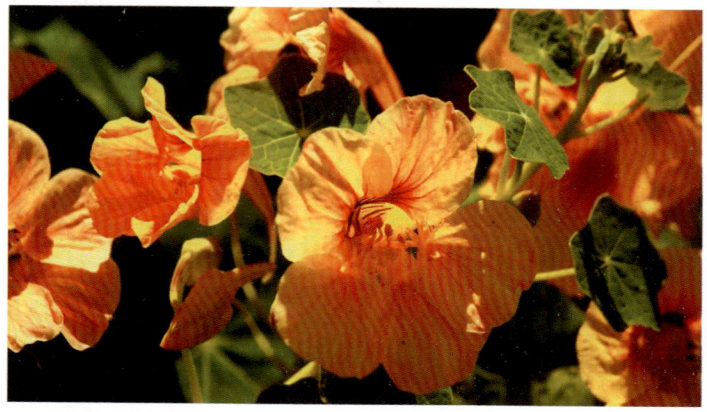

① 수확기: 수시로
② 이용부위: 꽃, 잎, 열매
③ 이용법: 요리, 관상
④ 보존법: 날 것을 이용
⑤ 원산지: 페루, 콜롬비아, 중남미
⑥ 생활형: 덩굴성 1년초
⑦ 개화기: 5~10월
⑧ 길이: 1~2m
⑨ 내서성: 보통 / 내한성: 약
⑩ 토양: 배수가 잘 되는 곳
⑪ 파종시기: 4~5월

꽃과 잎에 찌릿한 매운 맛이 있다. 비타민 C나 철분을 다량 함유하고 있어서 괴혈병의 예방에 효능이 있으며 감기에 걸렸을 때도 차로 먹으면 좋다. 꽃과 잎은 샐러드, 샌드위치 또는 나물로 무쳐 먹고, 열매는 와사비 대용으로 강판에 갈아서 향신료로 쓴다. 더위와 추위 모두에 약해 여름철에는 생육이 멈추고 겨울철에는 지상부가 시들어버린다. 줄기는 지면을 덮기 때문에 매달아 놓는 화분에 적합하다.

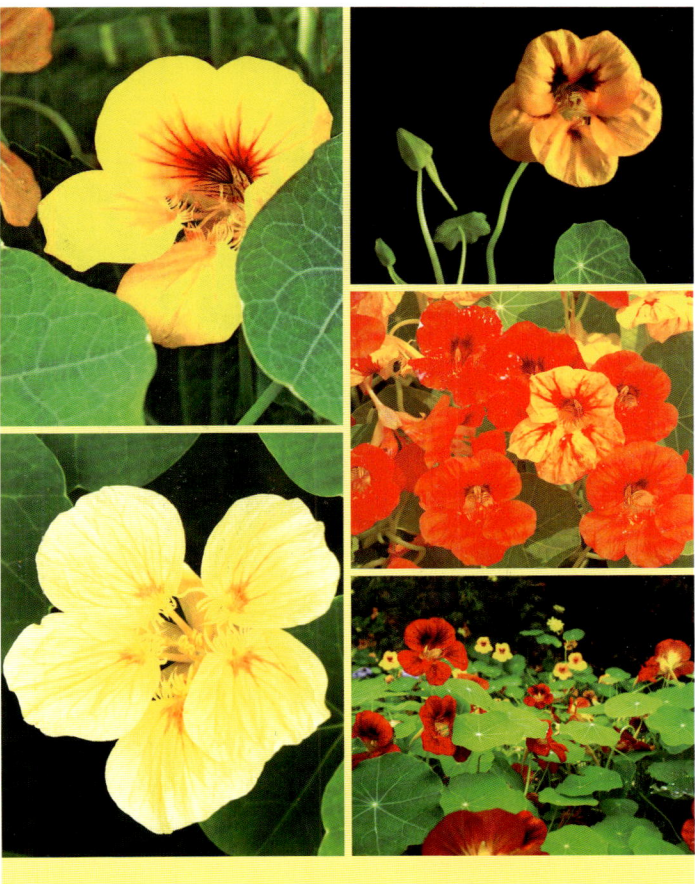

비타민 C, 철분, 미네랄이 풍부하여 괴혈병 예방, 강장제, 소화촉진, 살균효과가 있으며, 머리카락이나 두피의 강장제로도 쓰인다.

28 컴프리 (comfrey)
春 Symphytum officinale

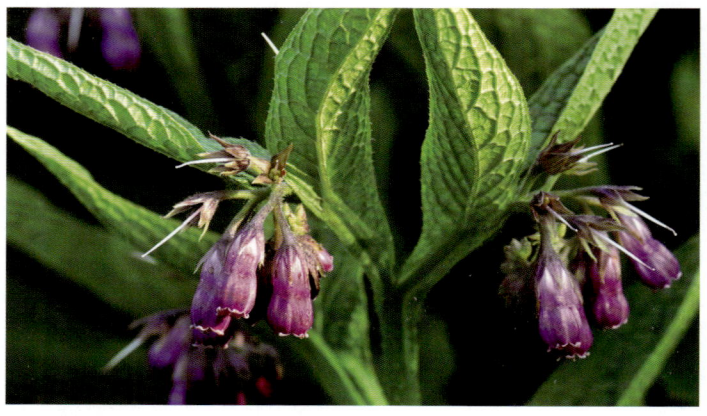

①수확기: 3~11월
②이용부위: 전체
③이용법: 퇴비(전체), 약
④보존법: 건조
⑤원산지: 유럽, 아시아 서부
⑥생활형: 다년초
⑦개화기: 6~8월
⑧길이: 1m
⑨내서성: 보통 / 내한성: 강
⑩토양: 적당히 습한 곳
⑪파종시기: 3~4월(묘목의 모내기)

조롱 모양의 꽃이 핀다. 오래 전부터 어린잎은 생식이나 튀김, 볶음에 사용해왔는데 뿌리에 발암물질이 포함되어 있을 가능성이 지적되고 있으므로 식용은 가급적 피한다. 숙성 도중 퇴비를 주면 양질의 비료가 된다. 잎과 말린 뿌리에 염증을 가라앉히는 약효가 있으며, 염좌 또는 관절염의 습포제로 이용할 수 있다. 강인한 성질로 마른 잎이 무성하게 자라나 포기가 커지며, 거칠고 짧은 털로 덮여 있는 것이 특징이다.

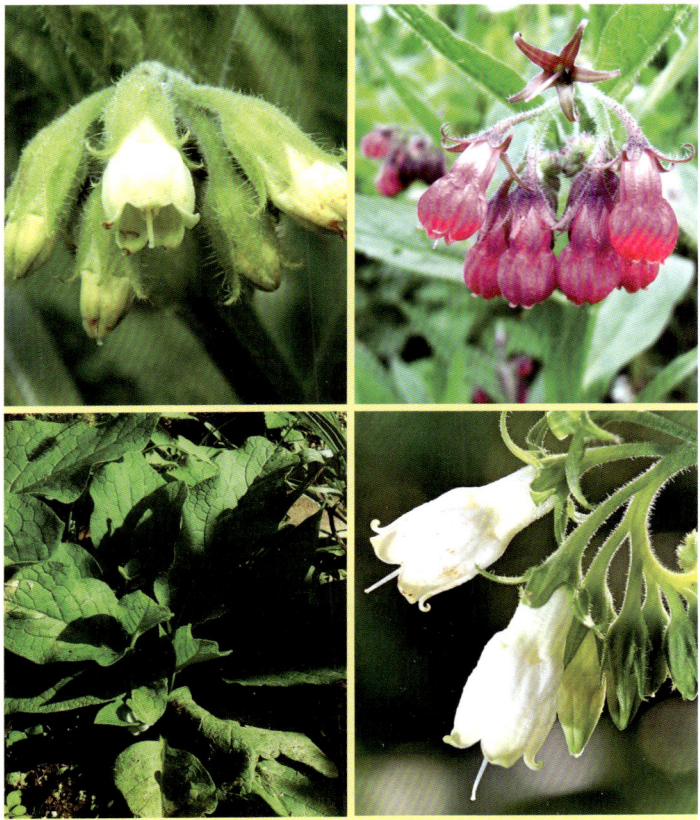

신체 내 조직세포의 활동을 활발하게 한다. 세균류에 대한 저항을 증대하고 위산과다, 십이지장궤양 등에 효력을 나타낸다.
반드시 중간 잎을 사용하여야 하며, 임산부나 산모,
그리고 2세 이하 어린이는 절대로 사용해서는 안 된다.

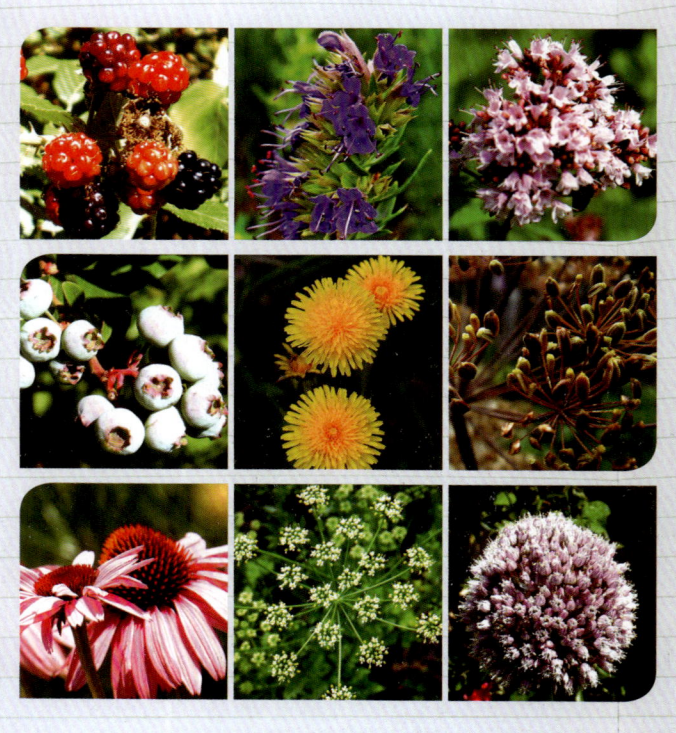

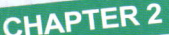

CHAPTER 2
암을 예방하는 허브

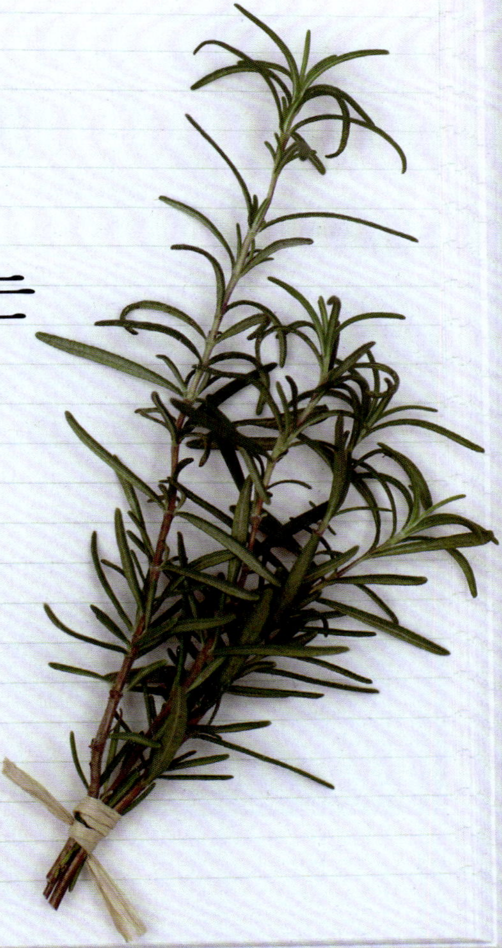

01 세이지 (Common Sage)
Salvia officinalis

癌

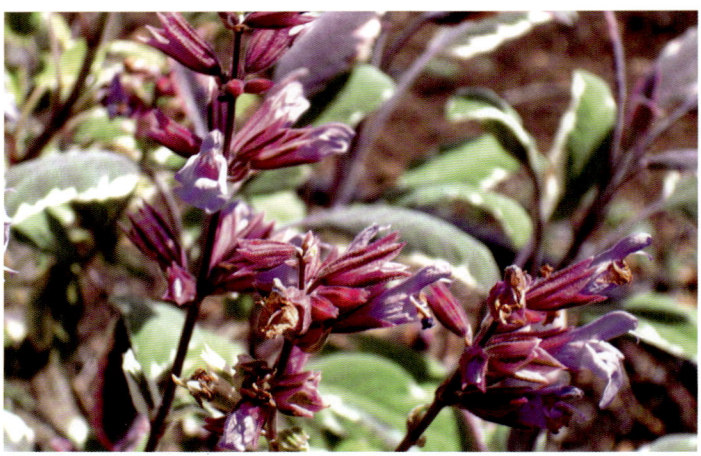

- ①수확기: 만 1년 되는 해
- ②이용부위: 잎
- ③이용법: 향신료, 차, 포푸리, 공예품
- ④보존법: 건조
- ⑤원산지: 유럽 남부
- ⑥생활형: 상록성 저목
- ⑦개화기: 5~7월
- ⑧길이: 30~80cm
- ⑨내서성: 보통 / 내한성: 보통
- ⑩토양: 비옥하며 배수가 잘 되는 곳
- ⑪파종시기: 9~10월(씨앗), 5월(모내기)

사루비아의 근연종으로 콕 쏘는 향과 찌릿한 매운 맛이 있다. 잎은 말리면 향이 더 강해져서 요리에 사용하면 고기나 생선 냄새를 없애주고 풍미가 좋아진다. 소시지를 만들 때 빠지지 않는 향신료로도 유명하다. 차로 마시면 진통, 진정 효과를 볼 수 있지만 임산부는 대량 복용을 삼가야 한다. 잎이 솜털 같은 가느다란 털로 덮여 있어 고온다습에 약하다.

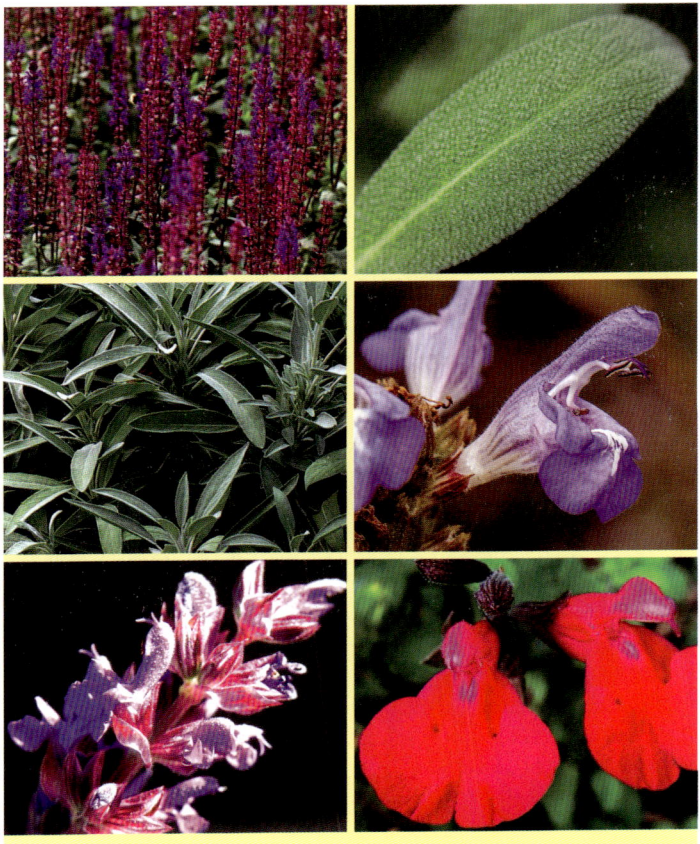

세이지는 감염과 싸우는 항생제로서 신체를 조율하는 높은 영양소를 가지며, 활성산소가 조직과 세포에 손상을 주는 것을 막고 초기 노화를 방지하는 효능이 있다. 또한 둔해진 간, 두통과 피로, 면역력 감소에 활력을 제공하는 강한 자극제이다.

딜 (Dill)

Anethum graveolens

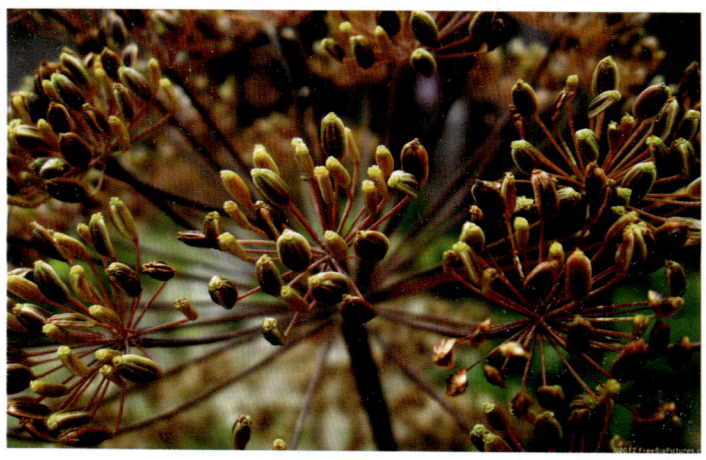

①수확기: 수시로(잎), 8월(씨앗)
②이용부위: 전체
③이용법: 향신료, 요리, 관상, 약(씨앗)
④보존법: 건조, 냉동(잎)
⑤원산지: 지중해 연안, 아시아 서부
⑥생활형: 1~2년초
⑦개화기: 5~7월
⑧길이: 60~100cm
⑨내서성: 보통 / 내한성: 강
⑩토양: 비옥한 곳
⑪파종시기: 3~5월, 9~10월

꽃과 잎, 씨앗에 상쾌하면서 가볍지만 지속성이 높은 향기를 가지고 있는 것이 특징으로 생선 요리나 피클의 풍미를 높이는 데 빠지지 않는다. 씨앗은 미네랄이 풍부해 주로 요리에 널리 사용되며, 어린잎은 샐러드에 좋다. 잎을 식초에 절인 식초는 북유럽의 조미료로 요리에 많이 사용된다. 다른 허브와 마찬가지로 요구르트와도 함께 먹을 수 있다.

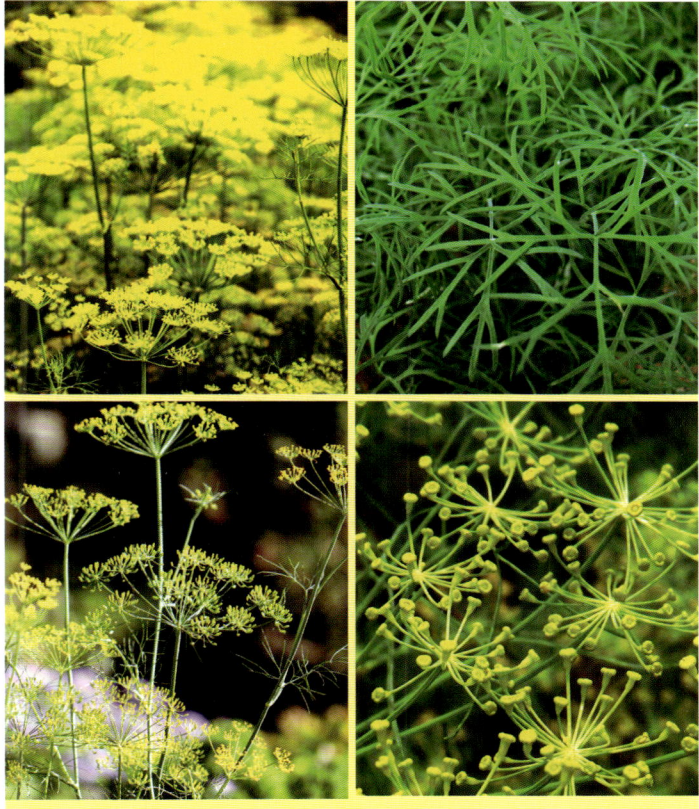

딜의 어원은 '진정시키다' 또는 '달래어주다'라는 의미로서 말 그대로 진정효과가 탁월하다. 칼슘, 망간 및 철분뿐 아니라 항생작용을 하는 휘발성 오일도 들어 있어 환경으로부터 오는 발암물질을 중화시켜주는 데 도움을 준다. 그밖에도 당뇨나 고혈압 예방, 동맥경화와 같은 혈관장애 질환에도 도움을 주는 효능이 있다.

03 파슬리 (Parsley)

Petroselinum crispum

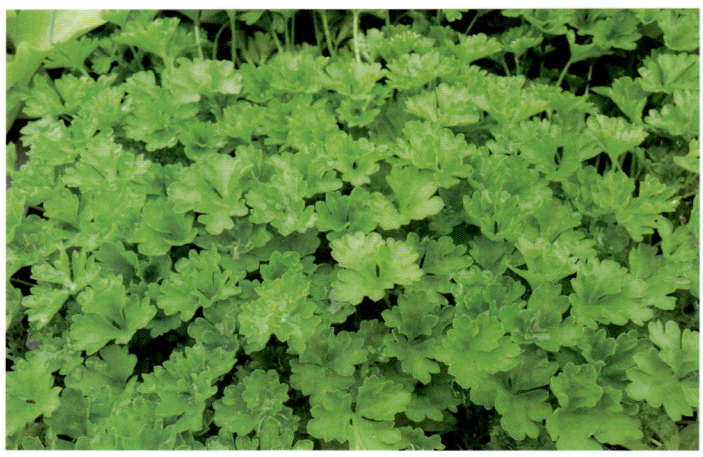

- ①수확기: 3~11월
- ②이용부위: 잎
- ③이용법: 요리
- ④보존법: 날 것을 이용한다
- ⑤원산지: 유럽 남부, 알제리
- ⑥생활형: 2년초
- ⑦개화기: 5~7월
- ⑧길이: 30~100 cm
- ⑨내서성: 보통 / 내한성: 강
- ⑩토양: 습지
- ⑪파종시기: 3~4월, 9월(씨앗)

요즘엔 향신료로 알려져 있지만 고대 그리스에서는 싸움의 승자에게 주는 관을 만드는 데 쓰이기도 했고 무덤을 장식하는 다발로 쓰이기도 했다. 오글오글한 잎의 '모스칼드 파슬리'와 평평한 잎의 '이탈리안 파슬리'의 2가지 계통이 있다. 손쉽게 기를 수 있지만, 어린 묘목 시기에 말리면 잎의 밑 부분이 황록색이 되어버린다. 요리에 널리 쓰이며 잘게 자른 잎을 버터나 치즈에 섞어 먹는 것도 맛있다.

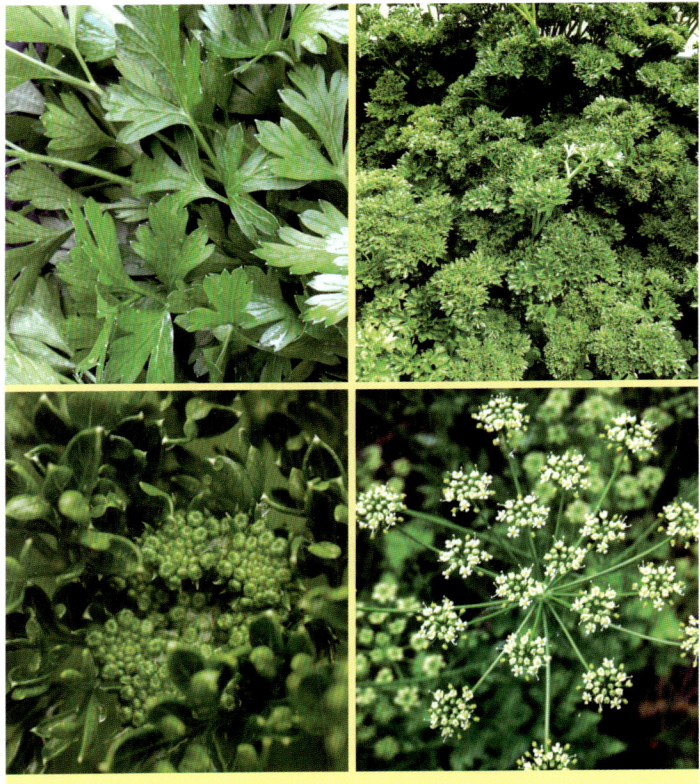

파슬리는 면역체계를 지지하고 상처 회복을 돕는 비타민 C가 풍부하다.
파슬리 30g에는 비타민 C 하루 권장량의 절반 이상이 들어 있다.
또한 체내에서 비타민 A로 전환될 수 있는 베타 카로틴의
좋은 공급원이다. 비타민 C와 A는 해로운 물질로부터 세포 손상을
보호하는 항산화제와 같은 역할을 한다.
또한 비타민보다 더 좋은 항산화제인 폴리페놀도 가득 들어 있다.

04 갈릭 (Garlic, 마늘)

Allium sativam

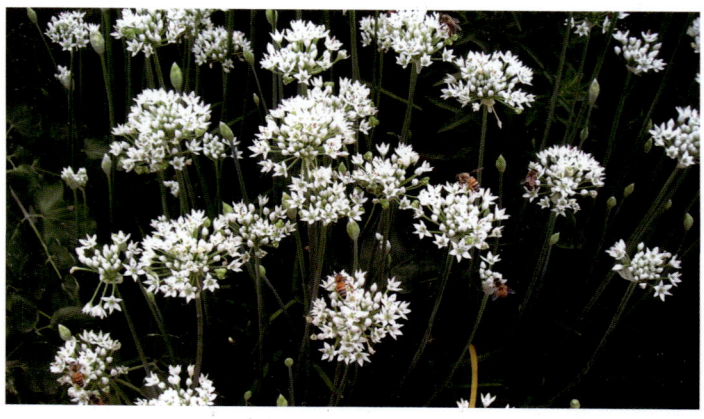

- ①수확기: 5월 상순~7월 중순
- ②이용부위: 비늘줄기, 잎, 꽃줄기
- ③이용법: 향신료, 요리(잎, 꽃줄기)
- ④보존법: 건조
- ⑤원산지: 아시아 중앙부
- ⑥생활형: 다년초
- ⑦개화기: 4~5월
- ⑧길이: 30~60cm
- ⑨내서성: 보통 / 내한성: 강
- ⑩토양: 사질토
- ⑪파종시기: 9월 하순~10월 중순

갈릭, 즉 마늘은 가장 쓰임이 많은 허브 중의 하나이다. 크게 서양 갈릭, 큰 갈릭, 작은 갈릭으로 나눌 수 있는데 3가지 모두 성분은 같다. 줄기에는 이뇨, 강장, 세균감염 예방, 혈압강하, 콜레스테롤 강하, 건위, 정장 등 수많은 효과가 있다. 강한 맛과 독특한 냄새 때문에 적당량만 사용하지만 '알리움'이라는 항생제 성분이 있어 냉장고가 없던 시절에는 방부제로도 쓰였다. 잎이 노랗게 변하면 줄기의 수확 적기로 본다.

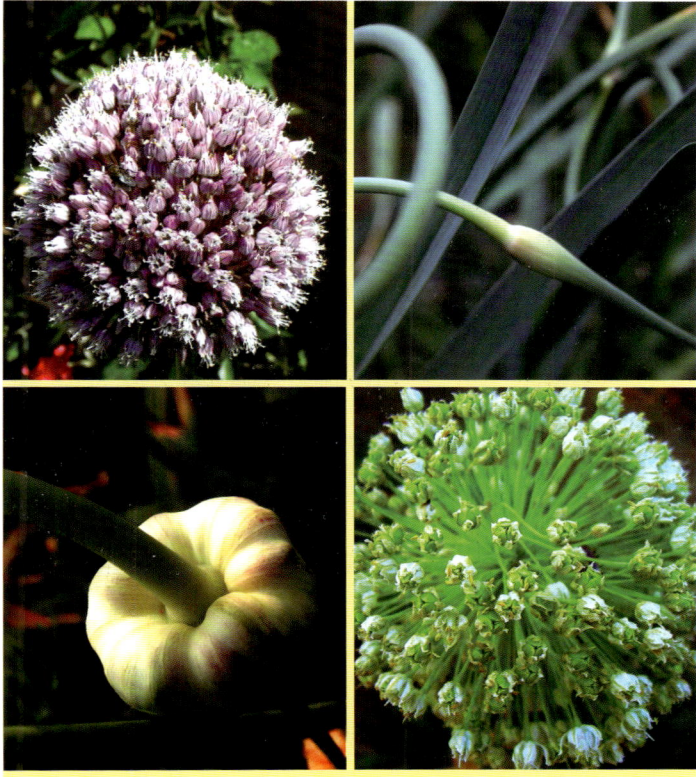

갈릭 속에는 약 70여 가지의 활성 성분이 들어 있는데 이만큼 생약성분을 많이 가진 허브는 찾기 어렵다. 특히 갈릭은 혈압과 콜레스테롤을 낮추고 혈액을 맑게 해서 심근경색, 뇌경색의 위험을 줄여주는 것으로 밝혀졌다. 이외에도 항생제, 암 예방, 면역강화, 호흡기 질환, 노인성 치매에도 효과가 있는 것으로 알려져 있다.

에키나시아 (Echinacea)

Echinacea purpurea

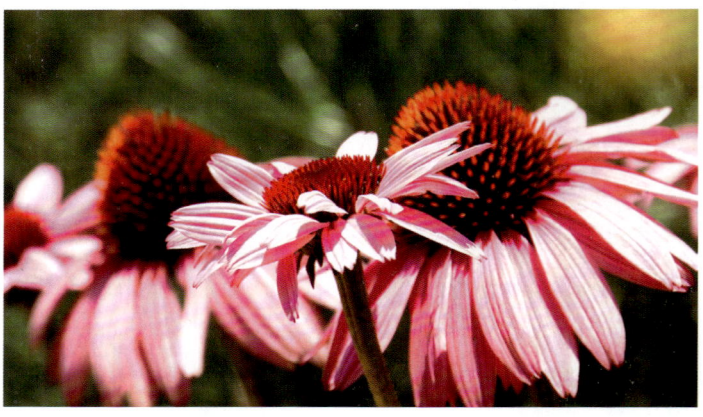

① 수확기: 없음
② 이용부위: 전체
③ 이용법: 약(뿌리줄기)
④ 보존법: 없음
⑤ 원산지: 북아메리카 중앙부
⑥ 생활형: 다년초
⑦ 개화기: 6~10월
⑧ 길이: 60~120cm
⑨ 내서성: 보통 / 내한성: 강
⑩ 토양: 마른 땅
⑪ 파종시기: 5~7월

미국 원주민들이 뿌리를 씹거나 액즙을 만들어 기침을 멈추게 하고 목이 아픈 데 사용했다. 다갈색의 작은 대롱 모양의 꽃이 모여 원추형이 되고, 그 주변을 장밋빛이 도는 핑크나 자주색 대롱 모양의 꽃이 둘러싼다. 속명은 '고슴도치'라는 뜻을 가지고 있는데, 꽃봉오리였을 때 잎이 날카로운 모양을 하고 있다는 것에서 유래했다. 건조시켜서 가늘게 만든 뿌리줄기를 생약으로 사용하면 감염증에 저항력을 높여주는 효과가 있다.

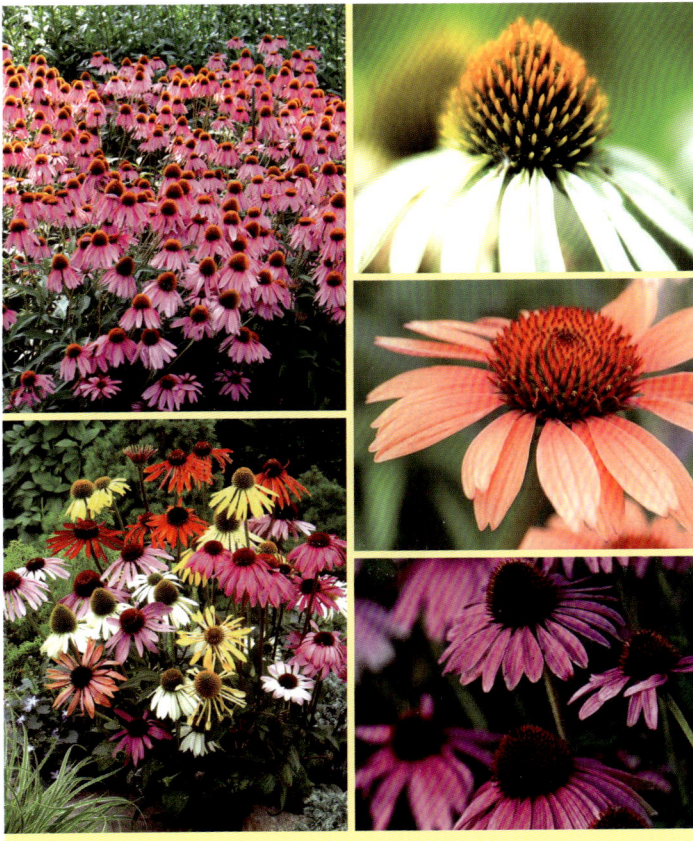

에키나시아는 면역성을 강화시켜주는 허브로 잘 알려져 있으며 실로 그 효능이 엄청 뛰어나다. 인체 내의 T세포(면역을 주관하는 림프구의 일종)에 자극을 주어 활성화를 시켜줌으로써, 면역 체계를 강화하고, 백혈구 증가에 도움을 주어 병원균으로부터 보호해준다.

06 단델리온(Dandelion, 서양 민들레)
癌
Taraxacum officinale

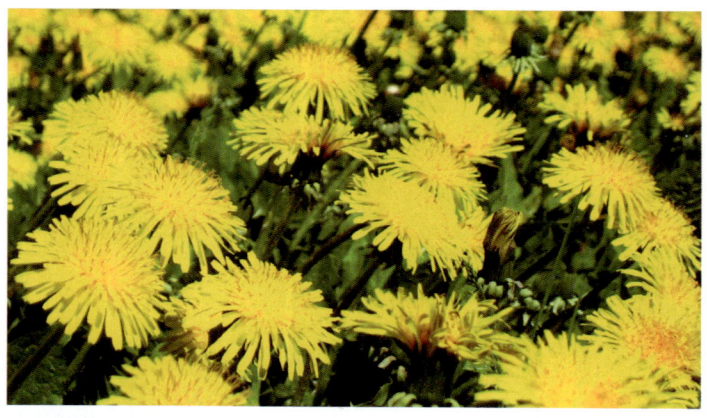

①수확기: 잎(수시로), 뿌리(2년째 가을)
②이용부위: 잎, 뿌리, 꽃
③이용법: 요리, 입욕제(꽃), 약(뿌리)
④보존법: 건조
⑤원산지: 유럽
⑥생활형: 다년초
⑦개화기: 3~8월
⑧길이: 10~30cm
⑨내서성: 강 / 내한성: 강
⑩토양: 배수가 잘 되는 곳
⑪파종시기: 3~4월, 9~10월

잎이 깊게 갈라진 모양이라서 '라이온의 이빨'이라는 이름이 붙었다. 우리나라에서는 야생초이지만 프랑스에서는 야채로 왕성하게 재배되고 있는 허브로, 잎과 뿌리 모두 영양분이 풍부해 샐러드로 오랫동안 사랑받아 왔다. 잎에는 비타민 A, B, C, D가 풍부하며, 비타민 A의 경우에는 당근보다 많다. 꽃으로는 지역 특산 와인을 만든다. 한편, 건조시켜서 다지고 볶은 민들레 뿌리는 커피 대신 마실 수 있다.

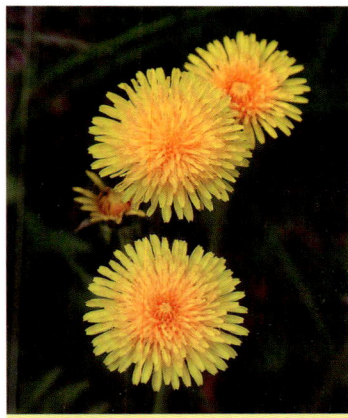
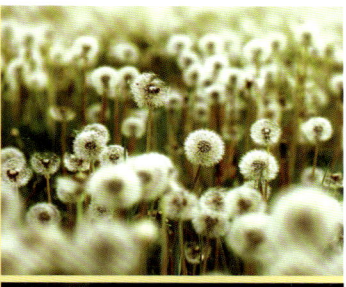
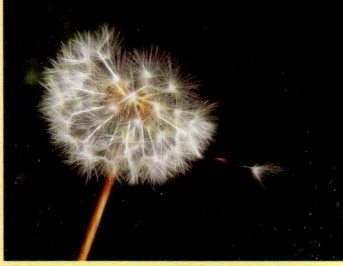
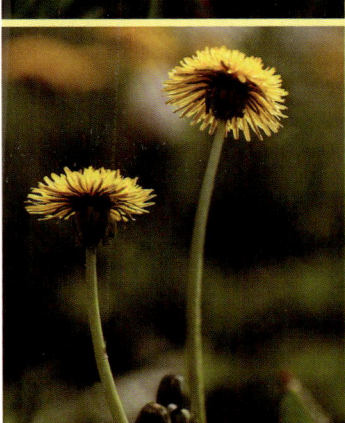
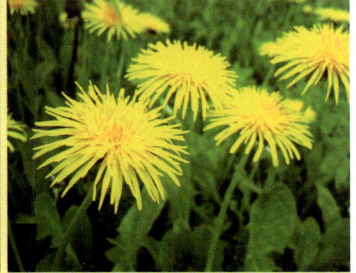

단델리온은 인류에게 가장 유용한 식물이라 할 수 있다. 모든 부위에 사람에게 필요한 효능이 있고 사용하기에도 안전하다. 신장과 간의 혈액순환과 정혈을 도우며, 뿌리는 관장약으로 쓰이고, 강장제 효과도 있으며 소화불량, 변비에도 좋다. 잎은 강력한 이뇨제 역할을 한다.

07 오레가노 (Oregano)

癌

Origanum vulgare

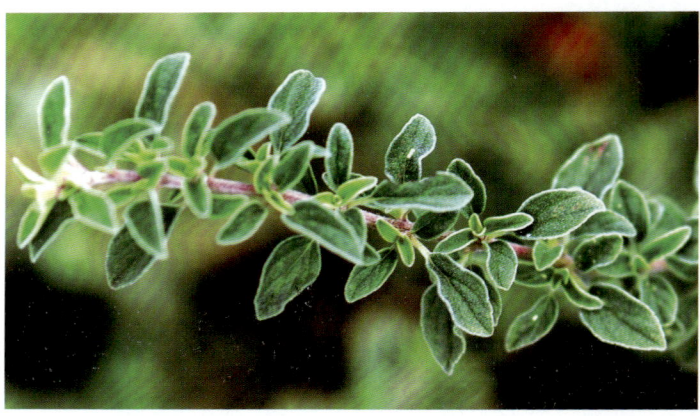

① 수확기: 개화 초기
② 이용부위: 줄기, 잎, 꽃
③ 이용법: 스파이스(잎), 식초(줄기, 잎)
④ 보존법: 건조
⑤ 원산지: 유럽, 서아시아
⑥ 생활형: 다년초
⑦ 개화기: 6~9월
⑧ 길이: 50~80cm
⑨ 내서성: 보통 / 내한성: 강
⑩ 토양: 배수가 잘 되는 곳
⑪ 파종시기: 4~5월

병충해에 강하고 번식력이 뛰어나 날씨에 큰 지장 없이 수확이 가능하다. 줄기와 잎에서 민트향이 나는데 이 때문에 고기나 치즈 요리에 많이 쓰인다. 토마토와의 상생작용이 좋아 이탈리아 요리에 자주 이용하지만, 생잎은 떫은맛이 강하므로 말려서 쓰는 것이 좋다. 잎을 차로 마시면 뱃멀미를 예방하고 신경성 두통을 진정시킨다. 건조한 기후에 강하지만 직사광선에 노출되면 차의 색깔이 나빠지므로 심는 장소에 주의한다.

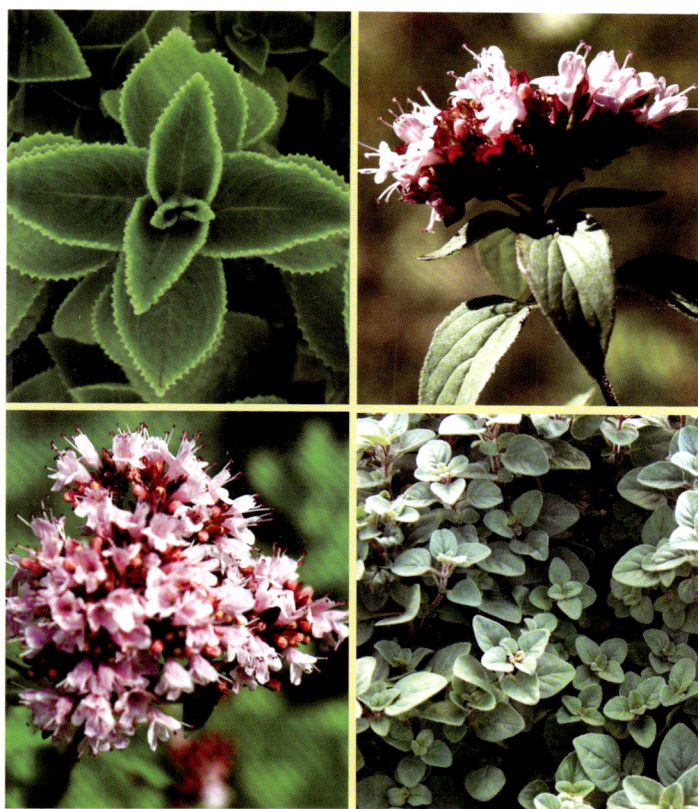

오레가노에는 살균, 피로 완화, 피를 맑게 해주는 효과가 있다.
또한 진통작용이 있어서 두통, 생리통, 근육통 등을 억제한다.
이는 '카바크롤'이라는 성분 때문인데, 혀끝을 톡 쏘는 자극적인 맛과
상쾌하면서 시원한 박하 향을 풍기게 하는 한편
항암효과가 뛰어난 것으로 알려져 있다.

08 히솝 (Hyssop)

癌

Hyssopus officinalis

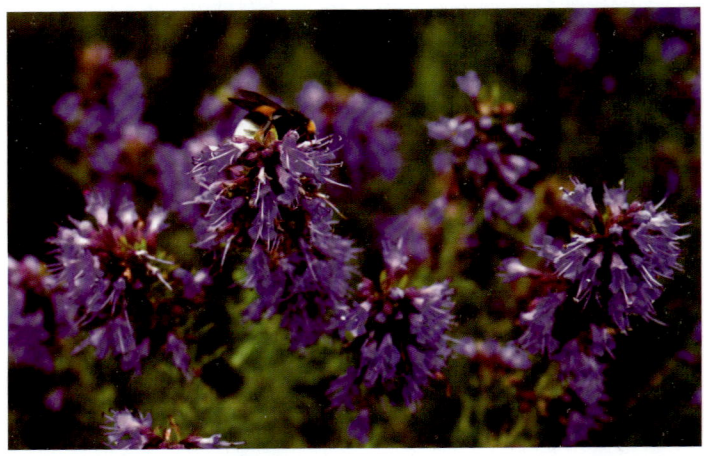

① 수확기: 수시로
② 이용부위: 잎, 줄기, 꽃
③ 이용법: 요리, 입욕제, 관상, 약
④ 보존법: 건조
⑤ 원산지: 유럽 남부, 아시아 중앙부
⑥ 생활형: 상록성 다년초
⑦ 개화기: 6~9월
⑧ 길이: 40~60cm
⑨ 내서성: 보통 / 내한성: 강
⑩ 토양: 건조한 곳
⑪ 파종시기: 4~5월, 9~10월(씨앗)

성서에 기록되어 있을 정도로 오래 전부터 이용된 히솝은 손끝만 스쳐도 강하고 상쾌한 박하 향이 난다. 이스라엘 사람들은 이 허브로 재앙과 악귀를 물리친다고 생각했다. 향이 좋아 고품질의 화장품을 만드는 재료로 재배되며, 샐러드나 파이, 수프, 스튜를 만들 때 소량만 넣어도 맛이 좋아진다. 특히 기름진 고기나 생선요리와 궁합이 잘 맞는다. 차로 마시면 기침, 천식, 호흡기 계통 질환에 좋다.

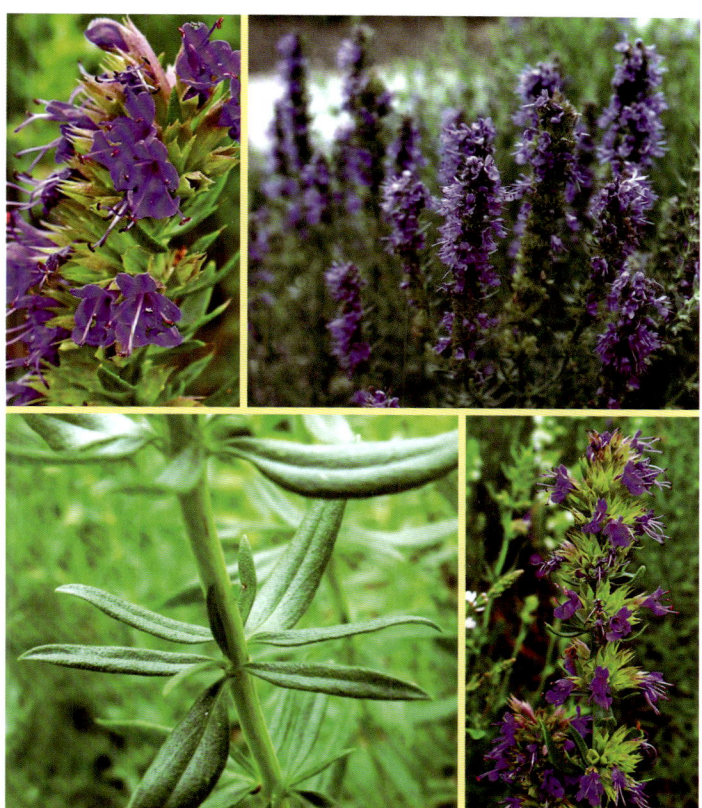

히솝은 건위 강장제로서 정화 능력이 좋다. 잎에는 항생작용을 하는 곰팡이 균이 있어 호흡기 계통에 좋아서 유행성 감기에 뛰어난 효과를 보인다. 또한 정신적 불안감, 히스테리 등의 치료에도 도움이 된다. 한때는 만병통치약으로 취급받았지만 꿀풀과 식물이므로 임산부는 가급적 약용을 피하는 것이 좋다.

09 로즈마리(Rosemary)

癌

rosmarius officinalis

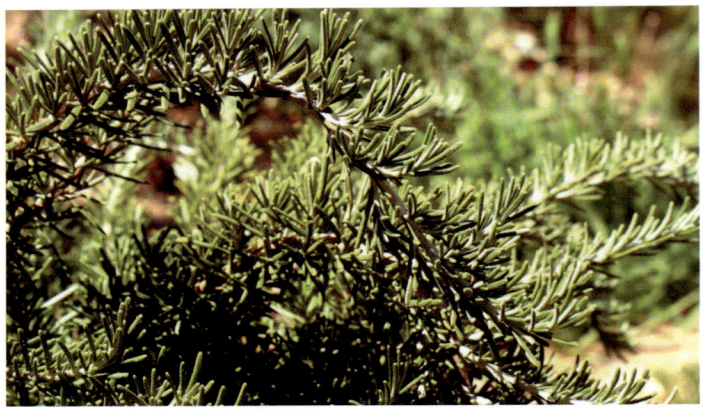

①수확기: 4~12월
②이용부위: 줄기, 잎
③이용법: 향신료, 허브 오일, 입욕제
④보존법: 건조
⑤원산지: 지중해 연안
⑥생활형: 상록성 저목
⑦개화기: 11~3월, 5월
⑧길이: 20~200cm
⑨내서성: 강/내한성: 종류에 따라 가지각색
⑩토양: 배수가 잘 되는 곳
⑪파종시기: 4~5월, 9~10월

속명은 '바다의 이슬'이라는 뜻으로 예로부터 약용이나 향수에 쓰여왔다. 기르기 쉽고 매년 수확할 수 있기 때문에 만인에게 사랑받는다. 줄기가 서는 종류와 깔리는 종류 두 가지가 있고, 잎에 강하고 독특한 향이 있어서 고기나 생선 냄새를 없애고 풍미를 더하며 지방의 소화촉진이나 살균 효과를 돕는다. 줄기가 서는 종류는 비교적 추위에 강해 담쟁이용으로 적합하다.

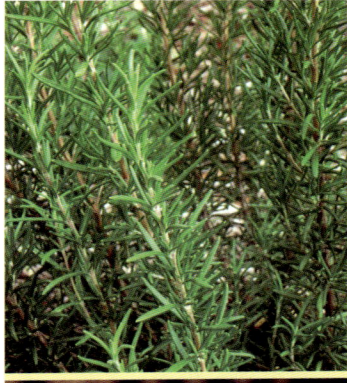
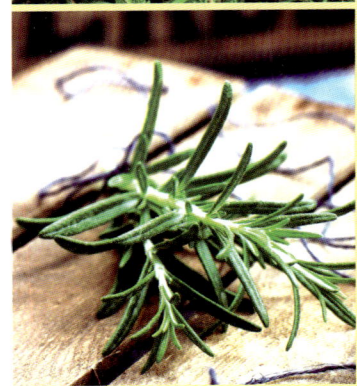
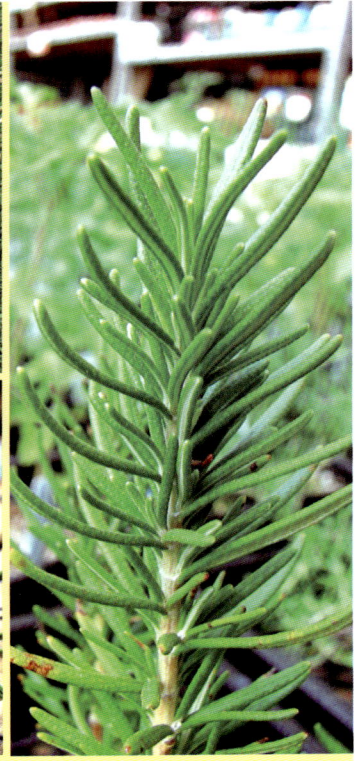

음식을 고온에서 굽거나 기름으로 튀기면
헤테로고리 아민(HCA)이라는 발암물질이 생긴다.
그런데 미국 캔자스 주립대학의 스콧 스미트 교수에 의하면
로즈마리 말린 것으로 헤테로고리 아민을 분해할 수 있다고 한다.
즉 고기의 표면에 로즈마리 말린 것을 조금만 뿌린 후 조리하면 되는데,
만약 로즈마리 향이 싫다면 로즈마리 추출물을 이용해도 좋다.

워터크레스 (Watercress, 물냉이)
Nasturtium officinale

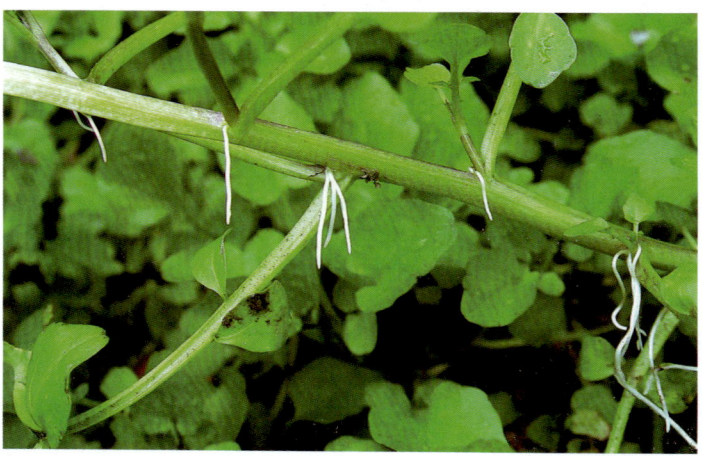

① 수확기: 수시로
② 이용부위: 잎, 줄기
③ 이용법: 요리, 약
④ 보존법: 날 것을 이용한다
⑤ 원산지: 유럽의 온대지역
⑥ 생활형: 수생 다년초
⑦ 개화기: 4~5월
⑧ 길이: 20~60cm
⑨ 내서성: 보통 / 내한성: 강
⑩ 토양: 배수가 잘 되는 모래 성분의 토양
⑪ 파종시기: 5월, 9월(파종), 3~5월(모내기)

톡 쏘는 매운 맛과 씁쌀하고 상쾌한 향을 가지고 있어서 육류 요리에 잘 어울린다. 후추의 가격이 금값과 마찬가지이던 중세에는 후추 대용으로 사용되었기에 '가난한 자의 후추'라는 별칭으로 불린다. 각종 비타민과 무기질이 풍부해 영양의 공급원으로서도 가치가 높고, 샐러드나 수프에도 이용할 수 있다. 피를 깨끗이 하거나 빈혈에 효험이 있다.

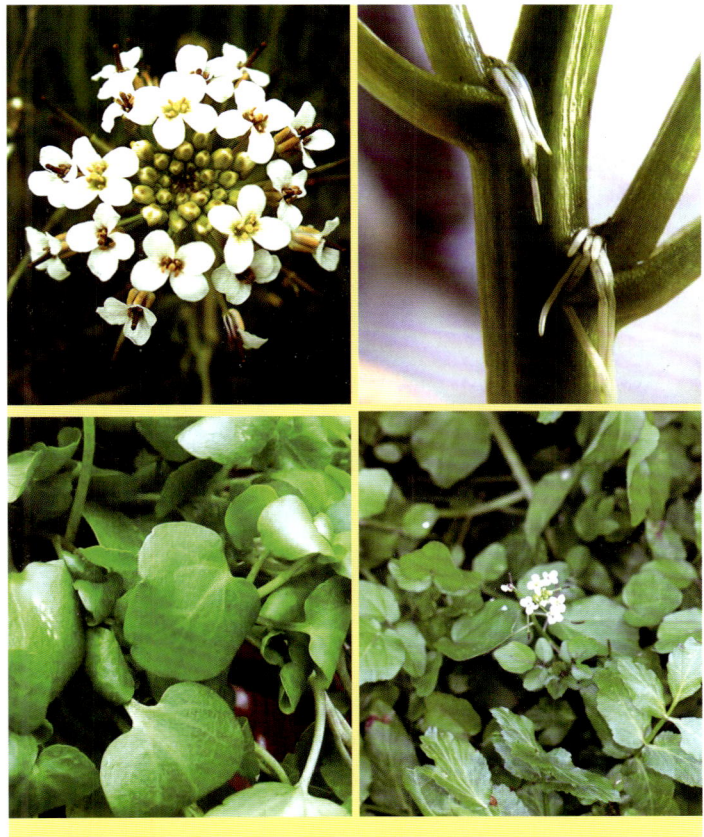

강하지는 않지만 독특한 매운 맛은 글루코시드의 일종인 글루코나스투르틴 때문이다. 워터크레스의 이 성분은 항암작용을 하며 봄철 입맛을 촉진시키기도 한다.

바질 (basil)

Ocimum basilicum

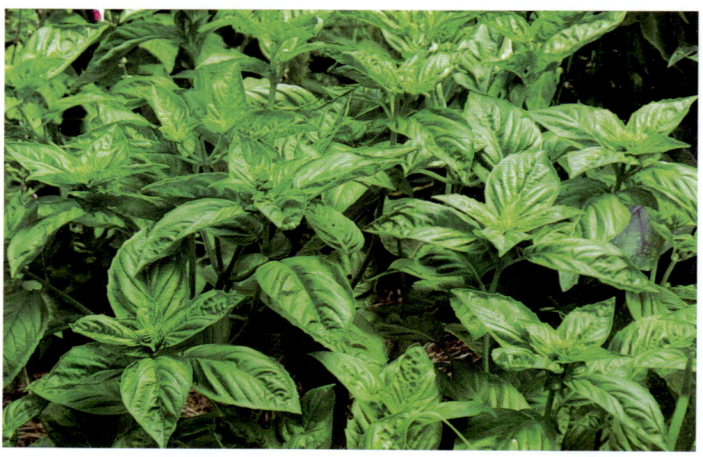

①수확기: 4~12월
②이용부위: 잎, 줄기, 씨앗
③이용법: 요리, 허브식초, 허브소금
④보존법: 건조
⑤원산지: 인도, 열대 아시아 지역
⑥생활형: 1년초
⑦개화기: 7~9월
⑧길이: 20~200cm
⑨내서성: 강 / 내한성: 보통
⑩토양: 배수가 잘 되는 곳
⑪파종시기: 3~4월

스위트 바질이라고도 한다. 달콤하면서도 강한 약기가 있어서 잎을 뜯기만 하여도 공기 중에 향이 퍼져 나간다. 잎에서 추출한 에센셜오일은 향수로 이용되지만 옛날에는 신경장애, 류머티즘 등의 약으로 쓰였다. 더위에 강하고 요리에 폭넓게 사용할 수 있어 인기 있는 허브 중 하나로, 여러 가지 요리의 향기를 돋우고, 올리브오일이나 비니거에 잎을 절여 향기를 배게 하여 이용한다.

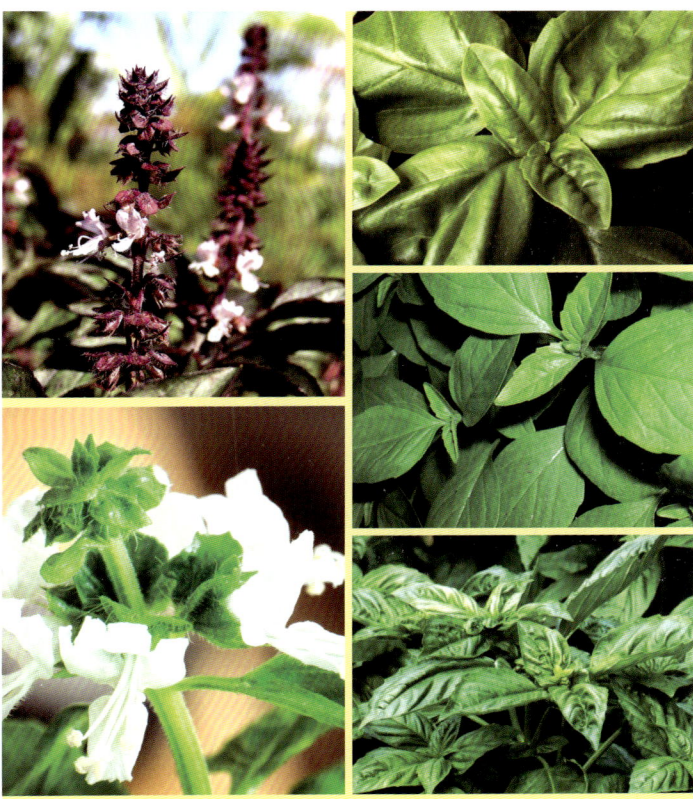

바질의 효능은 씨앗에 있는데, 동맥경화와 협심증, 심근경색증, 중풍 등을 예방하고, 피부염과 불임증, 암을 예방 치료하는 효과까지 있다. 씨앗은 물과 함께 삼켜서 섭취하거나 샐러드에 뿌려서 먹는 방법이 대중적이다. 단, 임산부에게는 자궁수축 유발 등 부작용이 일어날 수가 있으니 주의해야 한다.

12 터메릭 (Turmerick, 심황)

Curcuma longa

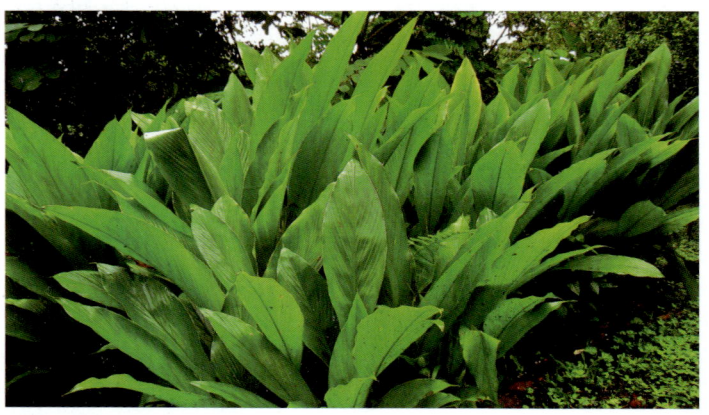

①수확기: 9~10월
②이용부위: 뿌리줄기
③이용법: 착색료, 차, 관상, 약
④보존법: 건조
⑤원산지: 인도, 동남아시아
⑥생활형: 다년초
⑦개화기: 8~9월
⑧길이: 1~1.5m
⑨내서성: 보통 / 내한성: 약
⑩토양: 비옥한 곳
⑪파종시기: 4~5월(묘목의 모내기)

색소를 얻는 대표적 염료식물이지만 약효로 더욱 알려지고 있는 허브로, 학명 '커큠'은 염료와 치료의 목적에 쓰이는 것을 가리키는 말이다. 중동지역에서는 사프란이 고가이기 때문에 터메릭을 '인도 사프란'이라 부르며 고급요리의 사프란 대용으로 이용한다. 꽃잎으로 보이는 것은 꽃받침이며, 겹으로 싸인 꽃받침 속에서 노란 꽃이 나온다. 뿌리줄기는 카레 가루나 피클, 단무지 등을 노랗게 물들이는 데 사용된다.

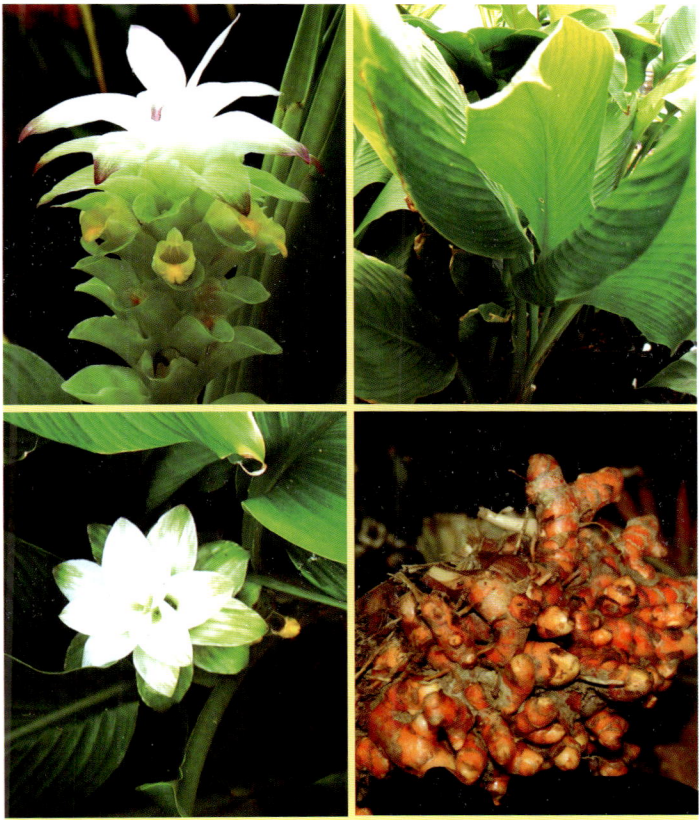

암의 공포에서 벗어나는 법, 답은 카레에 있다. 2002년 세계보건기구(WHO)의 자료에 의하면 카레를 많이 먹는 인도인의 암 발병률이 미국의 1/7 수준인 것으로 나타났다. 이는 카레의 주원료인 터메릭(심황)의 커큐민이라는 성분 때문이라고 한다.

13 블루베리 (Blueberry)

癌

Vaccinium spp.

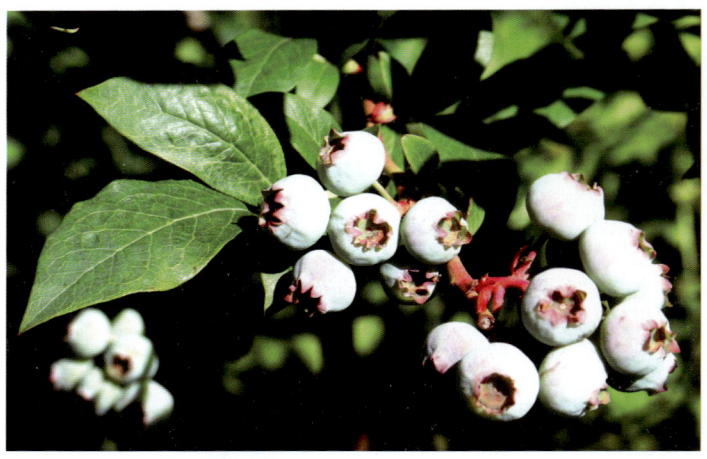

①수확기: 7~8월
②이용부위: 열매
③이용법: 요리, 관상
④보존법: 냉장, 냉동
⑤원산지: 아메리카 북부
⑥생활형: 낙엽성 저목
⑦개화기: 4월
⑧길이: 1~6m
⑨내서성: 보통 / 내한성: 강
⑩토양: 비옥하고 배수가 잘 되는 곳
⑪파종시기: 12~2월(묘목의 모내기)

은방울꽃 모양의 희거나 엷은 다홍색 꽃이 핀다. 달콤한 식용열매 때문에 귀중히 여겨지며, 열매에는 비타민 C와 철(Fe)이 풍부하다. 날것으로 또는 크림과 함께 후식으로 먹으며 과자반죽에 넣어서 구워 먹기도 한다. 또한 잼, 시럽, 와인을 만드는 데에도 적합하다. 냉장에서 4일, 냉동하면 2년간은 보존할 수 있다. 눈에 좋은 열매로 최근 주목받고 있다.

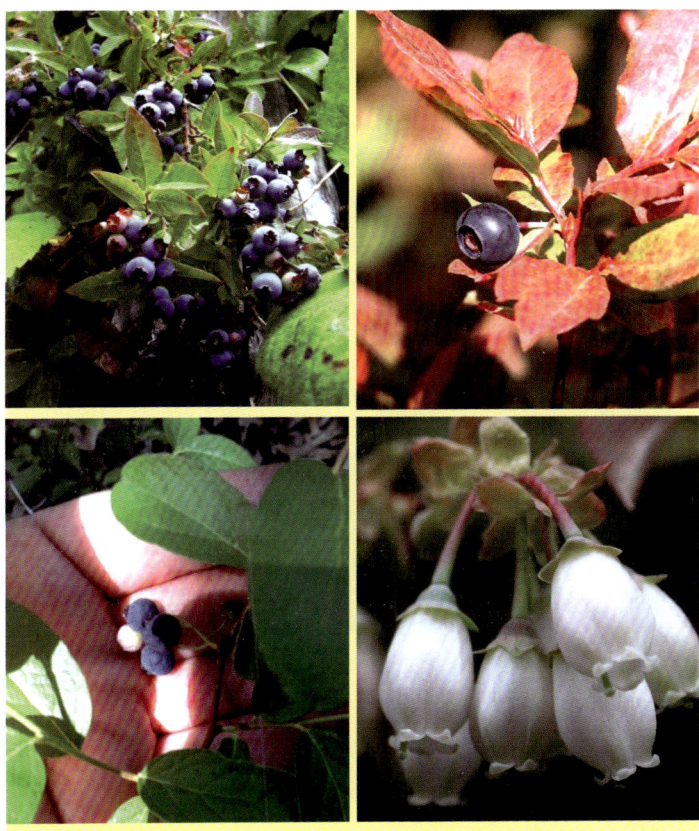

블루베리의 열매에는 안토시아닌을 비롯해서 클로로겐산 등 다양한 폴리페놀 성분이 함유되어 있어서 대장암 예방 효과는 물론, 여성의 유방암과 자궁암을 억제하는 작용을 한다.

14 블랙베리 (Blackberry)

癌

Rubus fruticosus

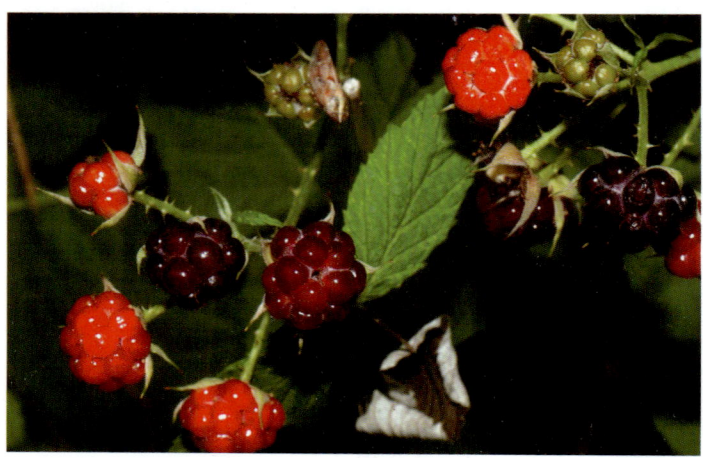

- ①수확기: 6~8월
- ②이용부위: 꽃, 잎, 열매
- ③이용법: 요리(열매), 차(잎), 관상
- ④보존법: 날 것으로 이용
- ⑤원산지: 유럽
- ⑥생활형: 덩굴성 낙엽 저목
- ⑦개화기: 5~6월
- ⑧길이: 1~1.8m
- ⑨내서성: 보통 / 내한성: 강
- ⑩토양: 적당히 습하고 비옥한 사질토
- ⑪파종시기: 이른 봄(묘목의 모내기)

복분자와 매우 흡사한 모양이지만 복분자와는 달리 가시가 없다. 유럽에서는 예전부터 열매를 식용으로 즐겼으며 야생의 것을 수확했다. 의외로 사과와 궁합이 잘 맞아 파이나 잼의 인기가 높다. 잎차는 강장작용을 한다. 헬싱키 대학의 과학자들이 모두 8종의 베리류를 조사한 결과, 블랙베리가 가장 높은 식물성 에스트로겐을 함유하고 있는 것으로 밝혀졌다.

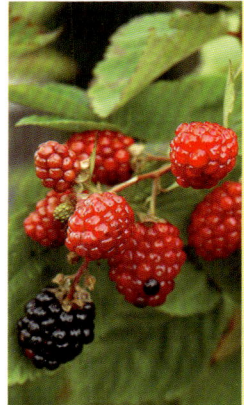
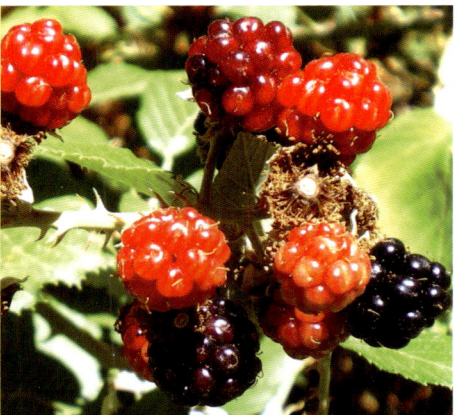
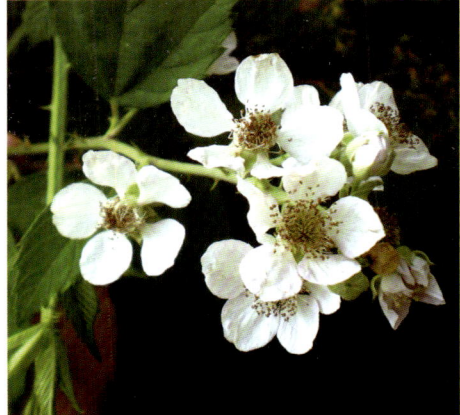
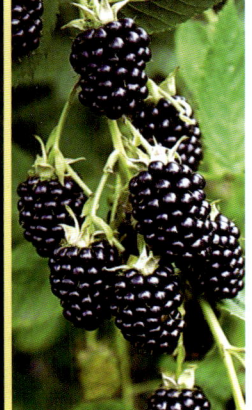

여성 건강에 이로운 물질인 에스트로겐은 유방암과 자궁암 모두를 예방하는 역할을 해 과학자들의 관심을 받고 있는 성분이다.

15 율무 (Adlay)
癌 Coix mayuen

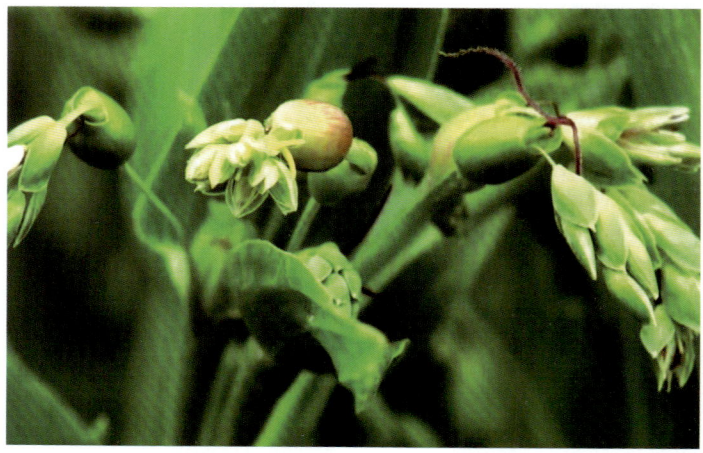

- ①수확기: 10월
- ②이용부위: 열매
- ③이용법: 차, 요리, 약
- ④보존법: 건조
- ⑤원산지: 아시아의 열대 지역
- ⑥생활형: 1년초
- ⑦개화기: 7~8월
- ⑧길이: 1~1.5m
- ⑨내서성: 보통 / 내한성: 약
- ⑩토양: 특별히 제한받지 않는다
- ⑪파종시기: 5월

벼과에 속하는 1년생 초본식물로 건조시킨 열매를 살짝 볶아주면 우리에게 낯익은 율무차가 된다. 열매는 완전히 익으면 다갈색이 되며, 햇볕에 말려 툭툭 털어내어 저장한다. 열매를 씹으면 단맛이 나며 꾸준히 섭취하면 여드름, 기미, 주근깨 등과 같은 피부질환에 좋은 효능을 보일 뿐 아니라 콜레스테롤을 감소시키는 작용을 하여 동맥경화와 심장병 등 다양한 성인병 예방과 치료에 효과적이다.

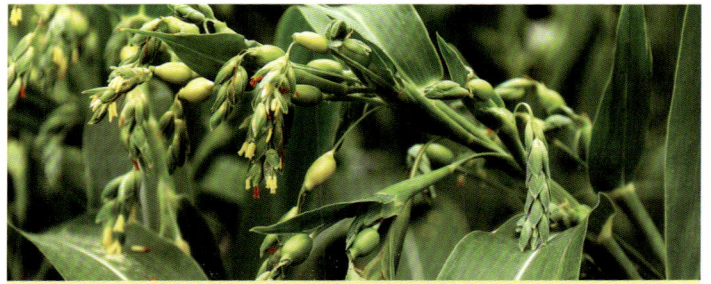
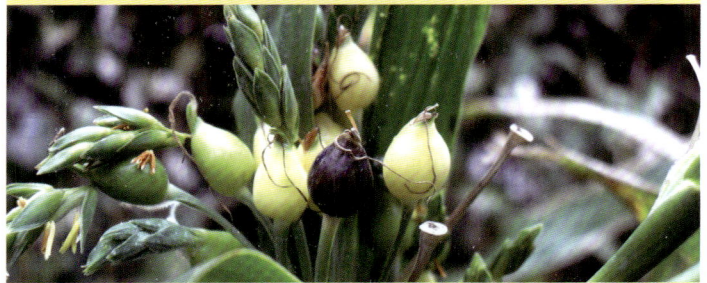
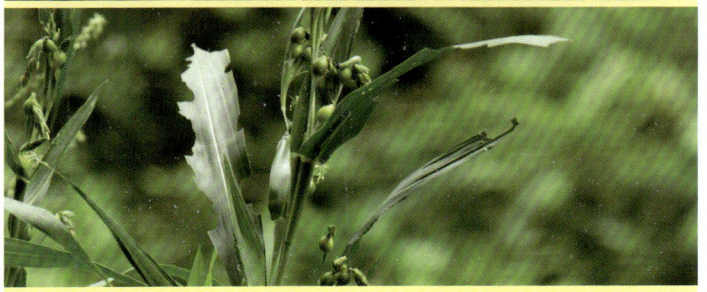

율무가 암 환자들에게 좋은 이유는 콘시롤라이드라는 성분 때문이다. 이 성분은 항암능력을 가지고 있어 암세포의 성장을 막고 암세포의 증식을 저해하는 역할을 한다.

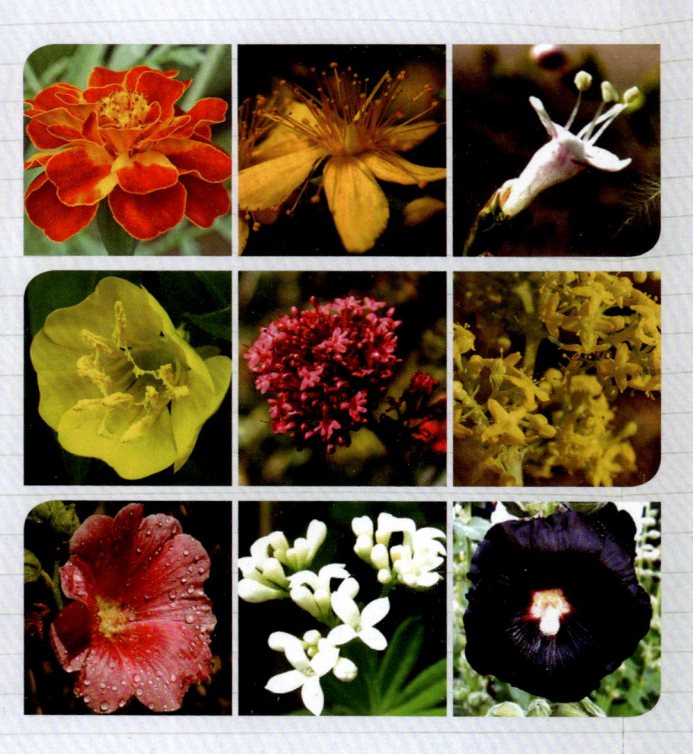

CHAPTER 3
여름에 피는 허브

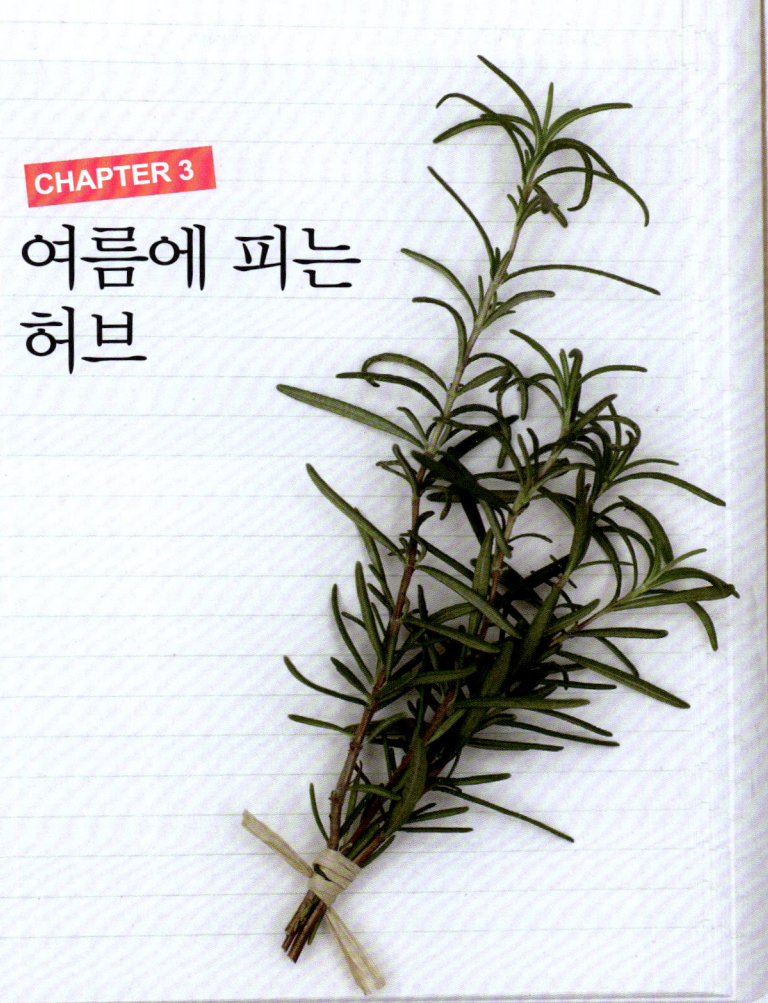

01 마시멜로 (marshmallow)

夏

Althaea officinalis

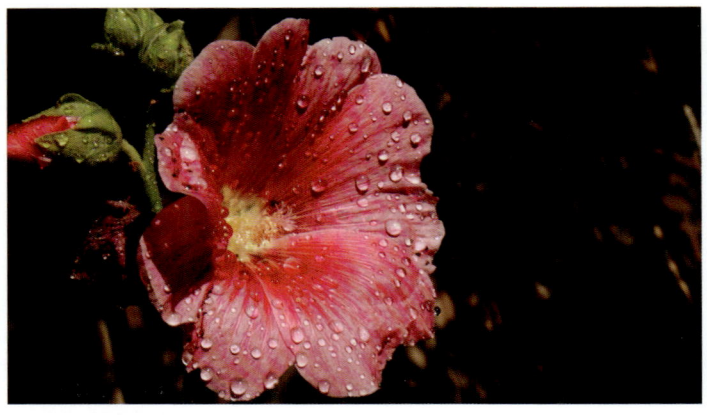

①수확기: 씨는 꽃이 만개할 때 수확
②이용부위: 어린잎, 꽃, 뿌리, 씨앗
③이용법: 차(잎,꽃), 요리(잎,뿌리)
④보존법: 건조
⑤원산지: 유럽
⑥생활형: 다년초
⑦개화기: 7~8월
⑧길이: 1~2m
⑨내서성: 보통 / 내한성: 강
⑩토양: 습한 기운이 있는 곳
⑪파종시기: 4~5월, 9~10월

마시(marsh)는 습지라는 의미이며, 이름에서 알 수 있듯이 습한 장소를 좋아한다. 마시멜로라는 과자의 이름은 이 식물의 뿌리 분말을 원료로 해서 만든 것에서 유래한다. 고대 그리스의 가난한 사람들은 먹을 것이 없었을 때 이것을 먹고 생명을 이어갔다고 한다. 어린잎과 꽃은 샐러드에, 뿌리는 데쳐서 버터볶음 등에 쓰인다. 씨앗은 치즈라고 부르는데, 신선한 것은 샐러드의 토핑으로 쓸 수 있다.

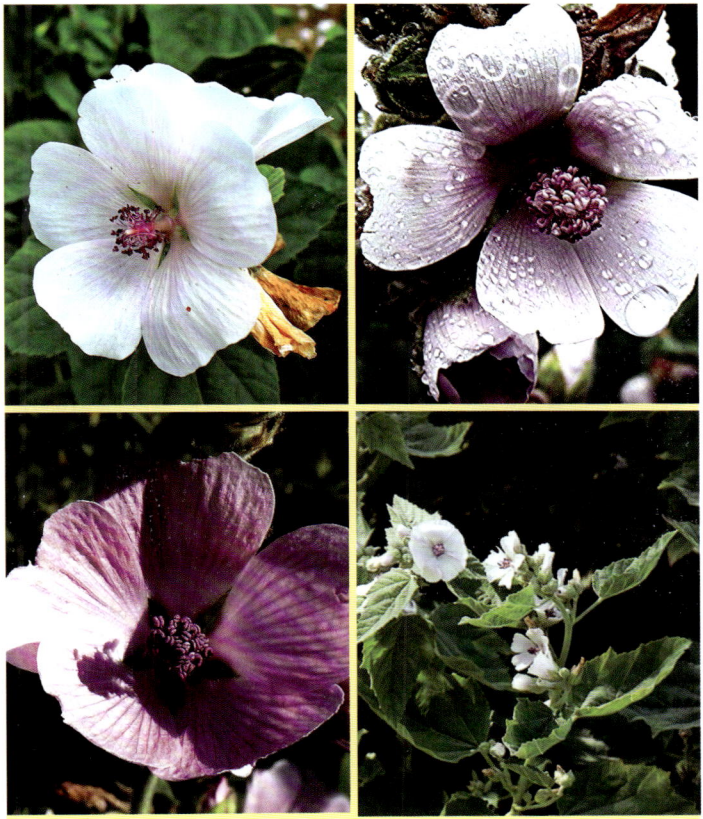

모든 종류의 과민증과 염증을 진정시키는 효과가 뛰어나다. 뿌리에 있는 풍부한 점액은 호흡기와 소화기 및 요로의 내부를 보호하는 역할을 한다. 거담효과가 있어 백일해나 목의 통증, 기관지염 등을 진정시키는 효과도 있다.

홀리호크 (Hollyhock)
夏
Alcea rosea

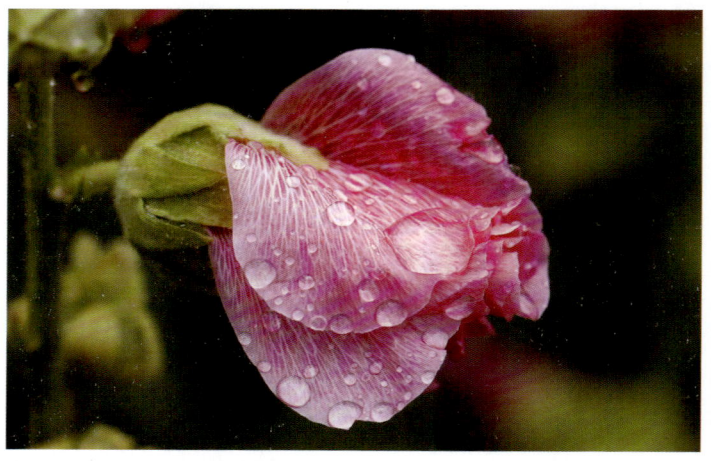

①수확기: 7~9월
②이용부위: 꽃, 뿌리
③이용법: 차(꽃), 관상, 약(뿌리)
④보존법: 건조
⑤원산지: 지중해 연안, 아시아 중앙
⑥생활형: 1,2년초 또는 다년초
⑦개화기: 6~8월
⑧길이: 1.5~2m
⑨내서성: 강 / 내한성: 약
⑩토양: 적당히 습한 곳
⑪파종시기: 4~5월, 9~11월

겹 접시꽃이라 불리는 허브로, 크고 아름다운 꽃을 가지고 있어 예부터 관상용으로 재배되어 왔다. 다수의 원예 품종이 있고 꽃의 빛깔은 흰색, 분홍색, 연노란색, 보라색, 검붉은색 등으로 풍부하다. 2년초나 다년초가 대부분이지만, 최근의 원예 품종은 봄에 씨를 뿌리면 여름에 꽃을 피우는 것도 있다. 잎에 약효가 있으며 꽃에서는 염료를 얻을 수 있다.

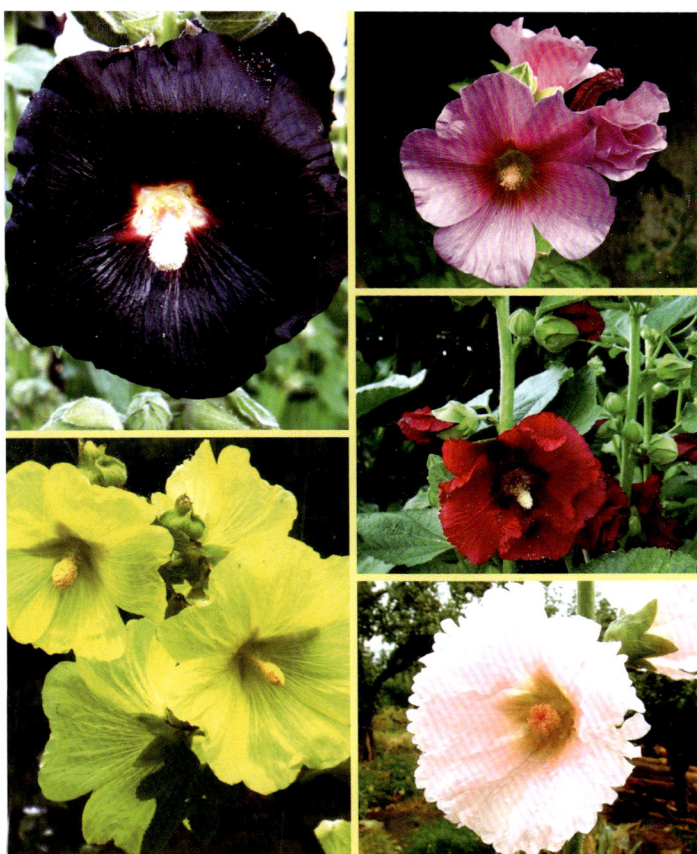

뿌리에 진정 및 이뇨 효과가 있다. 달이거나 가루를 내어 복용한다.
잎을 구운 다음 달이거나 짓찧은 즙을 복용해도 좋다.
임산부는 복용을 피하도록 한다.

03 굿킹헨리 (Good King Henry)
夏
Chenopodium bonus-henricus

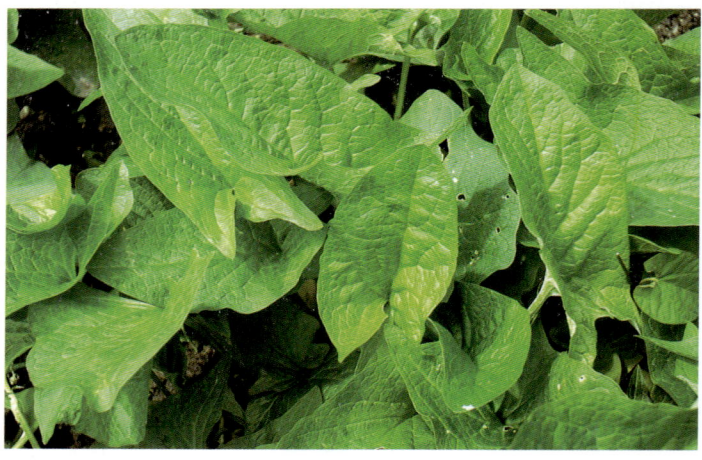

①수확기: 2년째 이후의 4~9월
②이용부위: 어린잎
③이용법: 요리, 약
④보존법: 가열 조리 후 냉동
⑤원산지: 유럽
⑥생활형: 다년초
⑦개화기: 6~9월
⑧길이: 20~60cm
⑨내서성: 보통 / 내한성: 보통
⑩토양: 배수가 잘 되며 비옥한 땅
⑪파종시기: 4월

잎은 화살촉처럼 생겼으며 테두리가 물결치는 것이 특징이다. 잎의 안쪽은 하얗고 가루가 많다. 자라는 과정에서 반점이 있는 잎도 드물게 보인다. 시금치와 비슷하게 쓰이며 샐러드나 수프, 통조림 요리에도 어울리지만 신장 질환이 있는 경우에는 가급적 피해야 한다. 물기를 머금은 상태로 기르면 부드러운 잎을 수확할 수 있다. 꽃 이삭과 어린 줄기도 먹을 수 있다.

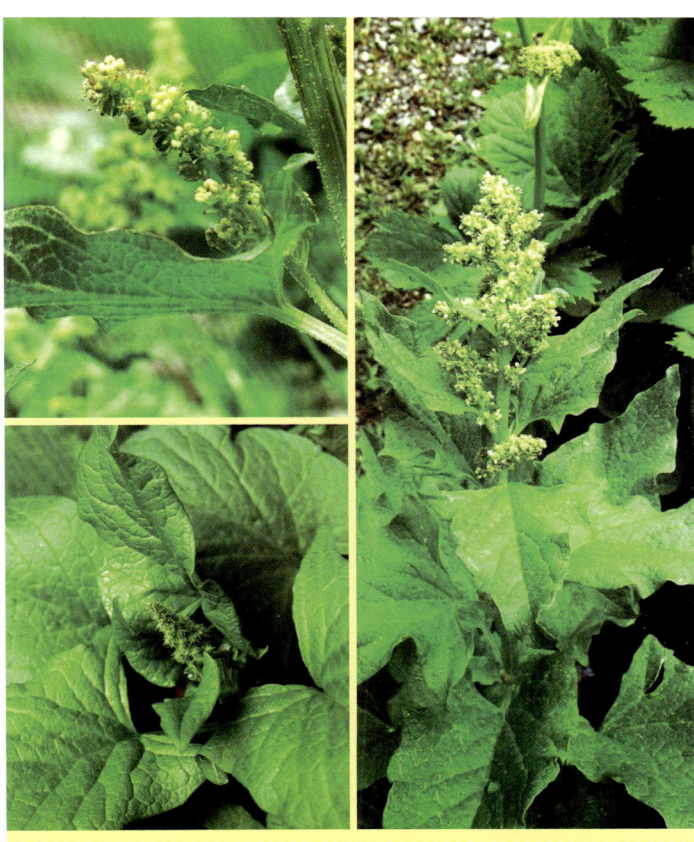

어린잎은 단맛이 있으며 철분과 비타민류, 미네랄 성분이 풍부하다. 샐러드로 이용하거나, 잎을 찧어 만든 찜질 약은 피부가 벗겨져 쓰릴 때 바르면 좋다.

스위트 우드러프 (Sweet woodruff)
夏
Asperula odorata

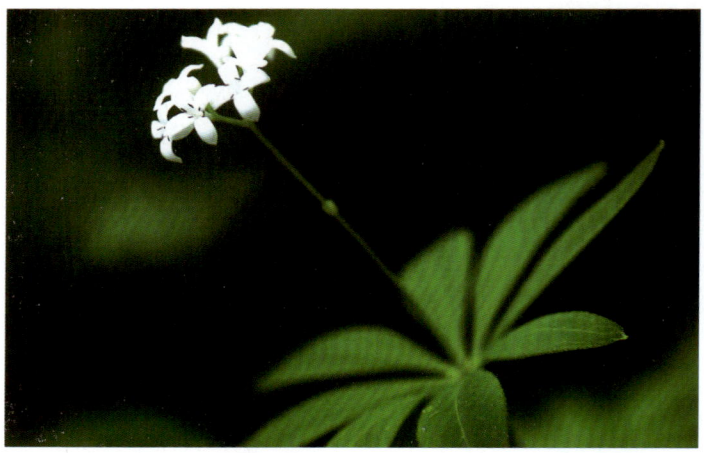

①수확기: 4~9월
②이용부위: 잎, 뿌리와 줄기
③이용법: 포푸리(잎), 차(잎), 염료(뿌리)
④보존법: 건조
⑤원산지: 유럽, 아시아
⑥생활형: 다년초
⑦개화기: 6~8월
⑧길이: 15~40cm
⑨내서성: 약 / 내한성: 강
⑩토양: 습한 기운이 있는 곳
⑪파종시기: 9월(씨앗과 모종의 모내기)

쿠말린이라는 성분을 가지고 있어서 전체에 달콤한 향이 난다. 울릉도와 중부지역 산림 속에도 자생하는 꼭두서니과에 속한 다년초로서 꽃이 아름다워 관상용으로도 손색이 없다. 마르면 더욱 향기로워지는 향기는 기분을 상쾌하게 해주지만, 완전히 건조시키지 않으면 독성이 생기는 경우가 있으므로 주의한다. 와인이나 맥주 향을 내는 데 쓰이기도 한다.

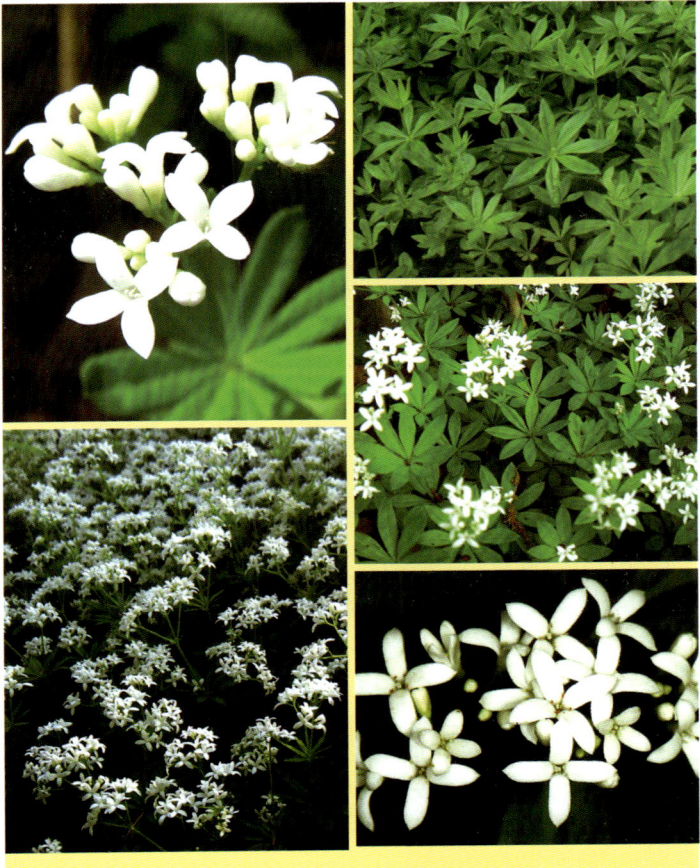

꽃과 잎을 차로 마시면 진통 혹은 이뇨 효과가 있어서 기분이 상쾌해진다. 편두통, 우울증에 좋다. 검붉은색의 뿌리와 줄기에서는 염료를 얻을 수 있다.

레이디스 베드스트로 (Lady's bed)
夏
Galium verum

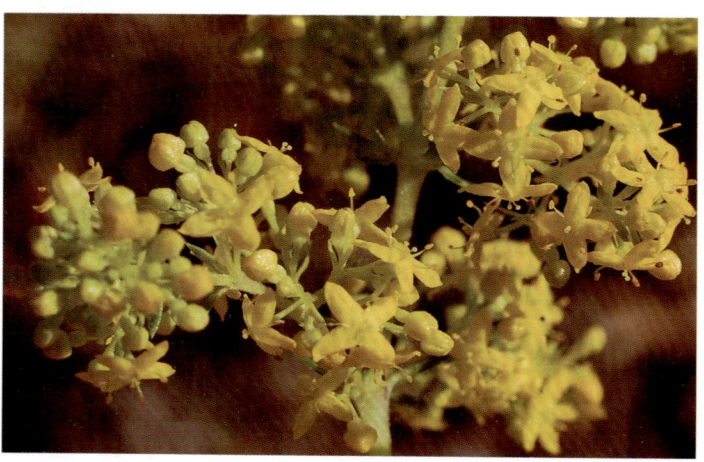

- ①수확기: 8월
- ②이용부위: 전체
- ③이용법: 염료, 포푸리, 입욕제
- ④보존법: 건조(꽃, 줄기, 잎)
- ⑤원산지: 유라시아
- ⑥생활형: 다년초
- ⑦개화기: 7~8월
- ⑧길이: 30~90cm
- ⑨내서성: 보통 / 내한성: 강
- ⑩토양: 배수가 잘되는 알카리성 땅
- ⑪파종시기: 봄, 가을

잎에서 추출한 황색 색소는 예부터 치즈의 색을 내는 데 쓰여 왔다. 중세의 귀부인들이 달콤한 향이 나는 이 풀을 말려서 베개나 매트리스에 넣고 사용한 데에서 그 이름이 유래한다. 줄기와 잎을 건조시키면 달콤한 향기가 더욱 강해진다. 꽃꽂이용이나 베개 커버 용으로 아주 적합하다. 뿌리에서는 적갈색을 띤 적색 염료를 얻을 수 있다.

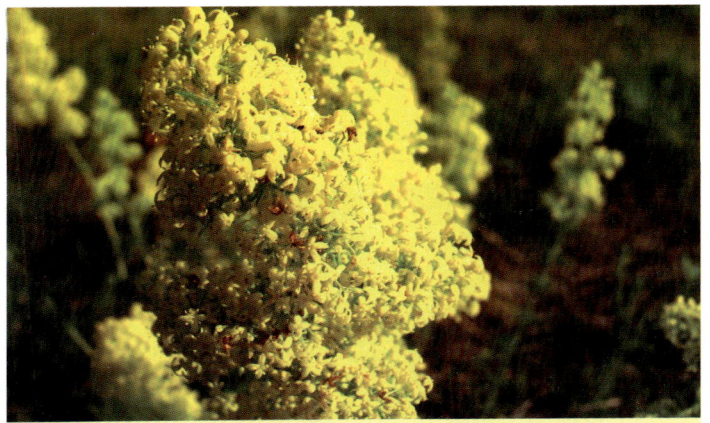

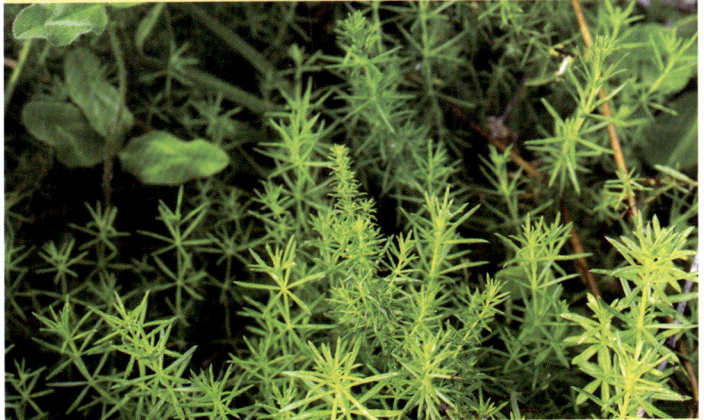

어린 순은 나물로 먹는다. 쓴맛이 있으므로 데쳐서 조리해야 한다.
잎과 꽃가루를 함께 달여 마시면 피를 응고시키고 상처를 아물게 하며 종양과 고름을 가라앉힌다.

06 매더 (Madder)

夏

Rubia tinctorum

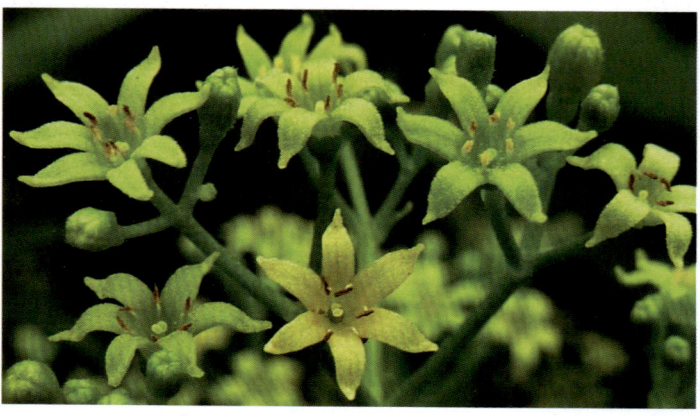

① 수확기: 2년째부터
② 이용부위: 뿌리, 줄기, 열매
③ 이용법: 염료, 입욕제(전체), 약(뿌리)
④ 보존법: 날 것을 그대로 이용
⑤ 원산지: 지중해, 중앙아시아
⑥ 생활형: 덩굴성 다년초
⑦ 개화기: 7~9월
⑧ 길이: 50~100cm
⑨ 내서성: 보통 / 내한성: 강
⑩ 토양: 건조한 땅
⑪ 파종시기: 3~4월, 9~10월

학명인 Rubia는 붉은색을 의미하는 말로, 합성 색소가 등장할 때까지 유럽에서 가장 중요한 적색염료 대우를 받았다. 고대 페르시아나 이집트 등지에서는 고귀한 사람들의 옷을 붉게 물들이는 데 중요한 식물이었다. 1년 된 뿌리는 황색이지만, 2년이 지난 뿌리는 황적색이 된다. 2년째의 굵은 뿌리줄기를 충분히 길러서 가을에 캐내어 염료로 쓴다. 입욕제에는 타박상의 통증을 완화시키는 효과가 있다고 알려져 있다.

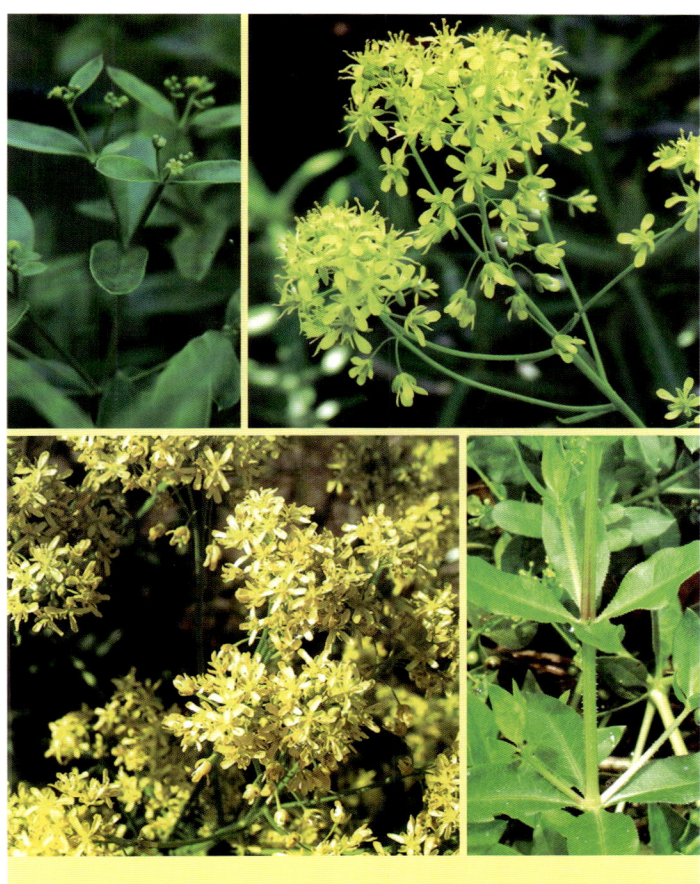

염료로서의 비중이 크다 보니 약효는 뒷전으로 밀려났지만
강장, 발한, 하열, 이뇨, 지혈의 효능이 있으며, 뿌리는 목욕제로 쓰면
타박상의 통증을 가라앉혀 주는 효과를 준다.

07 레드 발레리안(Red valerian)

夏 Centranthus ruber

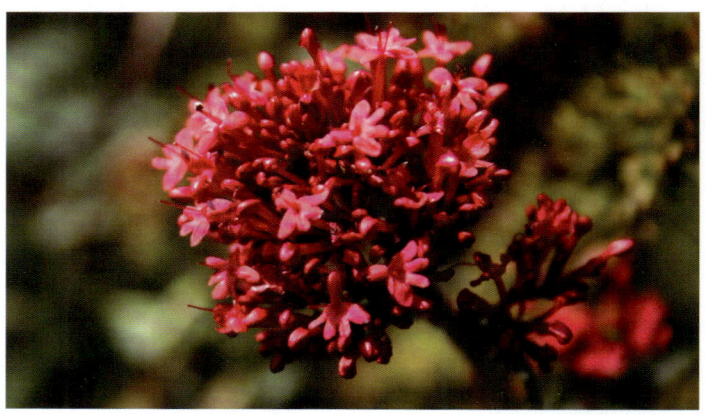

①수확기: 씨는 꽃이 만개할 때 수확
②이용부위: 어린잎, 꽃, 뿌리, 씨앗
③이용법: 차(잎,꽃), 요리(잎,뿌리)
④보존법: 건조
⑤원산지: 유럽
⑥생활형: 다년초
⑦개화기: 7~8월
⑧길이: 1~2m
⑨내서성: 보통 / 내한성: 강
⑩토양: 습한 기운이 있는 곳
⑪파종시기: 4~5월, 9~10월

꽃은 다홍색 외에 흰색과 붉은색도 있으며 섞어서 심어도 재밌다. 주로 꽃꽂이용으로 재배되는 허브로서 향기로운 작은 꽃을 빽빽이 피운다. 속명은 '거리가 필요한 꽃'이라는 의미인데 정원에서 키울 때 반드시 그루 간의 간격이 필요하다. 한여름 고온이 계속되는 시기에는 개화를 멈추었다가 9월에 다시 핀다. 프랑스에서는 뿌리를 수프에 사용하며, 이탈리아에서는 어린싹을 샐러드나 요리에 사용한다.

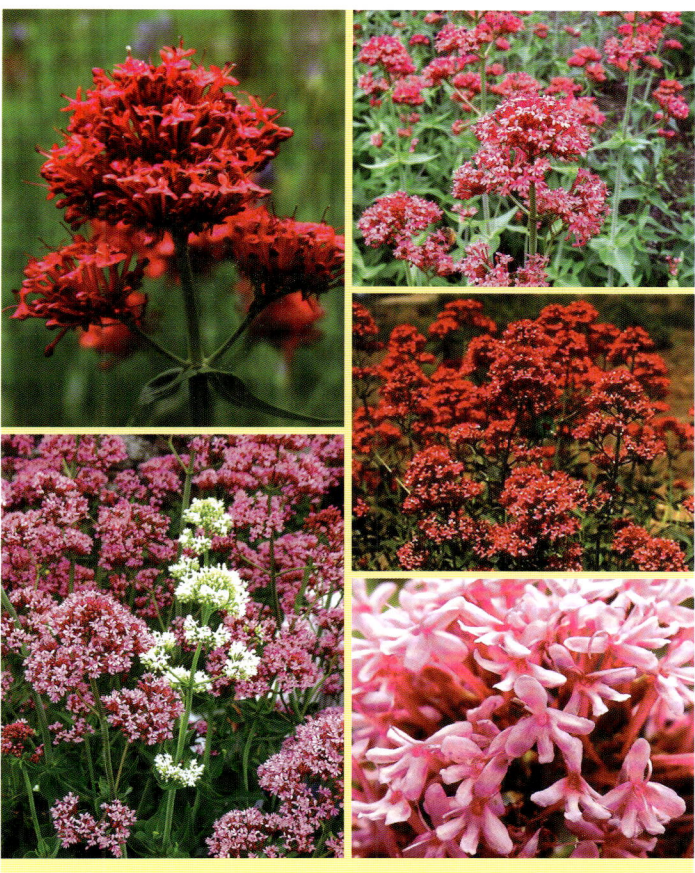

뿌리는 향수의 원료로 쓰이며 흥분진정, 상처나 궤양에 효과가 있을 뿐만 아니라, 최근에는 항암작용도 하는 것으로 발표된 아름답고 유익한 허브이다.

08 이브닝 프림로즈 (Evening Primrose)

夏 *Oenothera biennis*

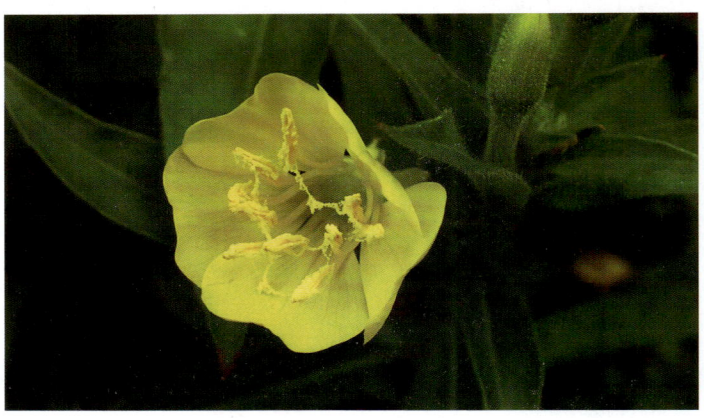

① 수확기: 2년째 여름
② 이용부위: 어린싹, 꽃봉오리, 어린뿌리
③ 이용법: 요리(전체), 약(열매)
④ 보존법: 건조(뿌리)
⑤ 원산지: 북아메리카
⑥ 생활형: 2년초
⑦ 개화기: 6~9월
⑧ 길이: 1m
⑨ 내서성: 강 / 내한성: 강
⑩ 토양: 건조한 땅
⑪ 파종시기: 9~10월

낮에는 시들어 있다가 이른 저녁이 되면 향기롭고 빛을 발하는 연노랑색의 꽃을 피우기 때문에 지어진 이름이다. 고대의 기록에는 포도주의 좋지 못한 효과를 줄이는 것으로 알려져 있다. 뿌리는 '햄의 뿌리'라고 부르는데 단맛이 풍부해 데쳐서 피클에, 어린 싹과 꽃봉오리는 샐러드에 이용한다. 2년째가 되면 직경 5~6cm 정도의 연노란색 꽃을 피운다. 병해충의 피해가 거의 없어서 초보자가 키우기에 알맞은 허브이다.

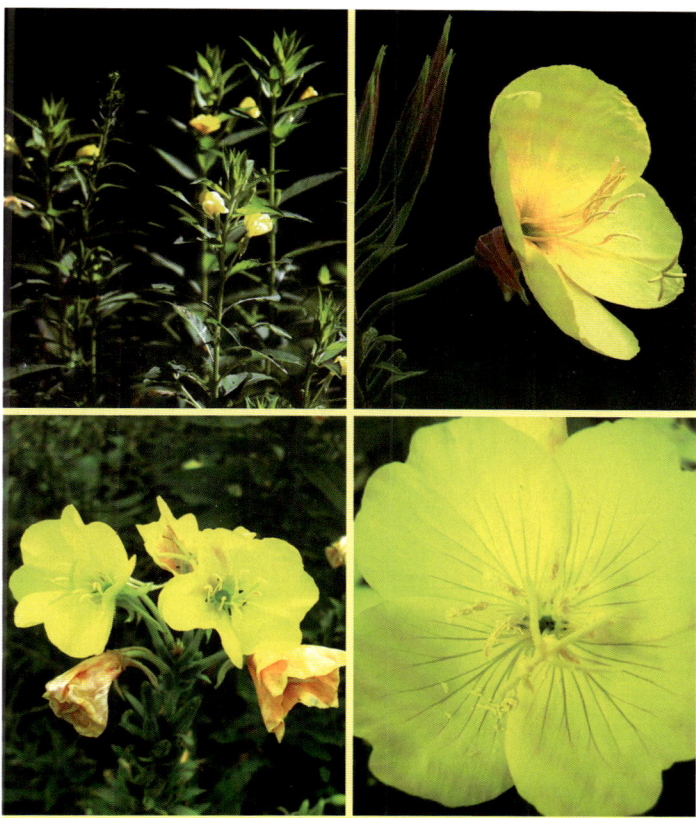

월경 전 긴장을 안정시키는 놀라운 효과가 있다. 알코올 중독증과
숙취가 있는 사람들에게도 효과적이며 체중감소를 돕는다.
뉴욕에서 이상체중의 10%가 넘는 사람들이
이 허브의 오일을 먹었을 때 체중이 감소하였다는 기록이 있다.

09 플랙스 (Flax)

夏

Linum usitatissimum

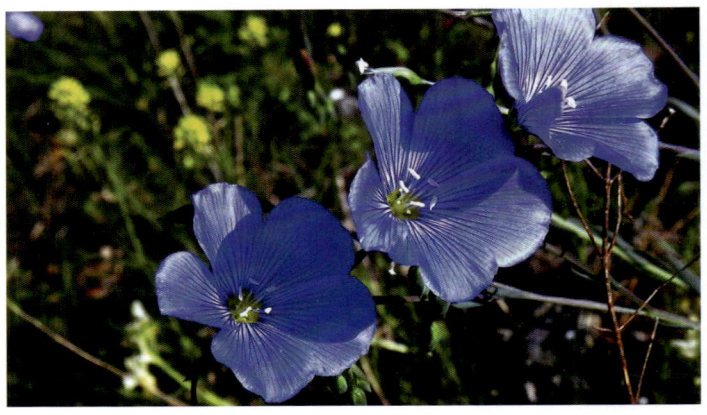

① 수확기: 7월 하순~8월 중순
② 이용부위: 씨앗
③ 이용법: 입욕제, 약
④ 보존법: 건조
⑤ 원산지: 중앙아시아, 코카서스
⑥ 생활형: 1년초
⑦ 개화기: 6~7월
⑧ 길이: 30~60cm
⑨ 내서성: 강 / 내한성: 강
⑩ 토양: 배수가 잘 되고 건조한 땅
⑪ 파종시기: 3~4월(씨), 4~5월(모내기)

줄기에서 섬유(아마), 뿌리에서 기름을 얻기 위해 상업적으로 재배하는 허브이다. 씨앗은 물에 젖으면 표면이 미끄러워져 입욕제로 쓰면 피부가 부드러워진다. 허브는 대개 성숙한 씨앗을 채취해 건조시켜 이용하지만, 플랙스는 씨의 기름을 뽑기 위해서 성숙하기 전에 채취해야 한다. 점액을 많이 함유해 입안, 목, 위 등의 점막을 보호하고 통증을 완화시키는 기능이 있다. 또, 장내에서 팽창하므로 만성 변비 개선에도 확실한 효과가 있다.

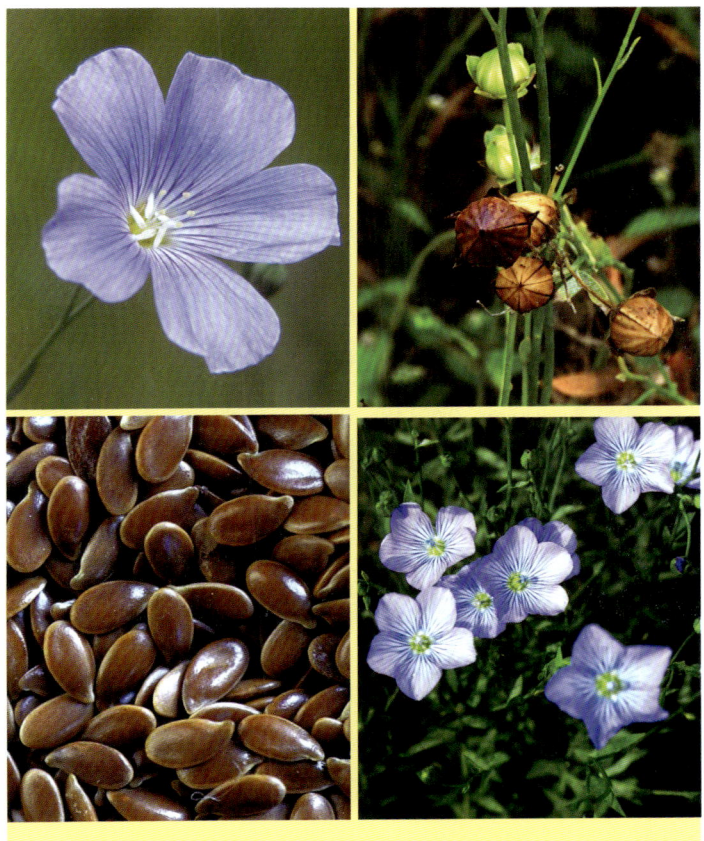

찻숟가락 1개 정도의 기름에 물 한 컵을 부어 때때로 저어주면서 20분 정도 우려낸다. 차를 끓이고 남은 찌꺼기에서 나온 점액은 살짝 데운 뒤 양치질할 때 사용해도 좋다.

발레리안(valerian)
夏
Valeriana officinalis

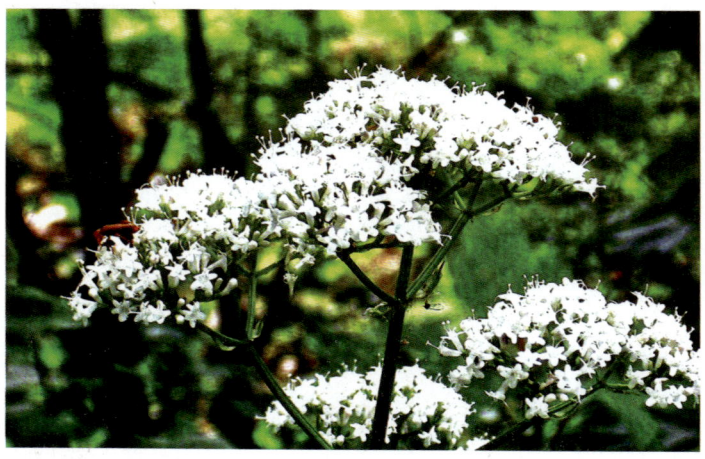

① 수확기: 2년째 가을
② 이용부위: 뿌리, 꽃
③ 이용법: 요리, 향료(뿌리), 약
④ 보존법: 얇게 잘라서 건조
⑤ 원산지: 유럽
⑥ 생활형: 다년초
⑦ 개화기: 6~8월
⑧ 길이: 120cm
⑨ 내서성: 보통 / 내한성: 강
⑩ 토양: 점토질의 약간 습한 곳
⑪ 파종시기: 3~4월

서양 쥐오줌풀을 말한다. 뿌리가 고양이나 쥐를 매혹시키는 개다래나무와 비슷한 작용을 해서 동화 '피리부는 사나이'의 주인공 하멜이 이 뿌리를 가지고 쥐를 꼬여낸 것으로 보인다. 섬유질이 많은 청백색의 뿌리는 수프나 스튜에 이용한다. 꽃의 색깔은 흰색, 청자주색, 연분홍색 등 다양하며 꽃꽂이에도 쓴다. 관상용으로 화단에 심어도 좋다. 꽃에도 약간 독특한 향이 난다.

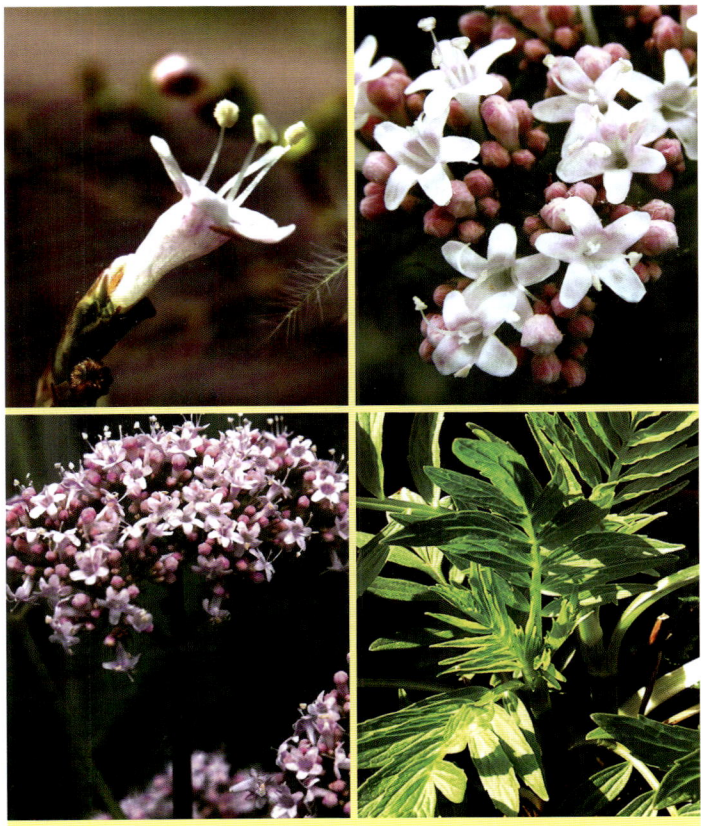

마음을 차분하게 해주고 우울증을 잡아주는 허브로
의사들도 중요시하는 약초이다. 과도한 흥분을 줄이는 데 쓰이며,
두통이 심한 사람이나 류머티즘으로 고생하는 사람들에게도
추천되는 다목적의 허브이다.

프렌치 타라곤 (French tarragon)

夏

Artemisia dracunculus

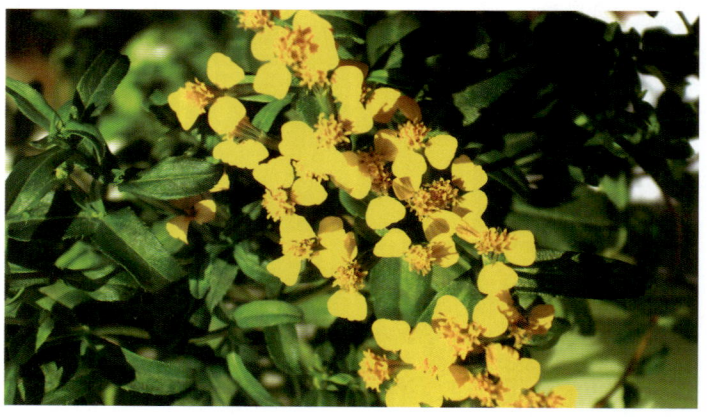

①수확기: 4~7월, 9~10월
②이용부위: 가지, 잎
③이용법: 요리
④보존법: 냉동, 식초
⑤원산지: 남유럽
⑥생활형: 다년초
⑦개화기: 7~8월
⑧길이: 50~60cm
⑨내서성: 보통 / 내한성: 강
⑩토양: 비옥하고 건조한 땅
⑪파종시기: 4월(묘목의 모내기)

기원전 5000년경부터 그리스인이 재배하여 역사가 가장 오래된 허브로, 남유럽의 프렌치 타라곤과 시베리아의 러시안 타라곤 두 종류가 있다. 프렌치 타라곤은 열매를 거의 맺지 않으므로 종자로 판매되고 있는 것은 러시안 타라곤이다. 찌릿한 후추처럼 매운 맛이 매력인 허브로 잎의 뒷면에 향을 내는 분비선이 있지만 풍미는 약한 편이다. 위를 튼튼히 하고 식욕 증진에 효과가 있으며, 샐러드에 사용한다. 가지에 잎을 꽂아 향을 낸 식초는 유명하다.

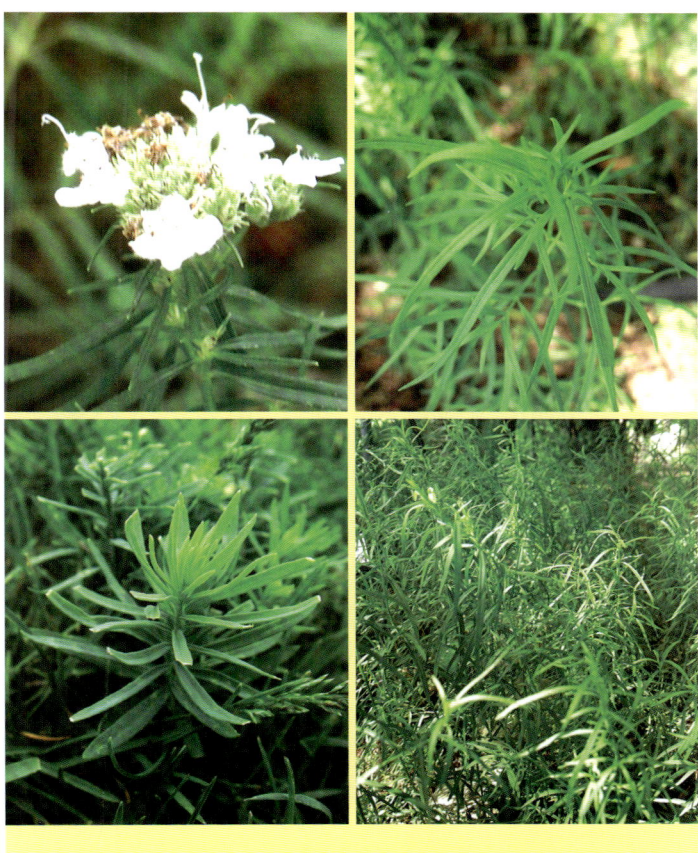

잎에는 요오드, 미네랄 염, 비타민 A, C가 가득해 식욕을 자극하고 소화를 돕는다. 잎을 달인 액은 통풍, 류머티즘, 관절염에 효과가 있다. 또한 뿌리는 치통을 완화시켜준다.

12 커리플랜트 (Curry Plant)
夏

Helichrysum serotinum

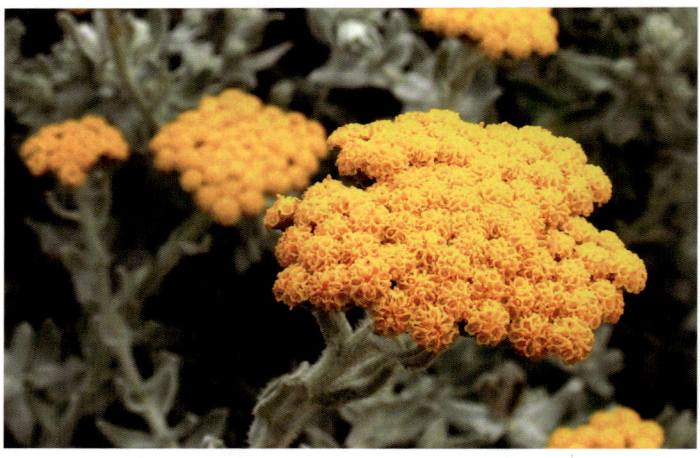

① 수확기: 수시로
② 이용부위: 잎, 꽃
③ 이용법: 향신료(잎), 포푸리(꽃)
④ 보존법: 건조
⑤ 원산지: 유럽 남서부
⑥ 생활형: 상록성 저목
⑦ 개화기: 7~8월
⑧ 길이: 30~40cm
⑨ 내서성: 보통 / 내한성: 보통
⑩ 토양: 비옥하고 배수가 잘되는 땅
⑪ 파종시기: 4~5월, 9~10월

잎을 씹으면 카레 향이 조금 있다. 어린잎을 샐러드로, 꽃은 허브차로 이용한다. 건조시킨 잎은 수프나 스튜의 향을 내는 데는 쓰이지만 카레 향을 내는 향신료는 아니다. 건조시킨 꽃에도 달콤하고 순한 카레 향이 있으며, 꽃의 색깔도 오랫동안 유지되기 때문에 포푸리에 적합하다. 약용기록이 거의 없지만 최근 들어 에센셜 오일을 약용목적으로 상품화하고 있다.

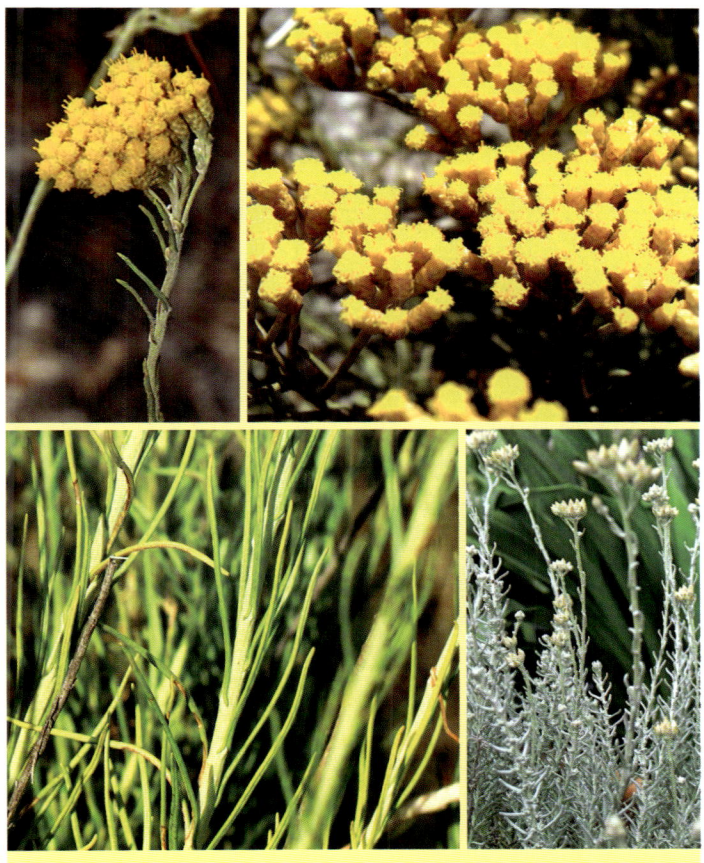

에센셜 오일은 습진과 화상, 항염증에 효능이 있다.
아로마 테라피로 사용할 경우, 정서 안정,
스트레스 해소에 효과를 볼 수 있다.

13 엘리캠페인 (Elecampane, 목향)

夏

Inula helenium

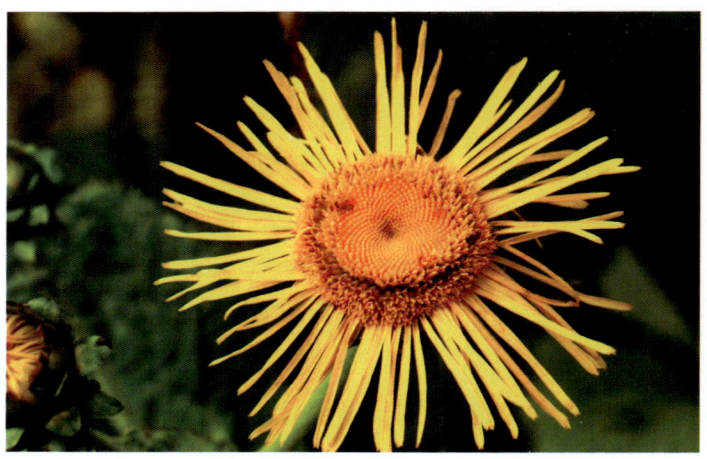

① 수확기: 2~3년째 가을
② 이용부위: 뿌리
③ 이용법: 요리, 포푸리, 염료
④ 보존법: 얇게 잘라 건조
⑤ 원산지: 유럽, 북부 아시아
⑥ 생활형: 다년초
⑦ 개화기: 7~8월
⑧ 길이: 1.5~2m
⑨ 내서성: 보통 / 내한성: 강
⑩ 토양: 비옥한 습지
⑪ 파종시기: 3~4월

고대 그리스 로마시대부터 약초로 이용해온 식물로 빅토리아왕조 시대까지 가장 중요한 약용식물이었다. 꽃을 따면 바나나 향이 짙어서 사탕과자로 제조해 식후의 후식으로 즐겼다고 한다. 요즘도 손가락 정도 크기의 뿌리를 건조시켜 사탕절임, 와인, 리큐르의 맛을 낼 때 사용하고 있다. 대형 식물이기 때문에 용기에 담아 심기에는 적합하지 않은 허브이다.

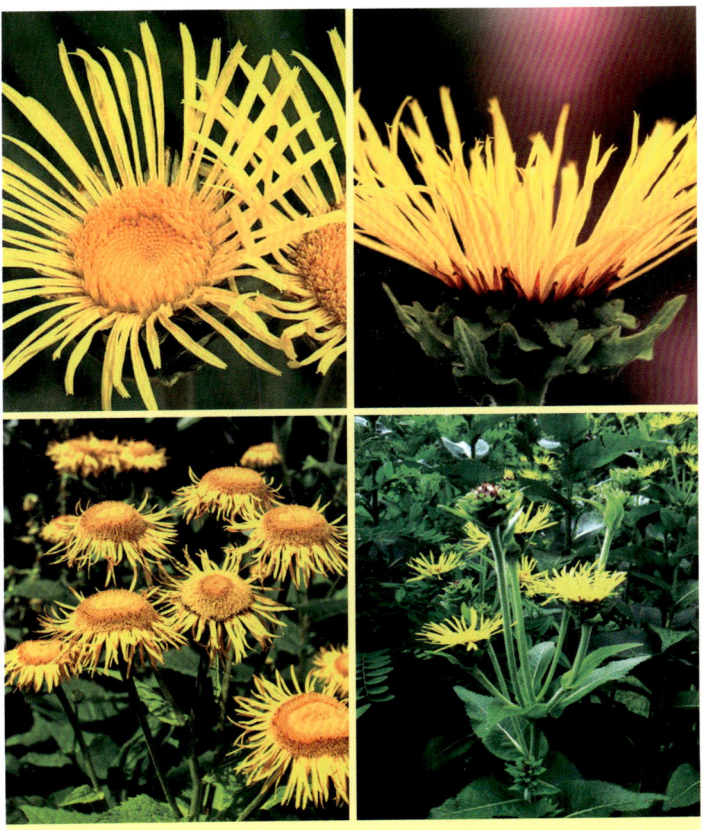

예부터 월경을 촉진하고 빈혈의 치료에 듣는다고 했으며, 특히 결핵의 특효약이었다. 뿌리에서 뽑아낸 에센셜 오일은 방부 및 살균작용이 있어서 옴이나 여드름의 치료에 효과가 있다.

14 레몬그라스 (Lemon grass)
夏
Cymbopogon citratus

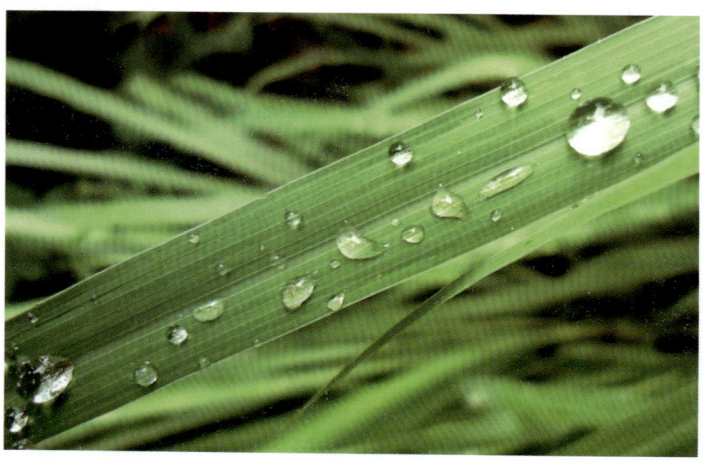

①수확기: 7~10월
②이용부위: 줄기, 어린잎
③이용법: 향료, 입욕제, 차, 약
④보존법: 건조
⑤원산지: 명확하지 않다
⑥생활형: 다년초
⑦개화기: 7~8월
⑧길이: 1~1.8m
⑨내서성: 강 / 내한성: 약
⑩토양: 배수가 잘 되는 땅
⑪파종시기: 4월 중순~5월

억새를 닮은 허브로 잎에서 풍기는 상큼한 레몬 향은 레몬의 성분과 거의 동일해 레몬 향이 쓰이는 많은 곳에서 사용된다. 주로 요리와 허브티로 이용하지만, 향료로서 약품, 비누, 향수 등의 부향제와 바이올렛 향의 합성에도 쓰인다. 대개 뿌리에서 잘라 수확하며 가을에는 뿌리를 10cm 정도 남기고 땅위에 나와 있는 지상부를 잘라낸다. 요리에 사용하는 것은 잎의 기부에 해당하는 조금 굵은 부분이다.

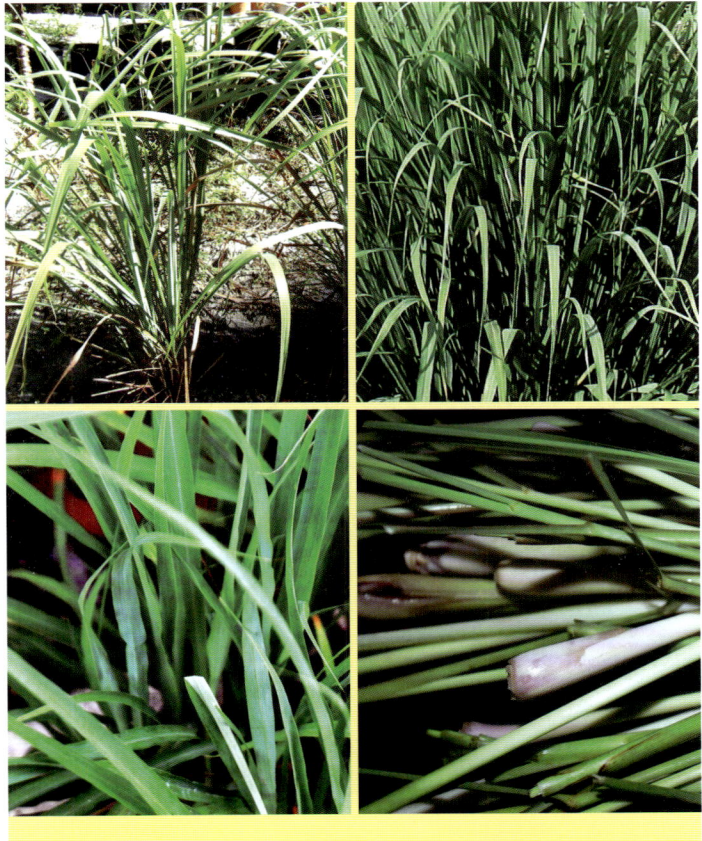

드라이보다는 프레시 허브티의 풍미가 더 좋은 편이고, 허브티를 좋아하는 사람에게 추천할 만하다. 복통과 설사 등에 잘 들을 뿐 아니라 빈혈에도 효과가 있고 냉차로 마시면 더욱 향기롭다.

15 타임(Common Thyme)
夏
Thymus vulgaris

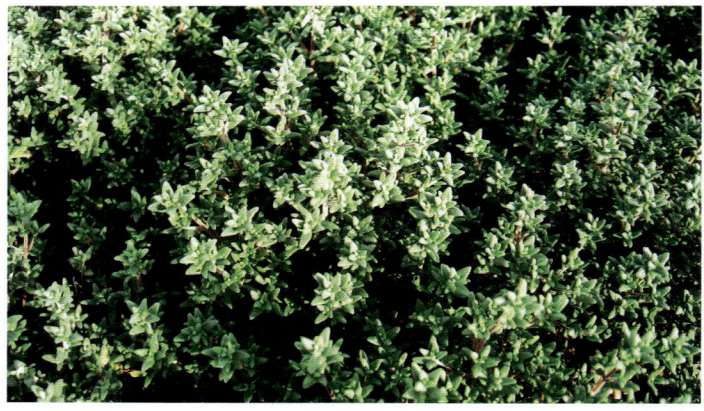

①수확기: 만 1년째 되는 해
②이용부위: 줄기, 잎
③이용법: 차, 입욕제, 포푸리, 향료
④보존법: 건조
⑤원산지: 유럽 남부, 지중해 지역
⑥생활형: 상록성 저목
⑦개화기: 6~8월
⑧길이: 20~40cm
⑨내서성: 보통 / 내한성: 강
⑩토양: 건조한 곳
⑪파종시기: 4~5월, 3~4월(모내기)

트로이 전쟁의 원인이 된 헬레나의 눈물에서 생겨났다는 전설을 가진 타임은 '백리향'으로 부르기도 한다. 상큼한 향이 매력적인 허브로 레몬타임, 실버타임, 골든타임 등 3종류가 있다. 특이하게도 건조시키면 향이 더욱 진해져서 포푸리로 사용하기에 적합하다. 또한, 열에도 강해서 열을 가해도 향이 잘 손실되지 않는다. 고기 요리에 사용하면 고기 냄새를 제거하고 향이 남는다. 소시지를 만들 때 빠지지 않는 향신료로 유명하다.

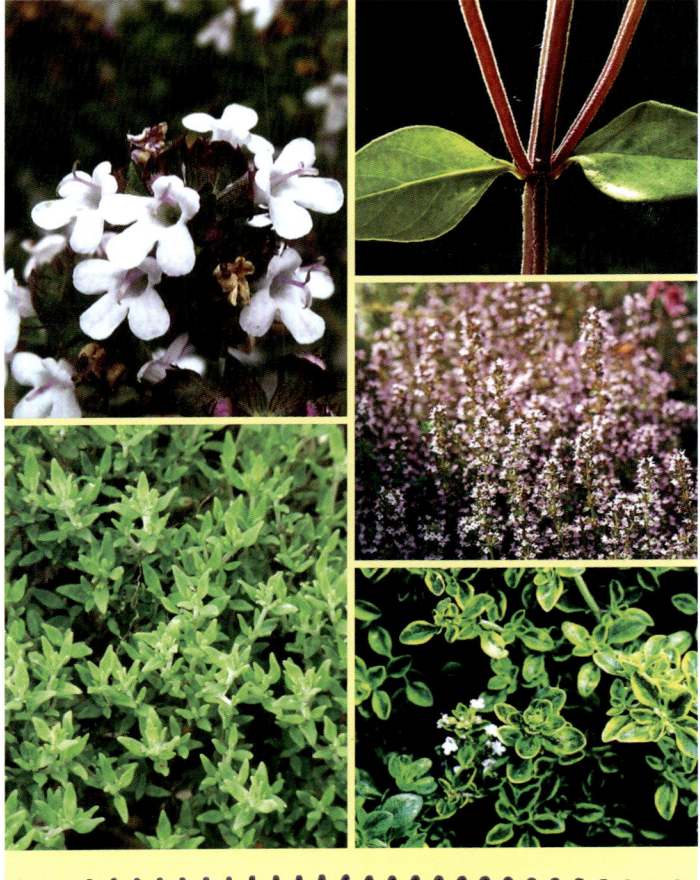

차로 우려 꿀과 함께 마시면 위장기능을 증진시켜 소화를 돕고, 두통에도 효능이 있다. 기관지 계통 질환에 효과가 있어 기침을 멈추게 한다. 또한, 구내염에는 식후에 차로 입을 헹구면 좋다.

여름에 피는 허브

16 세인트존스 워트 (St. John's wort)

夏 **Hypericum perforatum**

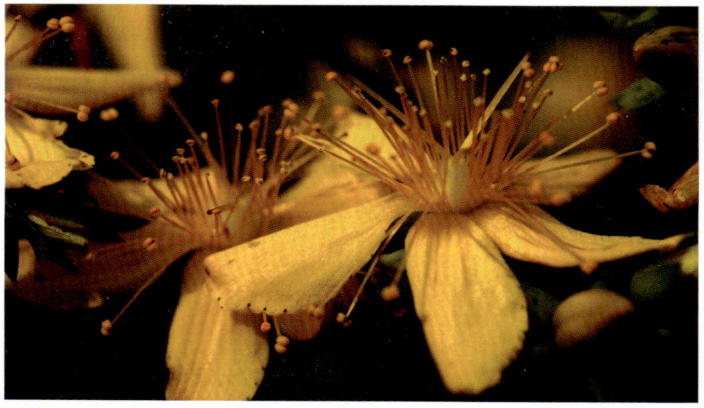

①수확기: 6~9월
②이용부위: 꽃
③이용법: 염료, 약
④보존법: 건조
⑤원산지: 유럽
⑥생활형: 다년초
⑦개화기: 7~8월
⑧길이: 20~80cm
⑨내서성: 보통 / 내한성: 강
⑩토양: 습지
⑪파종시기: 3월

성 요한의 풀이라 불리며 마녀나 악마와 관련하여 많은 얘기가 얽혀 있는 식물이다. 속명은 '악마를 쫓는다'는 뜻으로, 잎의 향기를 악마가 싫어하므로 민간신앙에서는 악마를 쫓는 풀로 믿어왔다. 꽃잎을 누르면 새빨간 색소가 배어 나오는데, 노랑과 붉은 자주색 염료를 얻을 수 있다. 금색의 수술이 퍼져 있는 꽃에서 강한 레몬 같은 향기가 난다. 붉은 즙이 나오는 잎은 상처에 특효가 있어 '상처에는 이 허브보다 좋은 약은 없다'는 평가를 받는다.

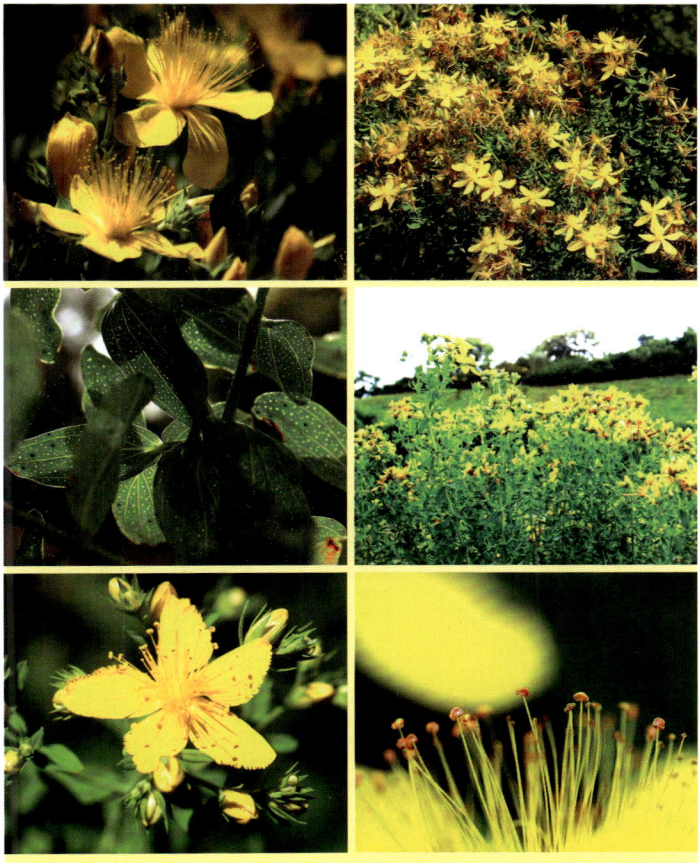

진통, 항염 작용을 하는 하이페리신을 함유하고 있어서 잠자기 전 차로 마시면 수면 중 근육을 이완, 운동으로 뭉친 근육을 풀어주는 효과가 있다. 심한 기침감기나 독감에도 잘 듣는다.

17 로만 캐모마일 (Roman chamomile)
夏
Chamaemelum nobile

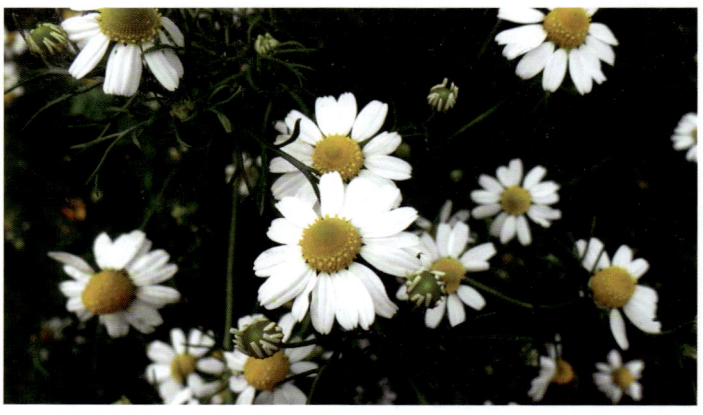

①수확기: 개화 전
②이용부위: 전체
③이용법: 차(꽃), 포푸리, 입욕제
④보존법: 건조
⑤원산지: 지중해 지역, 아시아 서부
⑥생활형: 다년초
⑦개화기: 7~8월
⑧길이: 15~30cm
⑨내서성: 보통 / 내한성: 강
⑩토양: 배수가 잘 되는 땅
⑪파종시기: 3월

국화과에 속하는 허브로 향이 강하여 주로 관상용으로 이용되며, 번식력이 좋아 뒤돌아서면 싹이 난다고 할 정도로 왕성한 번식력을 자랑한다. 이듬해에 별도로 씨를 뿌리지 않아도 떨어진 씨앗에서 싹이 돋아 나온다. 양지바른 곳에 주로 꽃을 피우나 추위에도 강한 편이다. 지상부를 말려서 거칠게 자른 것을 허브 베개에 넣어도 좋다. 사과향이 나는 허브 차는 쓴맛이 강하지만 기분을 편안하게 해주는 효과가 있다. 가급적 임산부는 복용을 피한다.

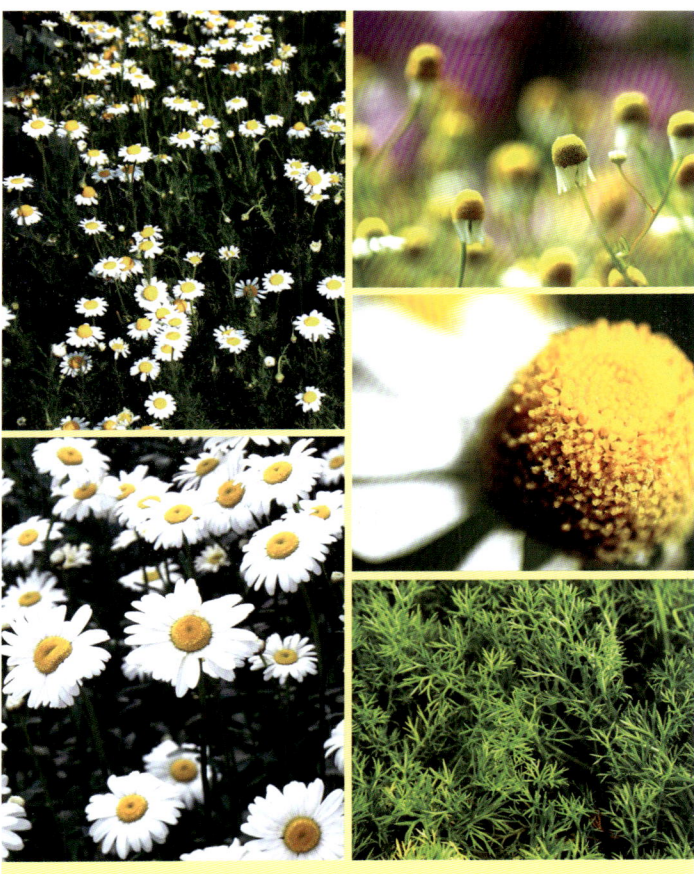

허브티로 이용하면 긴장완화, 두통 등의 통증완화에 효과가 있으며, 몸을 따뜻하게 해준다. 보습, 아토피, 가려움증 해소에도 효과를 볼 수 있다.

18 피버퓨 (Feverfew)
夏
Tanacetum parthenium

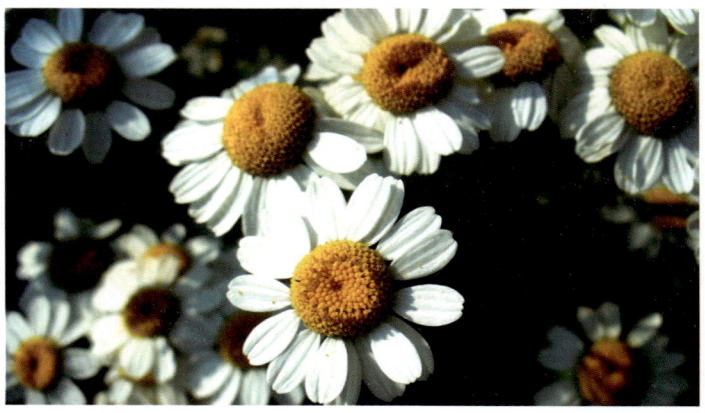

① 수확기: 수시로
② 이용부위: 잎, 꽃
③ 이용법: 포푸리(잎), 입욕제(잎), 약
④ 보존법: 건조
⑤ 원산지: 아시아 서부
⑥ 생활형: 다년초
⑦ 개화기: 6~7월
⑧ 길이: 30~80cm
⑨ 내서성: 보통 / 내한성: 강
⑩ 토양: 배수가 잘 되는 땅
⑪ 파종시기: 9~10월

로만 캐모마일을 닮은 꽃을 줄기 끝에 많이 피운다. 강하고 독특한 향기는 꿀벌도 가까이하지 않을 정도여서 과수 옆에 심으면 해충을 막을 수 있기 때문에 귀히 여겨진다. 잎을 말리면 향이 한층 강해져 방충제나 포푸리로 이용한다. 날 잎이든 말린 잎이든 삶아 낸 침출액은 강장이나 해열용 약도 되는데 임산부는 복용을 피해야 한다. 일 년 내내 꽃을 피우는 골든 종도 있다. 저절로 땅에 떨어져 번식을 잘 하지만, 고온다습한 여름에는 약하다.

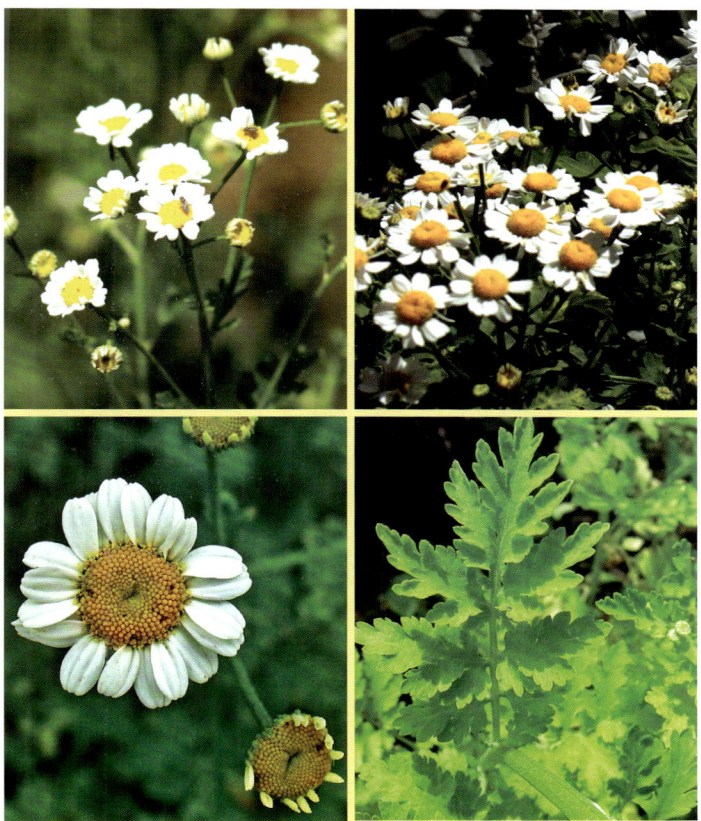

편두통을 치료하고 예방한다. 관절염, 류머티즘, 알레르기, 월경 장애 등에도 이용하며, 목욕제로 사용하면 피로회복 및 진통작용이 있다고 알려져 있다. 알레르기 반응을 일으킬 수 있으므로 임산부와 어린이는 먹지 말아야 한다.

19 프렌치 매리골드 (French Marigold, 만

夏 Tagetes patula

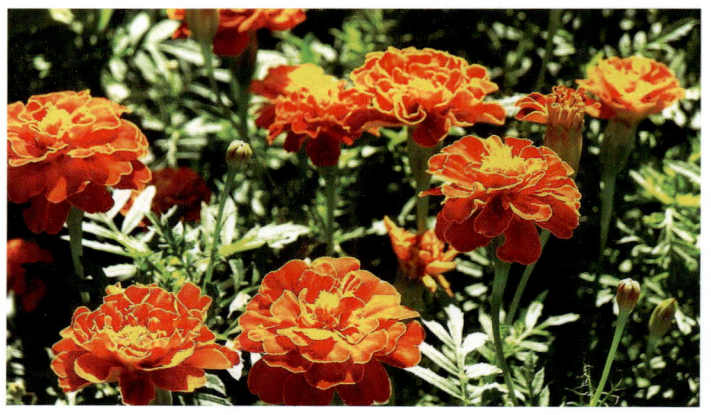

- ①수확기: 개화기
- ②이용부위: 꽃
- ③이용법: 염료, 포푸리, 관상, 약
- ④보존법: 건조
- ⑤원산지: 멕시코
- ⑥생활형: 1년초
- ⑦개화기: 7~10월
- ⑧길이: 20~45cm
- ⑨내서성: 보통 / 내한성: 약
- ⑩토양: 비옥한 점토질의 땅
- ⑪파종시기: 4월~5월 중순(씨앗)

꽃잎을 열고 닫음으로써 아침, 저녁을 일러주기 때문에 '주인의 시계'라는 별명이 있다. 매리골드로 통칭되지만, 프랑스에서 원예종이 개발된 후 '프렌치 매리골드'라고 부른다. 여름 동안 길가나 공원 등의 화단에 심어진 것을 흔히 볼 수 있는 허브로, 뿌리에서 나오는 민감하고 강한 향이 해충을 막는다. 꽃에서 노란색과 황록색 염료를 얻을 수 있으며 샐러드나 요리에 넣어 먹어도 좋다. 말린 꽃잎은 색이 잘 바래지 않기 때문에 포푸리에 적합하다.

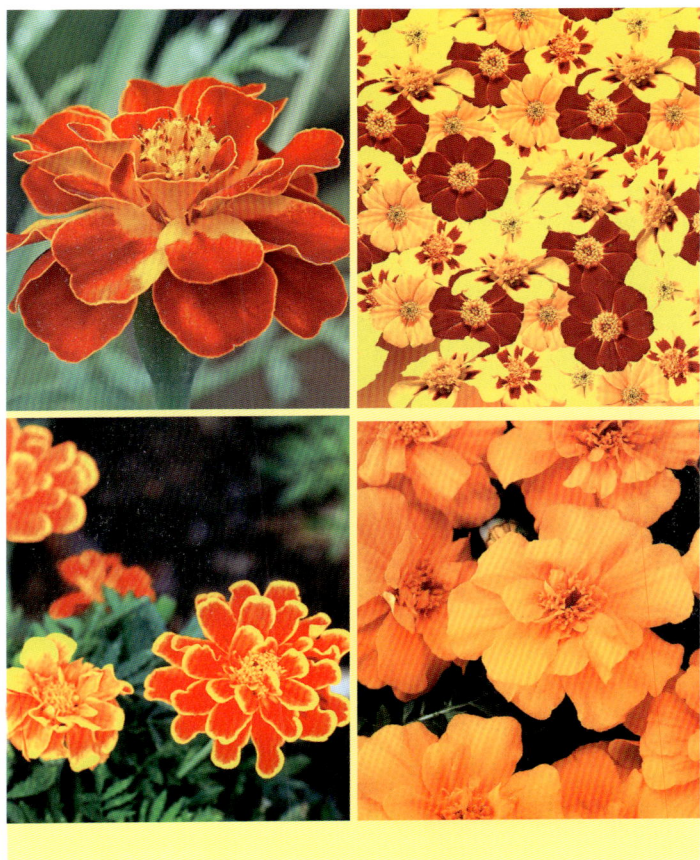

벌에 쏘였을 때 꽃잎을 문질러 바르면 붓지 않으며, 꽃잎 침출 액을 달여서 복용하면 염좌나 상처, 눈병을 치료할 수 있다.
허브 차는 발한 작용이 있어 감기에 좋다.

20 홀리시슬 (Holy Thistle)
夏
Cnicus benedictus

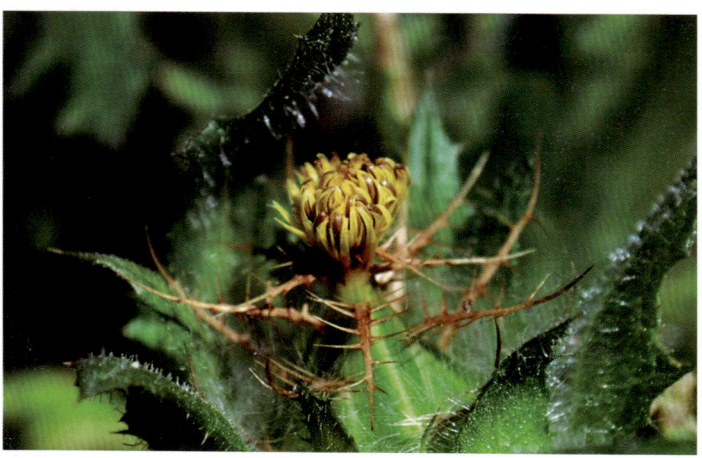

①수확기: 수시로
②이용부위: 잎(가정에서 이용금지)
③이용법: 약
④보존법: 없음
⑤원산지: 지중해 연안 지역
⑥생활형: 다년초
⑦개화기: 6~8월
⑧길이: 60cm
⑨내서성: 보통 / 내한성: 강
⑩토양: 배수가 잘 되는 땅
⑪파종시기: 봄

엉겅퀴와 비슷하기 때문에 '성스러운 엉겅퀴' 또는 '은혜로운 엉겅퀴'라고 불린다. 이전에 만병통치약으로서 페스트와 같은 병의 치료뿐만 아니라, 악령과 좋지 않은 것을 보호해 준다는 데서 연유하는 이름이다. 유럽 중부에서는 현재까지도 제약용으로 재배하고 있다. 최근에는 항균, 살균 작용을 인정받고 있지만 대량으로 복용하면 구토를 일으키기 때문에 가정에서의 이용은 가급적 금물이다.

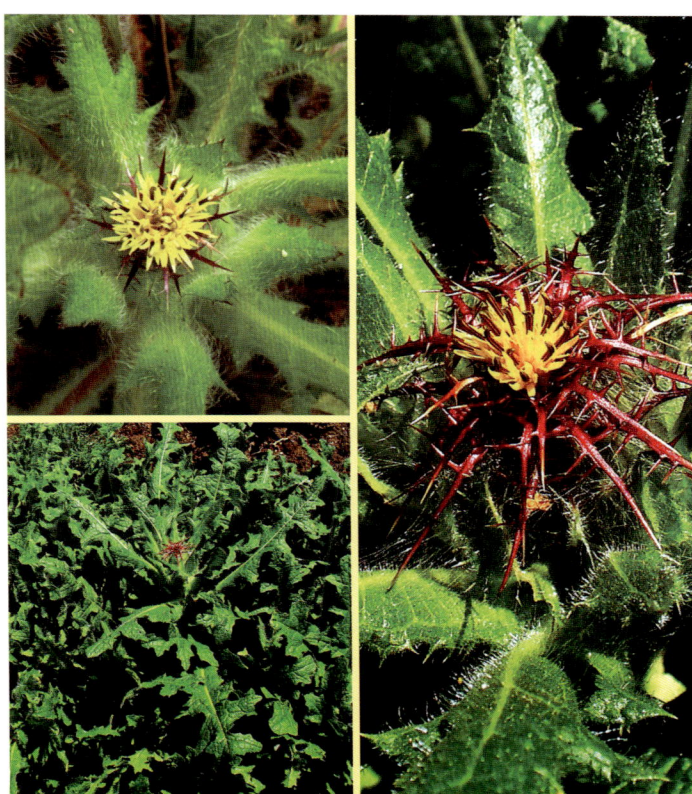

위액과 담즙의 분비를 촉진하며 식욕부진과 소화 장애에 효과가 좋다.
잘게 썬 잎에 뜨거운 물을 넣고 우려내거나, 찬물에 담가두었다가
5~10분간 끓인 뒤 식전 30분 전에 마신다.

21 야로우 (Yarrow Milfoil, 서양톱풀)

夏

Achillea millefolium

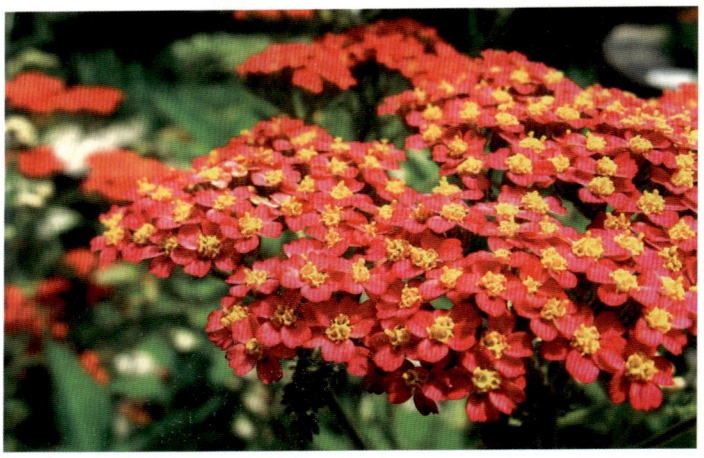

① 수확기: 봄(어린잎)
② 이용부위: 잎, 꽃
③ 이용법: 요리, 염료(잎), 약(잎)
④ 보존법: 건조
⑤ 원산지: 유럽, 아시아 서부
⑥ 생활형: 상록성 다년초
⑦ 개화기: 7~9월
⑧ 길이: 60~120cm
⑨ 내서성: 강 / 내한성: 강
⑩ 토양: 습지
⑪ 파종시기: 3~4월(씨앗), 9~10월

그리스 신화에서 아킬레스의 치료에 사용했다고 전해지면서 속명이 붙었다. 예부터 잎을 찧어 상처의 지혈과 진통제로 이용했으며, 잎과 꽃은 샐러드나 구이 요리에 소량 사용하면 좋다. 후추의 풍미가 있어서 맛도 좋다. 유럽에서는 맥주를 만드는 홉의 대용으로 쓰기도 한다. 땅속줄기가 왕성하게 번식하기 때문에 심는 장소를 잘 선택해야 하며, 군집을 이룬 모습은 장관이다.

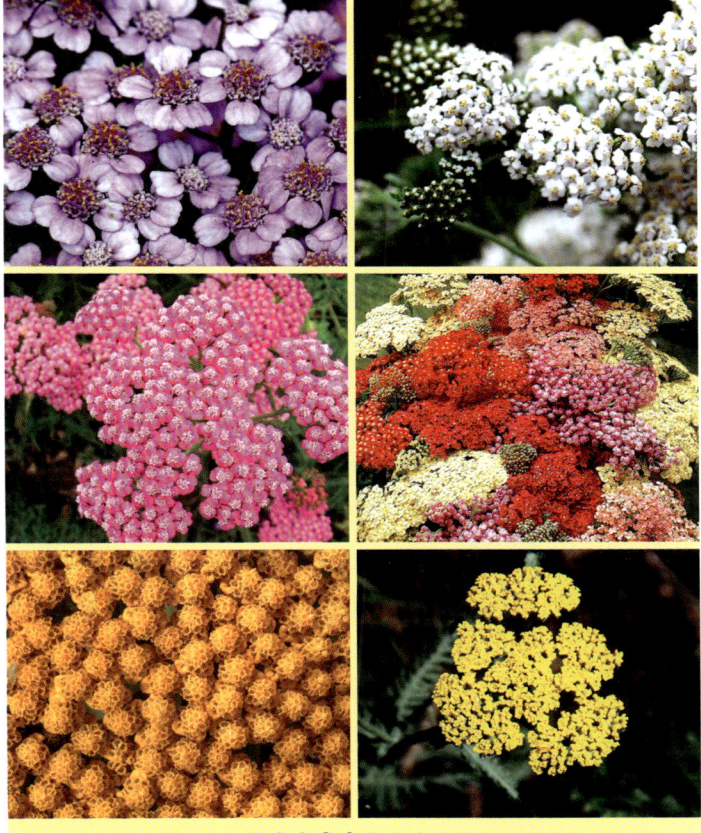

베인 상처나 코피를 멎게 하는 지혈작용과 소독작용을 한다.
잎을 찧어 그대로 상처에 붙이거나 삶은 물로 상처를 소독한다.
또 차로 마시면 식욕을 증진시키고, 열이 날 때나 감기에
들었을 때는 해열작용도 한다.

여름에 피는 허브

22 윔우드 (Wormwood)

Artemisia absinthium

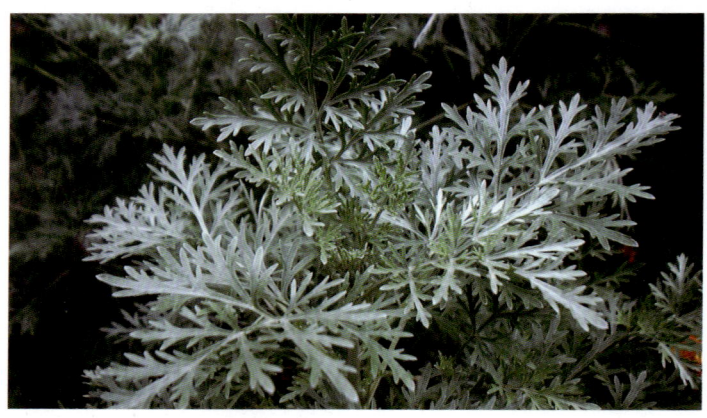

- ①수확기: 개화 직전까지
- ②이용부위: 잎, 꽃
- ③이용법: 공예품(꽃다발), 관상
- ④보존법: 건조
- ⑤원산지: 유럽, 시베리아 남부
- ⑥생활형: 다년초
- ⑦개화기: 6~8월
- ⑧길이: 60~120cm
- ⑨내서성: 보통 / 내한성: 강
- ⑩토양: 건조한 땅
- ⑪파종시기: 2~3월

꽃과 잎 모두에 독특한 향과 쓴맛이 있는데, 향기는 잎을 건조시켜도 남는다. 에덴동산에서 추방된 뱀(웜)이 기어간 후 피어났다는 전설이 이름의 유래이다. 유럽에서는 압생트의 재료로 사용했다가 독성이 있다는 것이 알려지고 난 후 현재는 공예품이나 화단 가꾸기에만 사용되고 있다. 그루 전체가 하얀 연모로 덮여 있으며, 여러 갈래로 생긴 잎은 쑥보다도 하얗다. 중국에서는 코피가 날 때 잎으로 코를 틀어막아 지혈제로 이용하고 있다.

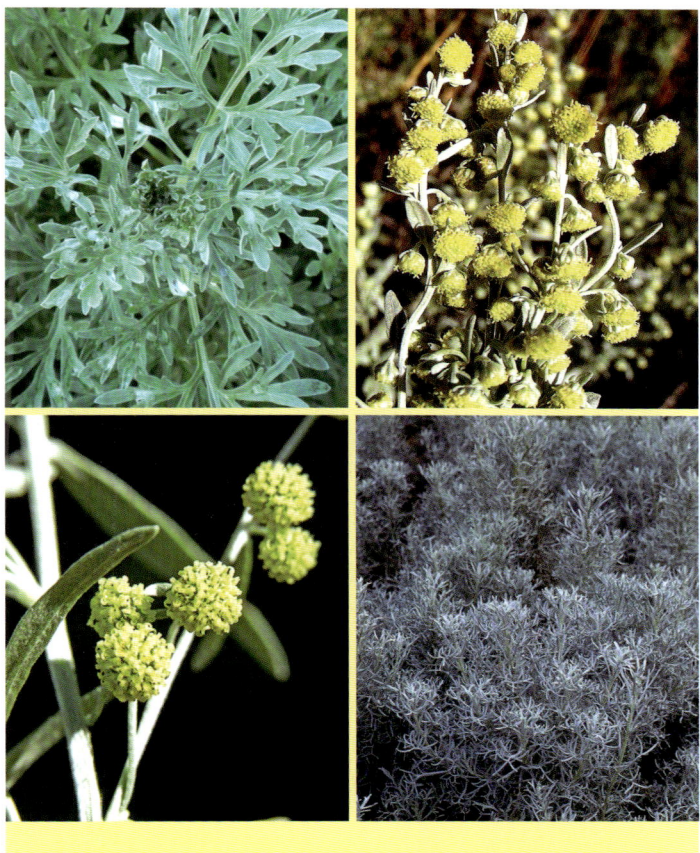

벌레를 쫓는 구충제로 사용해도 좋으며, 꽃과 잎을 건조시켜 허브차로 이용하면 강장, 소화촉진 작용이 있어서 우울증, 황달 등에 효과를 본다.

23 홉 (Hop)

夏

Humulus lupulus

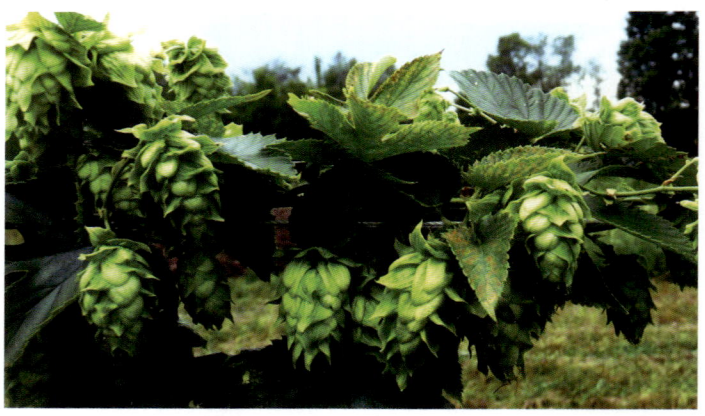

- ①수확기: 개화 초기
- ②이용부위: 꽃, 어린싹
- ③이용법: 차(꽃), 요리(싹), 향료(꽃)
- ④보존법: 건조
- ⑤원산지: 아시아 서부
- ⑥생활형: 덩굴성 다년초
- ⑦개화기: 7~8월
- ⑧길이: 6~10m
- ⑨내서성: 보통 / 내한성: 강
- ⑩토양: 배수가 잘 되는 땅
- ⑪파종시기: 3~5월(묘목의 모내기)

열매 이삭을 맥주 제조 원료로 쓰고, 어린순은 식용한다. 자웅이수로 생산지에서는 암꽃을 이용하기 위해 암그루만을 재배한다. 수확하던 아낙네들이 작업 중 잠이 오는 데서 착안하여 부작용이 없는 최면작용이 있음이 밝혀졌다. 허브 베개에 적합하다. 어린잎은 찌면 아스파라거스처럼 먹을 수 있고 잎은 데치거나 수프를 만든다. 덩굴성 다년초로서, 덩굴은 다른 식물을 오른쪽으로 감으면서 올라간다.

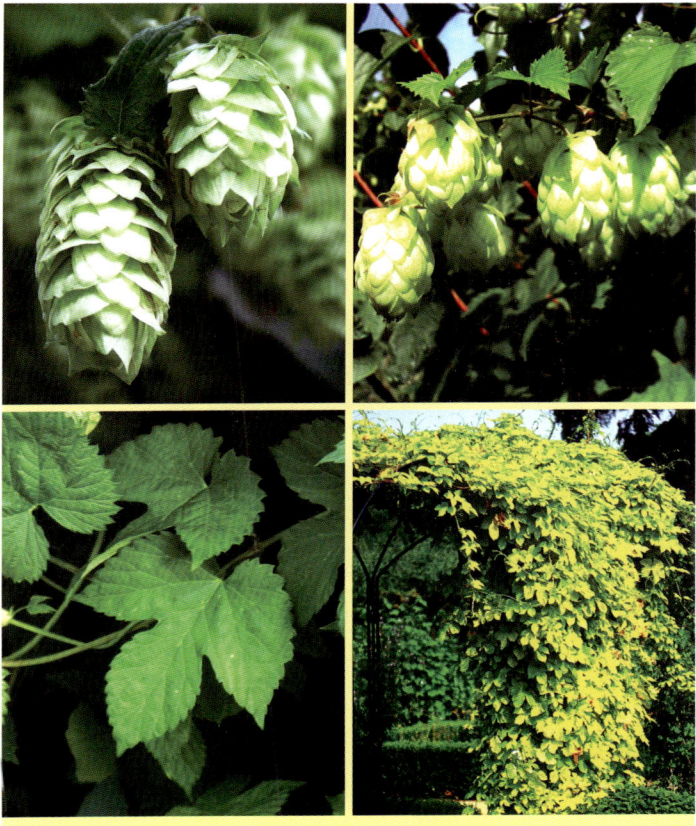

항산화제가 풍부하게 함유돼 있어 심장질환에 효과를 볼 수 있다.
유럽의 민간에서는 지금도
진정·진경·진통 및 건위제로 사용하고 있다.

24 멀레인 (Common Mullein)
Verbascum thapsus

夏

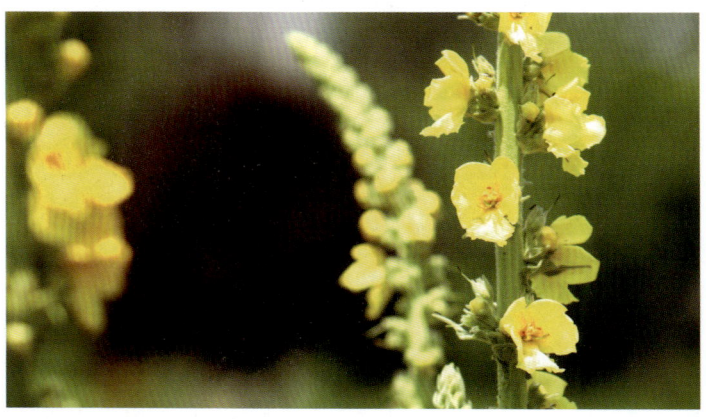

①수확기: 개화기
②이용부위: 꽃, 잎
③이용법: 드라이플라워, 관상, 약
④보존법: 건조
⑤원산지: 유럽
⑥생활형: 2년~다년초
⑦개화기: 8~9월
⑧길이: 1~2m
⑨내서성: 보통 / 내한성: 강
⑩토양: 배수가 잘 되는 땅
⑪파종시기: 4~5월, 9~10월

잎과 줄기에 난 솜털이 부드럽지만 접촉하면 심하게 가려움증을 느끼므로 만질 때 주의해야 한다. 이 촉감 때문에 '담요 같은 잎'이라고 하거나 줄기가 지팡이나 막대처럼 굵고 튼튼해서 '아론의 지팡이'라고도 한다. 벌꿀 향이 나는 꽃은 폐나 호흡기의 점막을 진정시켜 기침을 멎게 하고 가래를 배출시키는 효과가 있다. 또한 차로 우려내어 마시면 불면증 치료에 효과를 볼 수 있으며, 말린 꽃은 색이 잘 바래지 않아 드라이 플라워에 적합하다.

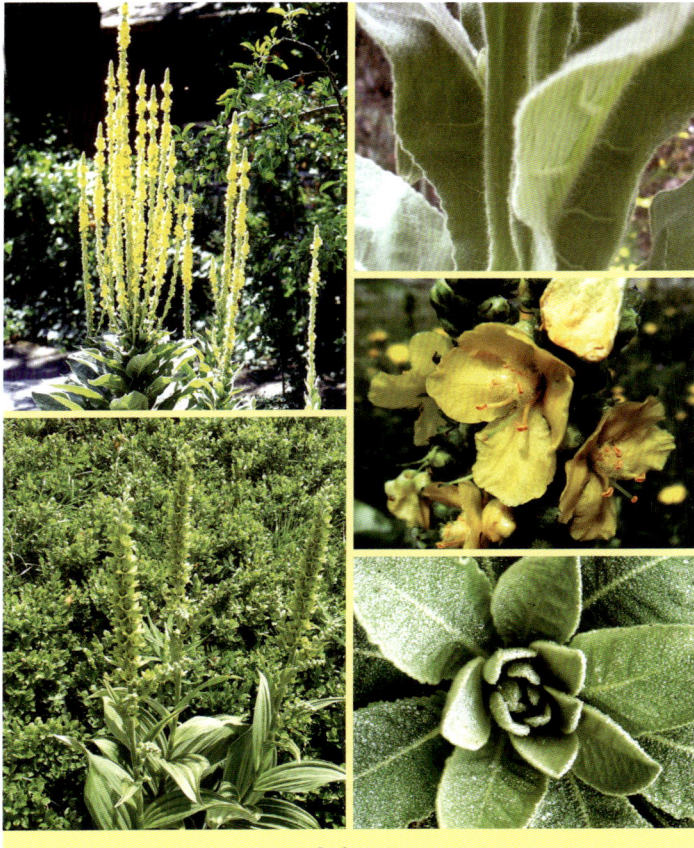

사포닌, 점액, 고무질 등이 함유되어 있어서 기침, 기관지염, 천식, 백일해, 쉰 목소리에 매우 유용하다. 또 꽃을 딴 즉시 올리브유나 식물성 기름에 담가서 2주일쯤 두었다가 류머티즘, 관절염, 타박상 등에 바르면 통증을 완화해준다.

캐트닙 (Catnip, 개박하)

夏

Nepeta cataria

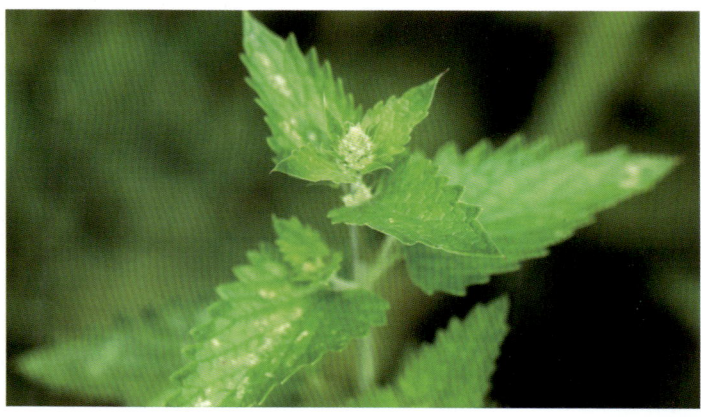

①수확기: 개화 직전
②이용부위: 꽃, 잎
③이용법: 차, 요리, 포푸리, 입욕제
④보존법: 건조
⑤원산지: 유럽, 아시아 남서부
⑥생활형: 다년초
⑦개화기: 6~8월
⑧길이: 1m
⑨내서성: 보통 / 내한성: 강
⑩토양: 건조한 땅
⑪파종시기: 4~5월

박하의 일종으로서 고양이가 잘 물어뜯는다고 캐트닙(Catnip)이란 이름이 붙었다. 전체에 달콤하고 청량감 있는 향기가 있어서 홍차가 전해지기 전까지 허브 차 대신 즐겨 마셨다. 꽃봉오리에 약효가 풍부하여 정신쇠약, 신경쇠약 등에 좋으며 해외에서는 말린 잎을 넣은 고양이용 헝겊 장난감이 유명하다. 수프나 소스에 소량을 넣어서 맛을 내기도 하지만, 차를 대량으로 마시면 환각 작용을 일으킬 수 있으므로 주의가 필요하다.

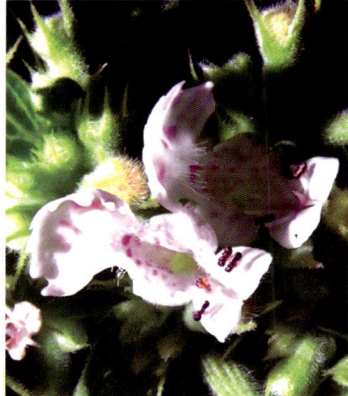
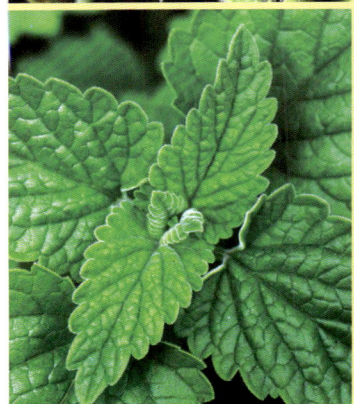
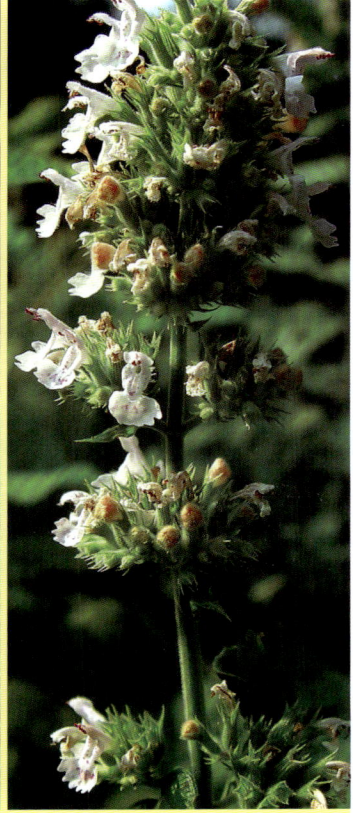

꽃과 잎을 허브차로 마시거나 다른 허브와 함께 입욕제로 사용한다.
꽃은 발한, 해열작용이 뛰어나 아이들 설사의 지사제로 사용하거나
여성의 불임증에도 대단한 효과가 있다.

26 세이보리 (Summer savory)
夏 *Satureja hortensis*

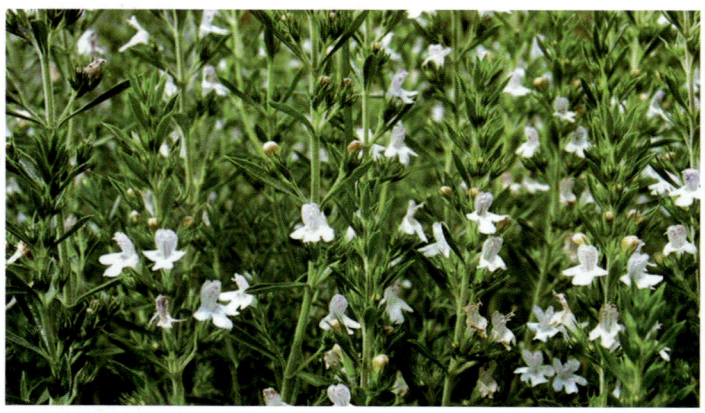

①수확기: 개화 직전
②이용부위: 잎
③이용법: 요리, 식초, 포푸리, 약
④보존법: 건조, 냉동
⑤원산지: 지중해 연안의 온대 지역
⑥생활형: 1년초
⑦개화기: 6~7월
⑧길이: 30~45cm
⑨내서성: 보통 / 내한성: 약
⑩토양: 비옥하고 습한 땅
⑪파종시기: 4~5월

타임, 마조람, 로즈마리 등에 뒤지지 않는 좋은 향기와 특유의 톡 쏘는 매운맛 때문에 후추가 유럽에 전해지기 전까지는 육류의 누린내를 제거하는 향신료로 사용되어 왔다. 콩 요리에 절대 빠지지 않아 '콩 허브'로 불릴 정도이며 파슬리처럼 샐러드에 이용해도 좋다. 함유된 에센셜 오일은 복통, 장내의 이상 가스 배출, 호흡장애 등에 뛰어난 효능이 있으며 말린 잎은 방향 주머니나 허브 베개에 사용하면 좋다.

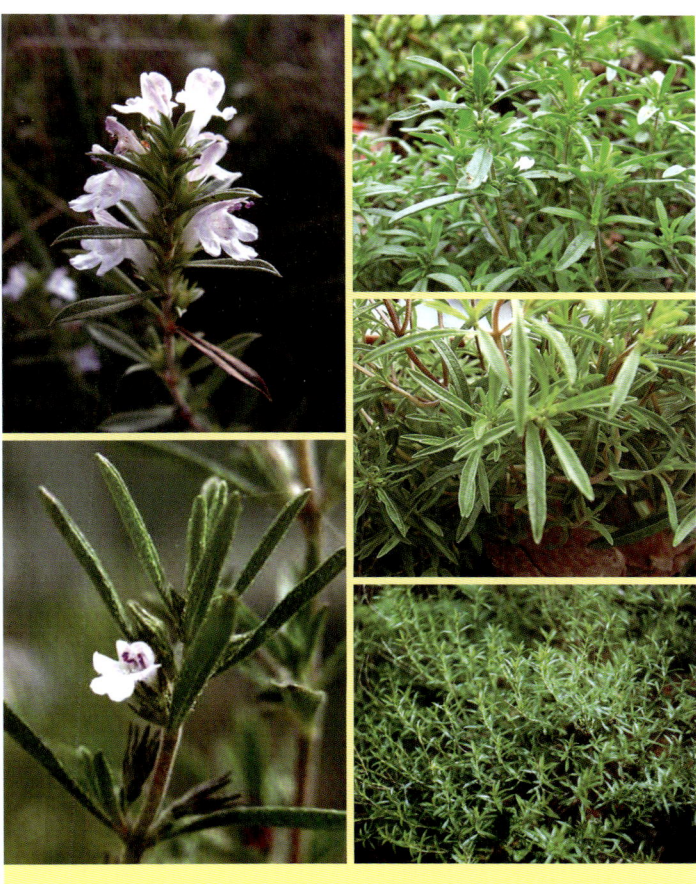

벌에 쏘였을 때 잎을 으깬 후 상처에 문지르면 통증이 풀어진다.
또한 입욕제로 사용하면 정신이 맑아지고 피로 회복에도 효과를 본다.

27 펜넬(Fennel)
夏
Foeniculim vulgare

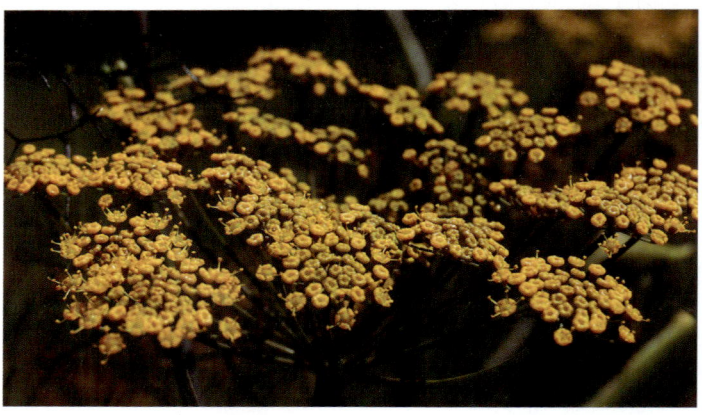

①수확기: 수시로 / 8~9월(씨앗)
②이용부위: 줄기, 잎, 씨앗
③이용법: 요리, 약(씨앗)
④보존법: 날 것을 이용 / 건조(씨앗)
⑤원산지: 지중해 연안
⑥생활형: 다년초
⑦개화기: 6~8월
⑧길이: 1~2m
⑨내서성: 강 / 내한성: 보통
⑩토양: 습지
⑪파종시기: 4~5월

줄기 끝에 노란색의 작은 꽃이 모여 우산 모양으로 핀다. 전체적으로 달콤하지만 후추처럼 매운 향이 나는데, 건조시키면 깨끗하고 달콤한 향기가 된다. 줄기와 잎은 생선 요리의 냄새를 없애는 데 자주 이용되고, 씨앗은 빵이나 케이크의 풍미를 내는 데 쓰인다. 씨앗에 위를 튼튼히 해주는 효과가 있지만, 임산부는 피하는 것이 좋다. 잎은 꽃과 함께 관상 가치가 높으며, 고대 사람들은 뱀에게 물렸을 때 치료제로 사용하였다.

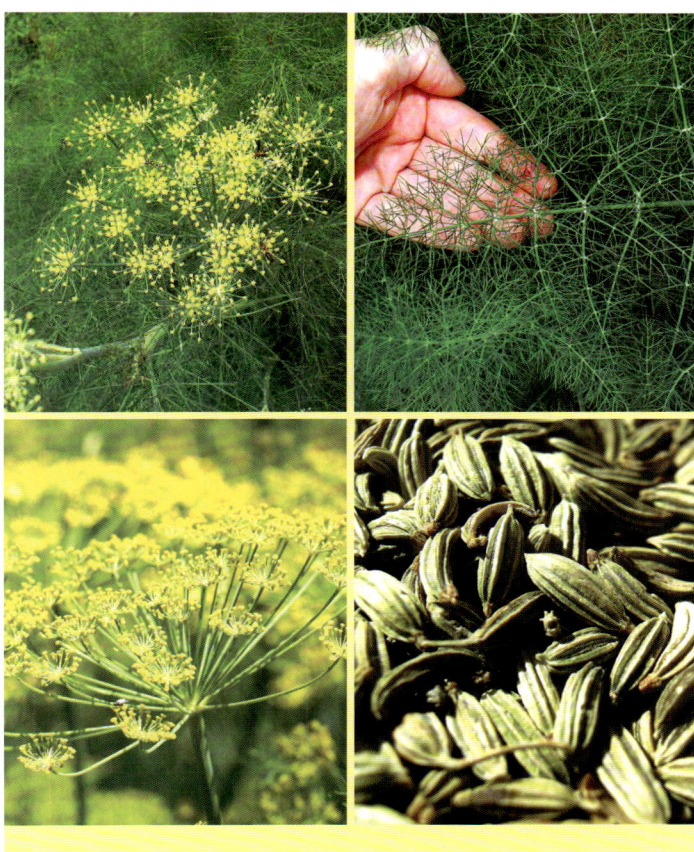

림프 울혈제거 효과가 있어 장에 가스가 차거나 소화문제를 치료하는 데 사용된다. 생리주기 조절, 생리통과 생리불순, 폐경기의 호르몬 변동으로 인한 증상 경감에도 효과를 볼 수 있다.

28 머더워트 (Motherwort, 익모초)

夏

Leonurus japonicus Houtt.

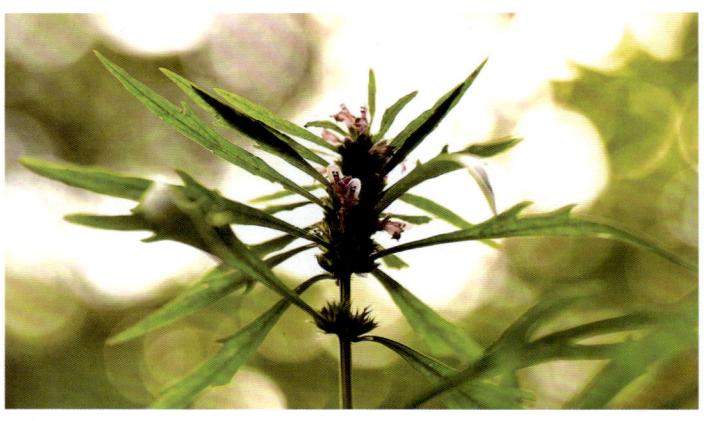

- ①수확기: 개화기
- ②이용부위: 꽃
- ③이용법: 관상, 약
- ④보존법: 건조
- ⑤원산지: 스칸디나비아, 지중해 연안
- ⑥생활형: 다년초
- ⑦개화기: 6~8월
- ⑧길이: 90~180cm
- ⑨내서성: 보통 / 내한성: 강
- ⑩토양: 습지
- ⑪파종시기: 4월, 10월(묘목의 모내기)

강한 향이 나는 잎은 3개로 갈라진 모양으로 잎자루가 길고 톱니가 있으나 꽃이 필 시기에는 없어진다. 일반적으로 모든 부인병에 효과가 있는 것으로 전해진다. 꽃 색은 옅은 자주와 자주색이 있으며, 차로 마시면 산후나 갱년기의 불안정한 정신 상태를 완화시키는 작용이 있다. 알칼로이드 성분이 있어서 닿으면 피부염을 일으킬 수 있으므로 장갑을 끼고 작업한다. 여름에 전체를 채취하여 햇볕에 말린 뒤 통풍이 잘 되는 곳에 보관하여 쓴다.

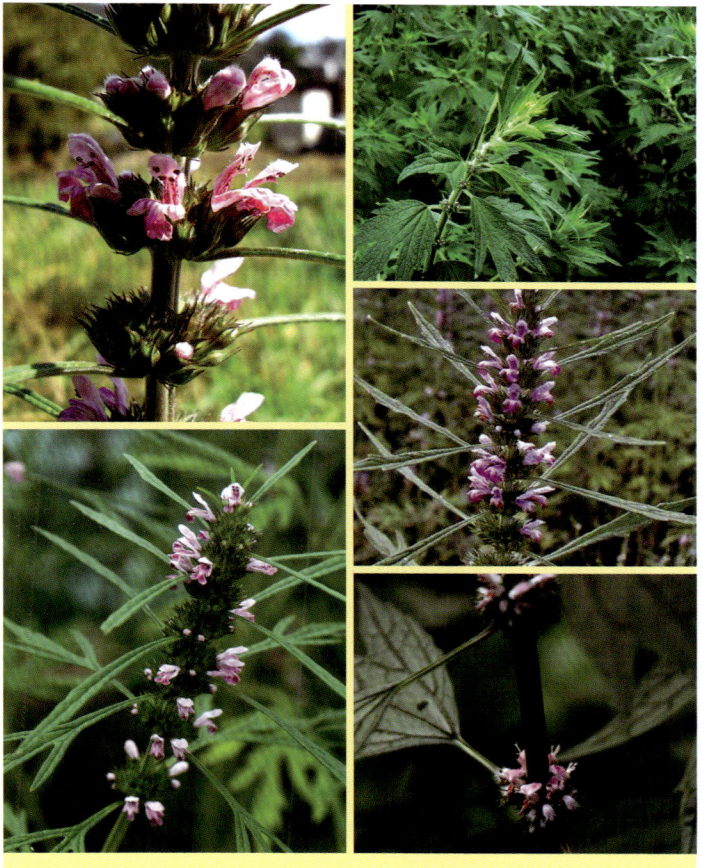

옛 문헌에 '부인에 적합하고 눈을 밝게 하고 정(精)에 도움을 주므로 익모초라 한다'고 적혀 있듯이, 한방에서는 해독, 정혈, 자궁수축, 결핵, 부종, 유방암, 대하증, 자궁 출혈, 출산과 산후 지혈에 두루 쓰인다.

29 베르가못 (bergamot)

夏 **Monarda didyma**

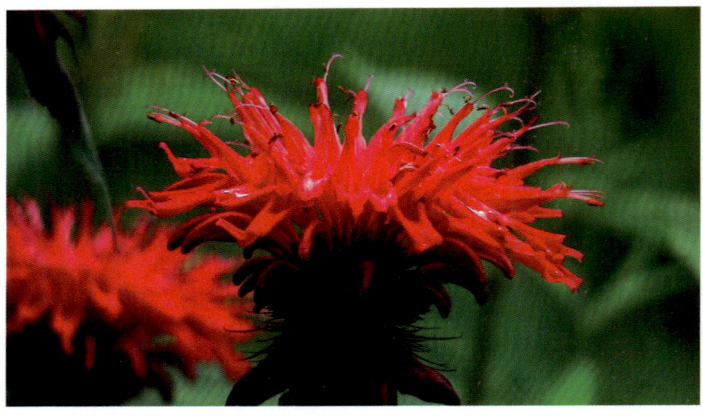

①수확기: 5~10월
②이용부위: 전체
③이용법: 요리, 차(잎), 포푸리
④보존법: 건조
⑤원산지: 북아메리카 동부
⑥생활형: 다년초
⑦개화기: 6~8월
⑧길이: 60~150cm
⑨내서성: 강 / 내한성: 강
⑩토양: 습지~조금 습한 곳
⑪파종시기: 10~11월(묘목의 모내기)

화려한 꽃빛으로 화단을 뽐내기에 손색이 없는 식물이다. 교배종이 많으며, 붉은색 이외에 흰색과 핑크, 자주색 등 색깔도 다양하다. 꽃이나 어린잎에 찌릿한 매운 맛과 향이 있어서 샐러드나 절임 요리, 음료수에 풍미를 더한다. 잎을 볶아 만든 차는 기분을 진정시키는 작용을 한다. 튼튼해서 기르기 쉬우며 허브 초심자에게 적합하다. 건조한 곳에 약하므로 한여름에는 2~3일에 1회 정도 물을 준다.

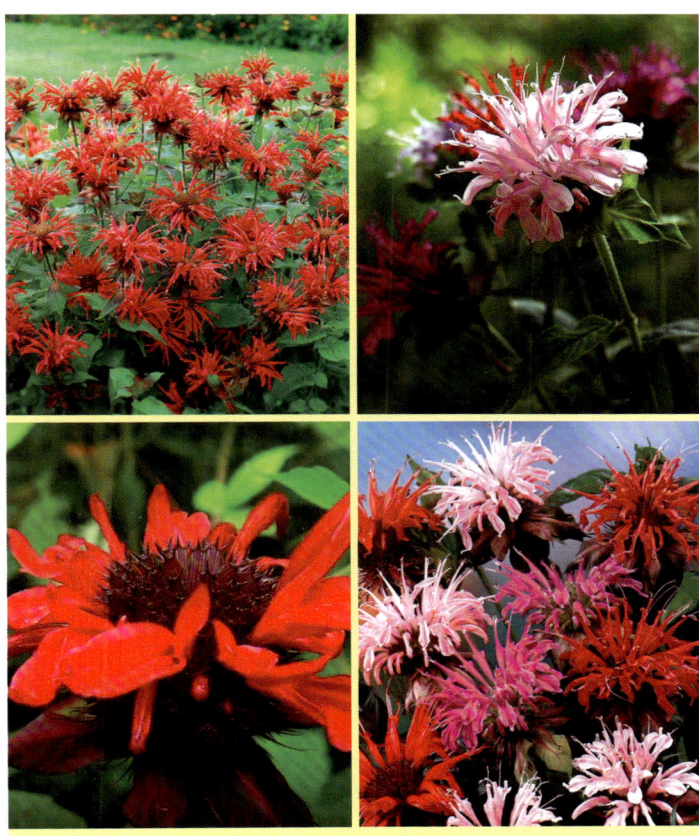

항박테리아 및 항진균 작용이 있어 여드름, 습진 등의 피부질환 치료에 좋다. 베르가못 향유를 욕조에 6~8 방울을 떨어뜨려서 목욕하면 정신을 자극하고 불면증을 해소하는 데 도움을 준다.

30 탠지 (Tansy)
夏
Tanacetum vulgare

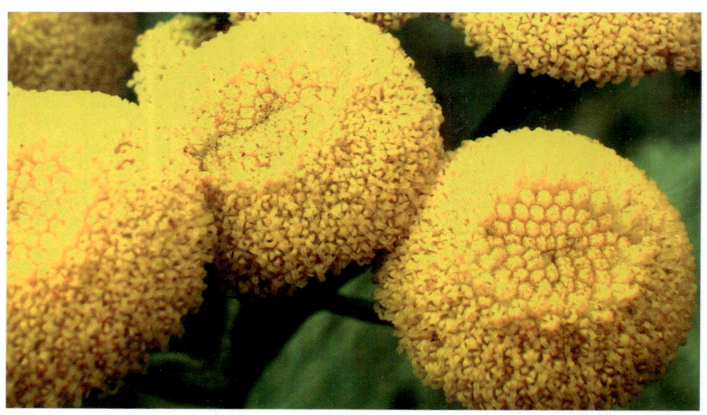

① 수확기: 8분의 1 정도 피었을 때
② 이용부위: 전체
③ 이용법: 포푸리, 드라이플라워, 염료
④ 보존법: 건조
⑤ 원산지: 유럽
⑥ 생활형: 다년초
⑦ 개화기: 7~9월
⑧ 길이: 1~1.5m
⑨ 내서성: 보통 / 내한성: 강
⑩ 토양: 배수가 잘 되는 땅
⑪ 파종시기: 3~5월

깊이 갈라진 모양의 잎은 녹색이며 깔쭉깔쭉하다. 만지면 산뜻한 방향이 감도는데, 반영구적으로 꽃 색이 바래지 않는다고 해서 그리스에서는 '죽지 않는 꽃'이라고 부른다. 살균, 방충 효과가 있어서 봉투에 담아 선반에 넣거나 작은 가지를 카펫 밑에 깔아두어서 해충을 막는다. 삶으면 노란색 염료를 얻을 수 있다. 땅속줄기가 방사 모양으로 뻗어서 점점 큰 그루터기가 되며, 겨울 동안 말라 있다가 겨울이 끝날 무렵에 싹을 낸다.

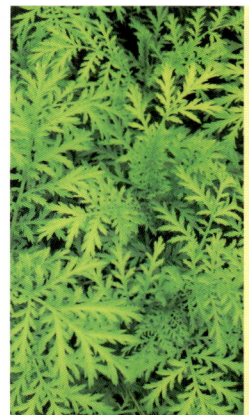
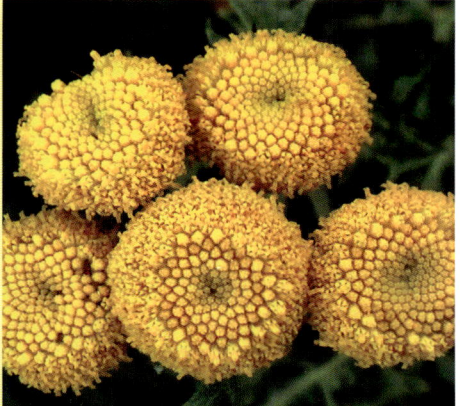
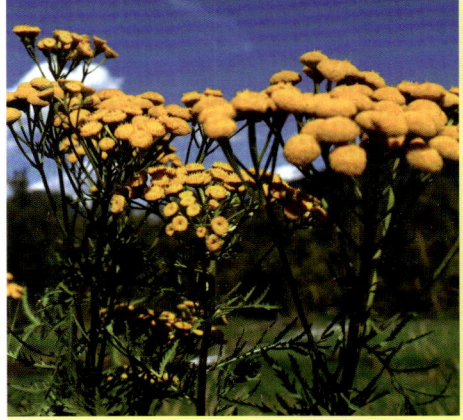
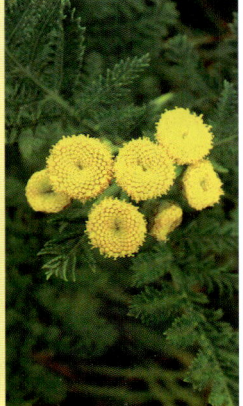

중세에는 약용 허브로 쓰였으나 전초에 마취, 발암, 살균, 환각, 제초 성분이 있어서 현재 식용으로는 사용하지 않는다.
단, 건조한 잎은 살충, 살균 등의 용도로 사용하면 좋다.

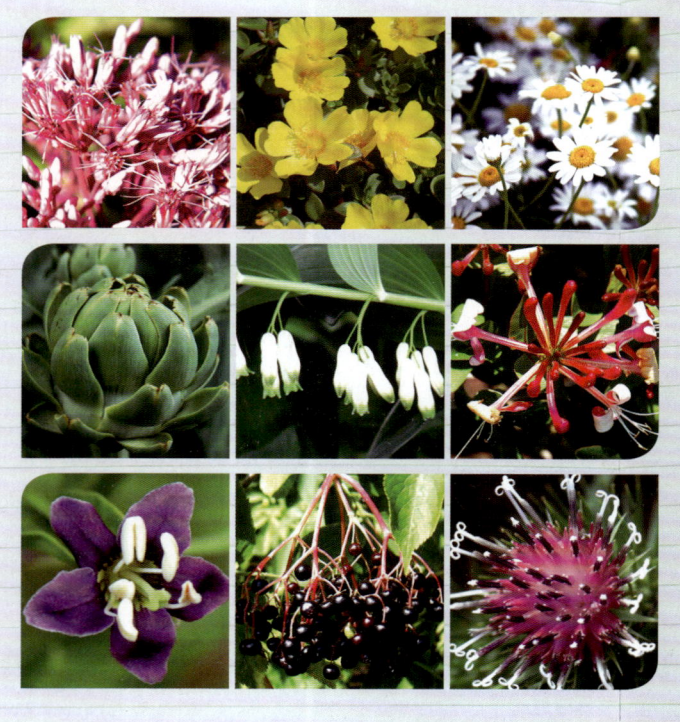

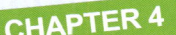

CHAPTER 4

당뇨를
예방하는
허브

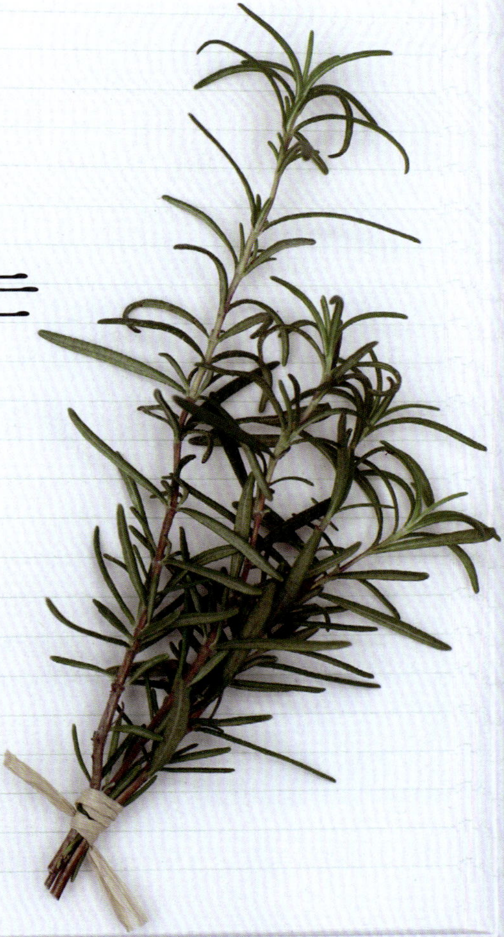

01 스테비아(stevia)

糖

Stevia rebaudiana

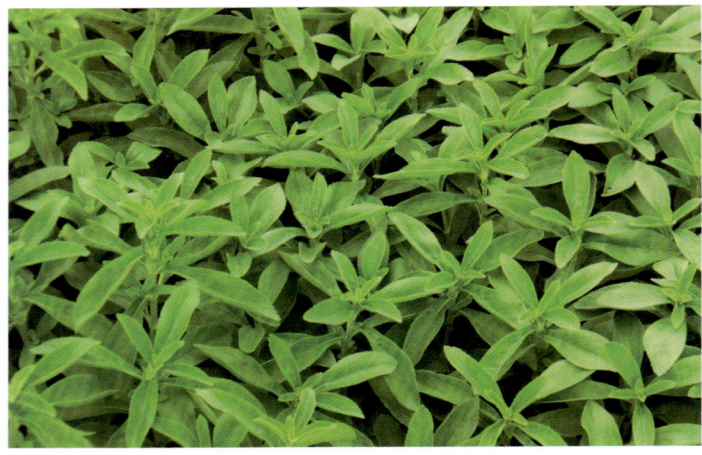

①수확기: 8~9월
②이용부위: 줄기, 잎
③이용법: 감미료
④보존법: 쪄서 건조
⑤원산지: 파라과이
⑥생활형: 다년초
⑦개화기: 8~10월
⑧길이: 50~100cm
⑨내서성: 보통 / 내한성: 보통
⑩토양: 습지
⑪파종시기: 5월

하얗고 작은 꽃을 많이 피운다. 어린 줄기에는 가늘고 하얀 털이 빽빽하게 자라며 만지면 꺼칠꺼칠하다. 잎을 씹으면 어렴풋이 단맛이 느껴지는데, 당도가 사탕의 200~300배나 높고 칼로리가 거의 없는 스테비오사이드를 품고 있어서 설탕을 먹지 못하는 이들에게 좋은 천연 감미료로서 당뇨병이나 다이어트용 감미료로 많이 쓰인다. 말린 잎을 수 분간 익히고 나서 슈퍼필터로 여과한 후 시럽을 만들어 보존한다.

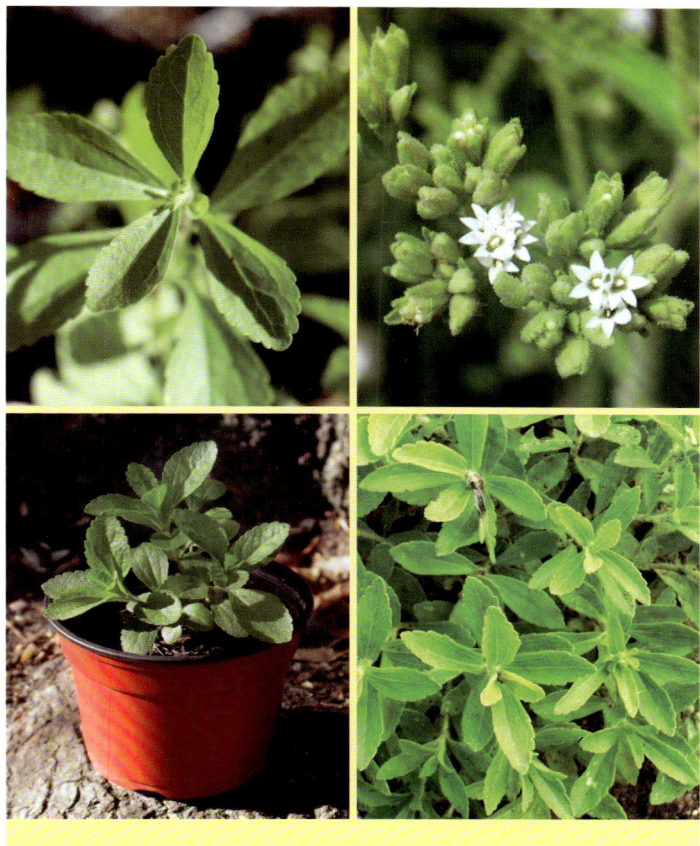

인슐린 저항을 낮추고, 혈액 속의 포도당 흡수를 막아
인슐린 생산을 촉진하여, 당뇨병 환자의 합병증 진행을 막는 데
도움이 된다는 연구결과가 있다.

치커리 (Chicory)

糖

Cichorium intybus

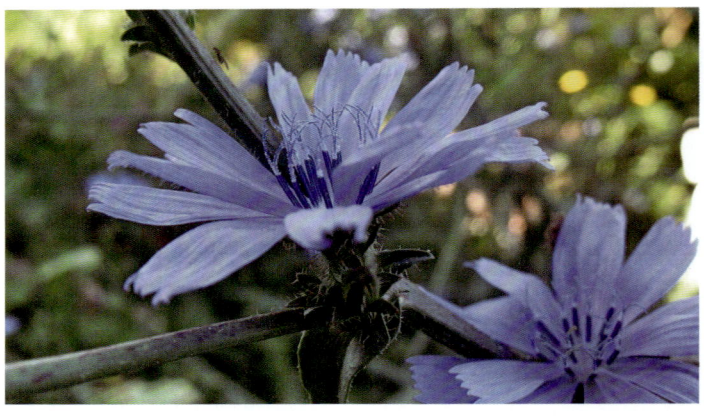

①수확기: 1~2월(뿌리)
②이용부위: 잎, 뿌리
③이용법: 요리, 약
④보존법: 건조(뿌리)
⑤원산지: 유럽, 시베리아
⑥생활형: 1~2년초
⑦개화기: 6~8월
⑧길이: 1.5~2m
⑨내서성: 보통 / 내한성: 강
⑩토양: 비옥한 땅
⑪파종시기: 9월

BC 300년경부터 채소와 샐러드로 이용해 왔으며, 우리나라에서는 1973년부터 재배되기 시작한 식물이다. 선명한 청색 꽃이 아침부터 해질 무렵까지 피며, 쓴맛이 있어 단맛 나는 피망 등과 함께 쌈, 샐러드, 무침 등에 이용된다. 아삭아삭하게 씹히는 맛과 특유의 쓴맛이 있다. 주로 샐러드에 이용하며, 수프에 넣거나 볶음요리, 올리브, 버터, 마늘을 넣은 고기요리에도 넣어 먹는다. 말려서 익힌 뿌리를 가루로 만들어 넣은 치커리 커피는 강장이나 소화 촉진 작용을 한다.

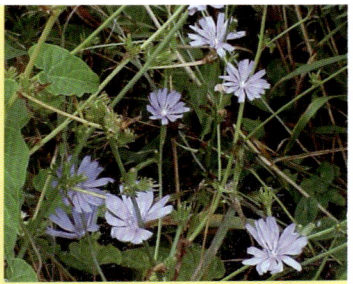
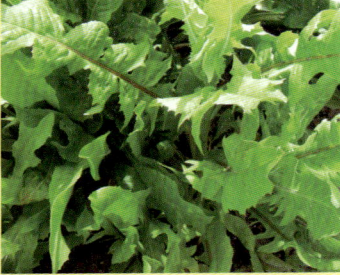
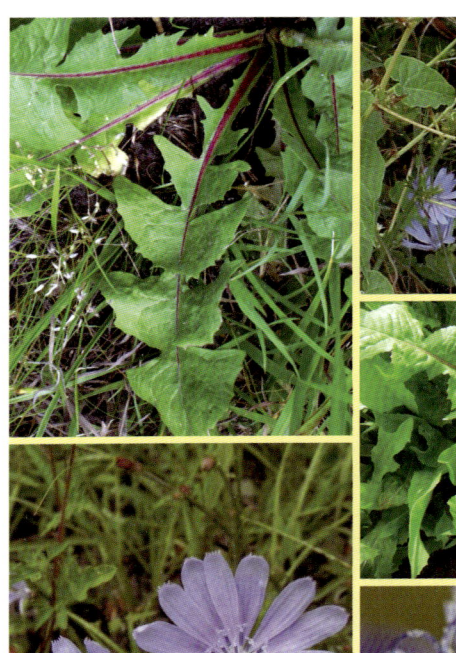
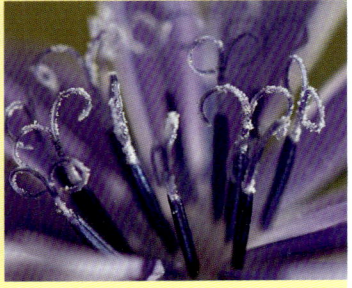

치커리 전체에 함유되어 있는 이눌린이라는 성분이 포도당 흡수를
감소시켜주기 때문에 당화 헤모글로빈의 함량을 낮춰
당뇨병의 예방이나 치료를 돕는다.

03 우엉 (Great Burdock)

糖

Arctium lappa

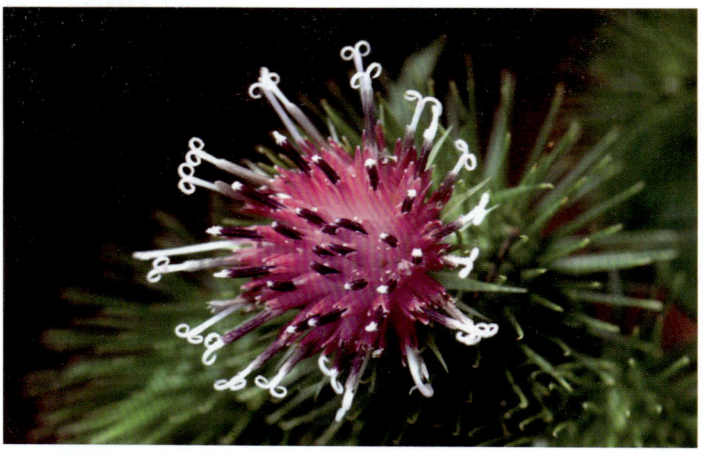

- ①수확기: 수시로
- ②이용부위: 줄기, 뿌리, 잎
- ③이용법: 요리, 약
- ④보존법: 건조(약)
- ⑤원산지: 중국 북부, 유럽
- ⑥생활형: 2년초
- ⑦개화기: 5~6월
- ⑧길이: 1.5~2m
- ⑨내서성: 보통 / 내한성: 강
- ⑩토양: 알칼리성 점질토
- ⑪파종시기: 봄과 가을

아삭아삭하게 씹히는 맛과 독특한 향이 있는 우엉은 그야말로 온갖 독을 풀고 염증을 치료하는 약초인 동시에 맛있는 식물이다. 섬유질의 보고로서 연근과 함께 뿌리채소의 대표적인 식품인 우엉은 어린 줄기와 뿌리를 데친 후에 살짝 익혀서 먹는다. 뿌리는 장운동을 돕고 혈액을 정화시키는 작용을 한다. 약하지만 항암작용도 인정받고 있으며, 어린잎은 샐러드에, 말린 잎은 입욕제로 이용할 수 있다.

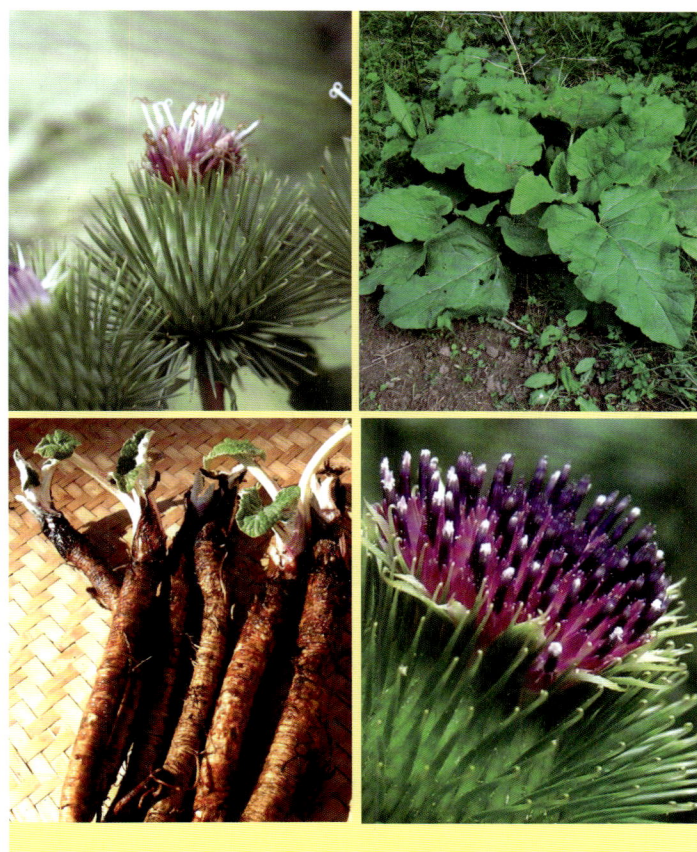

우엉은 당질 성분을 많이 함유한 알칼리성 식품으로
당질의 주성분을 이루는 것은 녹말이 아닌 이눌린이라는 성분이다.
이 성분이 당분과 지질의 흡수를 늦춰 혈당의 상승을
완만하게 해주므로 당뇨병 치료에 좋다.

04 캐모마일 저먼 (Chamomile German)

糖

Matricaria recutita

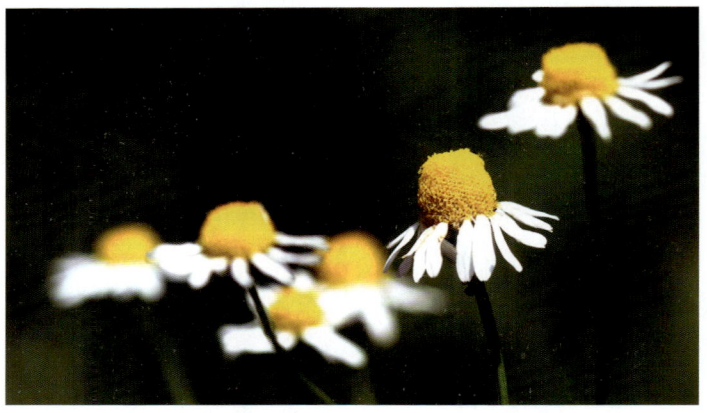

- ①수확기: 개화기
- ②이용부위: 꽃
- ③이용법: 차, 입욕제, 포푸리, 약
- ④보존법: 건조
- ⑤원산지: 유럽, 아시아 서부
- ⑥생활형: 1년초
- ⑦개화기: 4~5월 / 6~7월
- ⑧길이: 6Ccm
- ⑨내서성: 보통 / 내한성: 강
- ⑩토양: 배수가 잘 되는 땅
- ⑪파종시기 : 3~4월, 9월

꽃에서 달콤한 사과향이 나서 지상의 사과라고 부른다. 고대 이집트 사람들이 태양에 제물로 바쳤을 만큼 귀한 허브다. 꽃을 따서 차로 우려내어 마시면 긴장을 완화시키고 몸을 따뜻하게 해주는 효과가 있다. 이 때문에 영국에서는 가장 인기 있는 허브티로 사랑받고 있다. 다만 자궁을 자극하기 때문에 임산부는 과다한 복용을 피한다. 뿌리에서 분비하는 성분이 주변에 같이 심은 병든 식물을 치유하기에 '식물들의 의사'라고도 부른다.

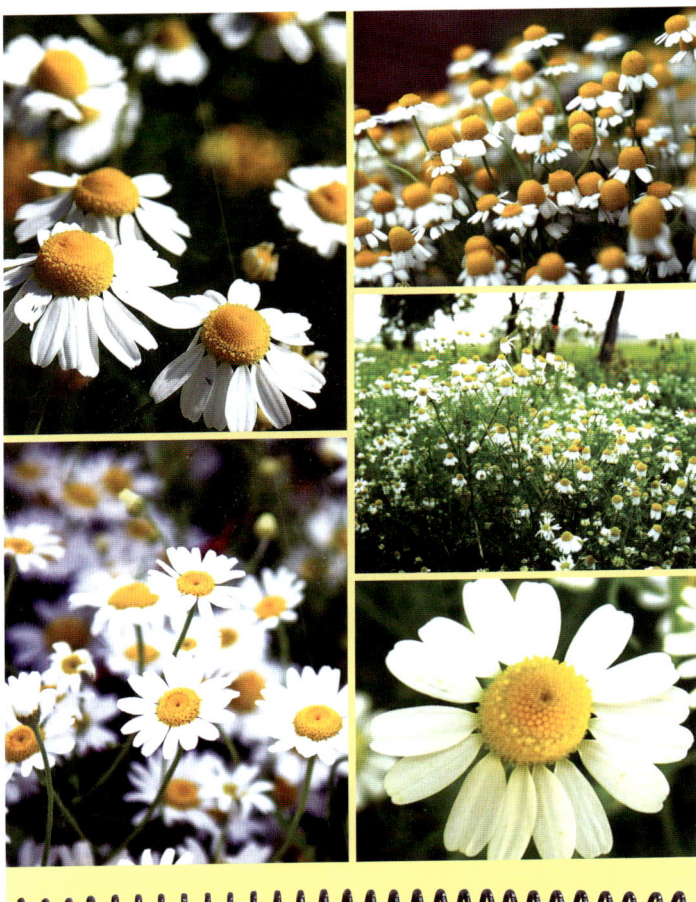

캐모마일 저먼이 혈당관리를 개선하고 당뇨합병증 위험도 낮출 수 있다는 연구결과가 나왔다. 매일 차를 마시면 당뇨와 연관이 있는 효소인 알도스 레둑타제의 활동을 억제하는 효과가 있다고 영국 BBC가 보도했다.

05 엘더베리 (Elderberry)

糖

Sambucus nigra

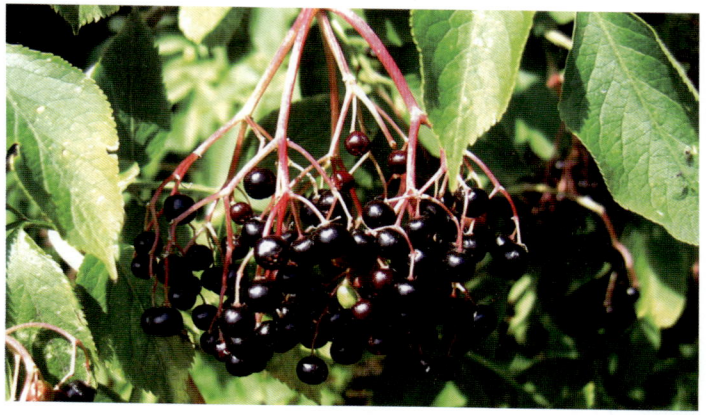

① 수확기: 5~6월(꽃), 7~8월(열매)
② 이용부위: 꽃, 열매
③ 이용법: 요리, 차(꽃), 약
④ 보존법: 건조
⑤ 원산지: 유럽의 온대 지역
⑥ 생활형: 낙엽성 저목
⑦ 개화기: 5~6월
⑧ 길이: 3~10m
⑨ 내서성: 보통 / 내한성: 강
⑩ 토양: 조금 습한 곳
⑪ 파종시기: 9~10월

히포크라테스가 '인간의 가장 훌륭한 의사는 자연이고, 엘더베리는 자연의 약 상자'라는 말을 남겼듯이 문명 이래 민간약으로 이용되어 왔으며, 유럽에서는 천연치료제로 사용하였다. 식물 전체에 천연비타민 C가 풍부하고 보라색 열매에는 안토시아닌과 바이오플라보노이드가 함유되어 있어 면역증강에 뛰어나다. 꽃은 시럽이나 벌꿀의 풍미를 내며, 차로 마시면 감기 증상을 완화시켜주는 효과가 있다. 열매는 잼을 만들거나 와인에 절여 사용한다.

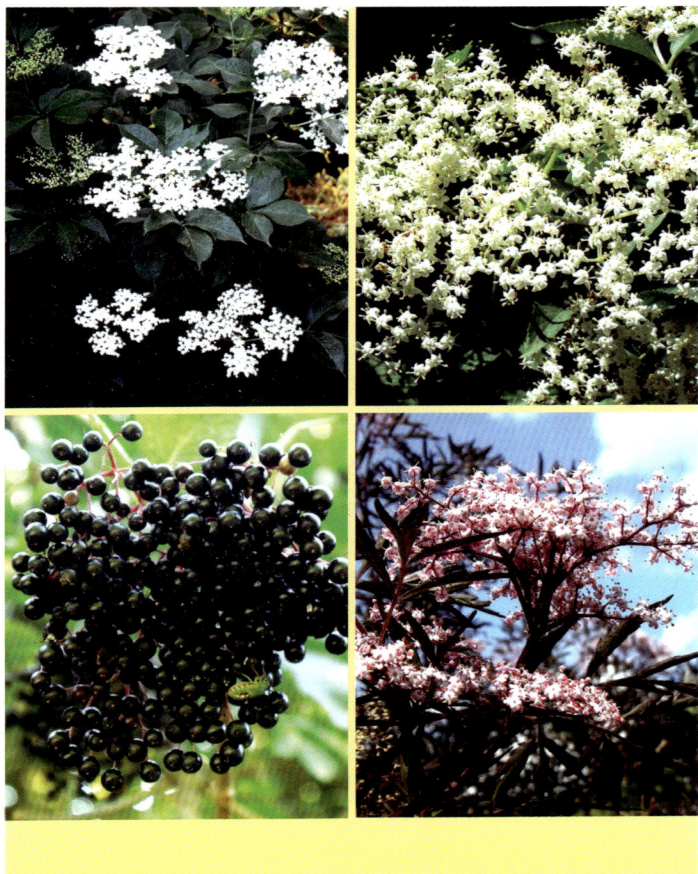

엘더나무의 대표적인 효과는 당뇨병이다. 엘더플라워는 인슐린을 원활하게 분비해주기 때문에 인슐린이 제대로 분비되지 않는 사람들에게 원활한 혈당 조절을 도와준다.

06 아티초크 (Artichoke)

糖

Cynara scolymus

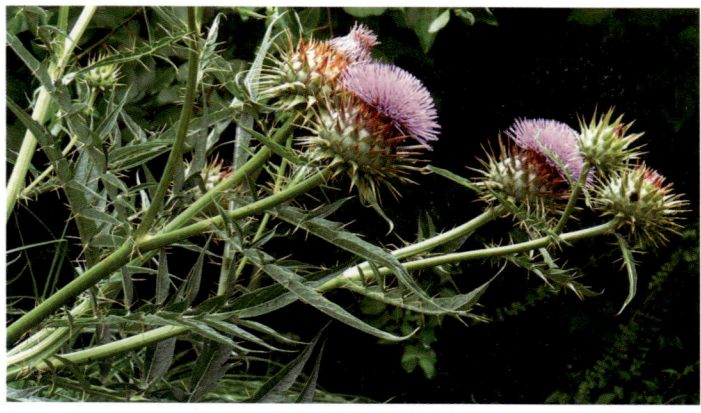

① 수확기: 개화 전에 꽃봉오리를 딴다
② 이용부위: 꽃봉오리
③ 이용법: 요리(꽃봉오리), 약
④ 보존법: 건조(풀)
⑤ 원산지: 유럽
⑥ 생활형: 다년초
⑦ 개화기: 6~9월
⑧ 길이: 1~2m
⑨ 내서성: 강 / 내한성: 강
⑩ 토양: 건조한 곳
⑪ 파종시기: 3~4월, 9~10월

식이섬유가 풍부해 지중해의 꽃이라고 불린다. 독특한 맛과 식감으로 프랑스와 이탈리아에서는 중요한 야채로 사랑받는다. 개화하면 꽃 턱이 얇아지므로 주의해야 한다. 꽃봉오리 부분이 요리에 많이 이용되지만 꽃받침과 꽃의 두꺼운 부분도 날것 또는 소금물에 데쳐 먹을 수 있다. 비타민과 무기질이 풍부해서 몸의 나쁜 물질을 빨리 배출할 수 있도록 신장의 이뇨작용을 돕는다. 잎 또한 간 해독 효능이 있으며 엽산, 마그네슘 등이 풍부하다.

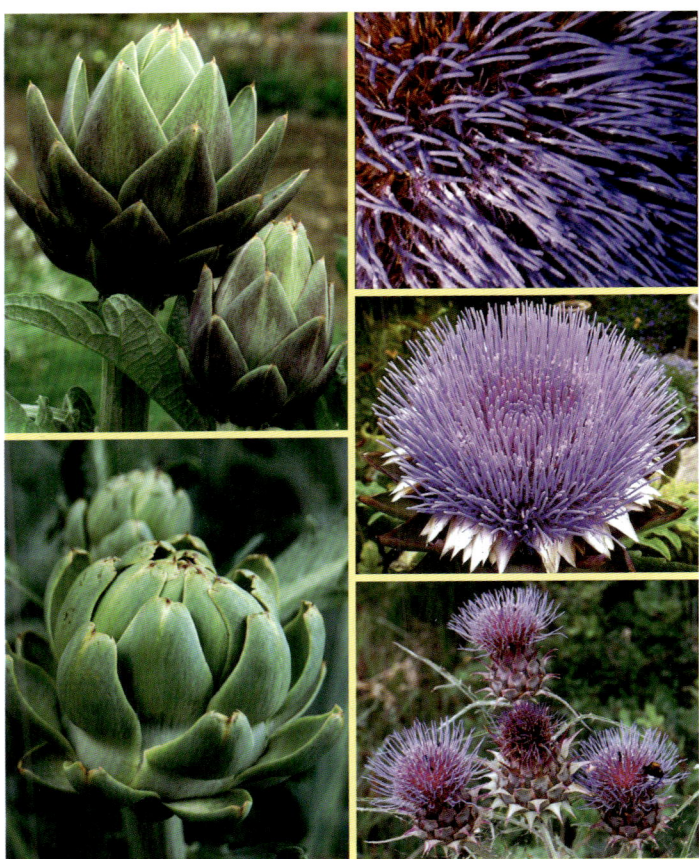

여러 식물 중에서 식이섬유가 가장 많다. 풍부한 식이섬유는
혈액 속의 콜레스테롤 수치를 낮추고, 혈압과 혈당을 조절해서
혈관질환이나 당뇨병 예방에도 도움을 준다.

스위트 조 파이 (sweet Joe-Pye, 향등골)
Eupatorium purpureum

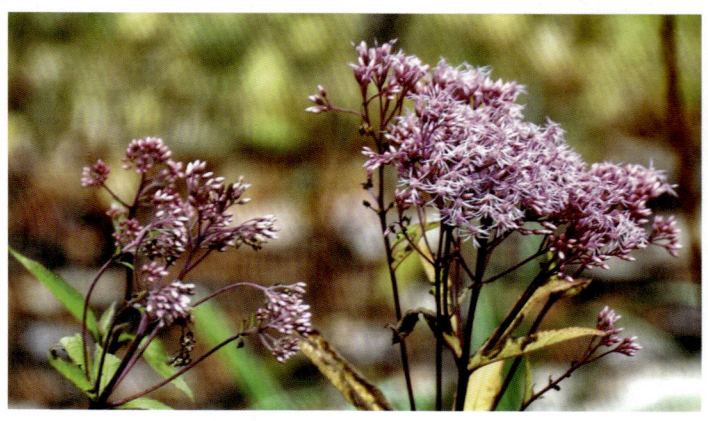

- ①수확기: 꽃잎이 떨어졌을 때
- ②이용부위: 꽃, 씨앗
- ③이용법: 염료(씨앗), 관상, 약
- ④보존법: 건조
- ⑤원산지: 북아메리카
- ⑥생활형: 다년초
- ⑦개화기: 7~10월
- ⑧길이: 1~3m
- ⑨내서성: 보통 / 내한성: 강
- ⑩토양: 비옥하고 배수가 잘 되는 땅
- ⑪파종시기: 봄

여름이 끝날 무렵 꽃이 군집을 이루는 모습은 볼 만한 광경이다. 기세 좋게 뻗은 줄기를 둘러싸고 커다란 녹색 잎이 4장 달리는데, 잎을 비비거나 상처를 내면 은은한 바닐라 향을 느낄 수 있다. 일부 다른 나라에서는 꽃이 필 때에 잎과 줄기를 채취하여 강장약이나 해산촉진제로 사용한다. 북미의 원주민들은 길이 3mm 정도의 갈색 씨앗을 으깬 다음 볶아 핑크색의 섬유 염료를 추출하는 데 사용했다.

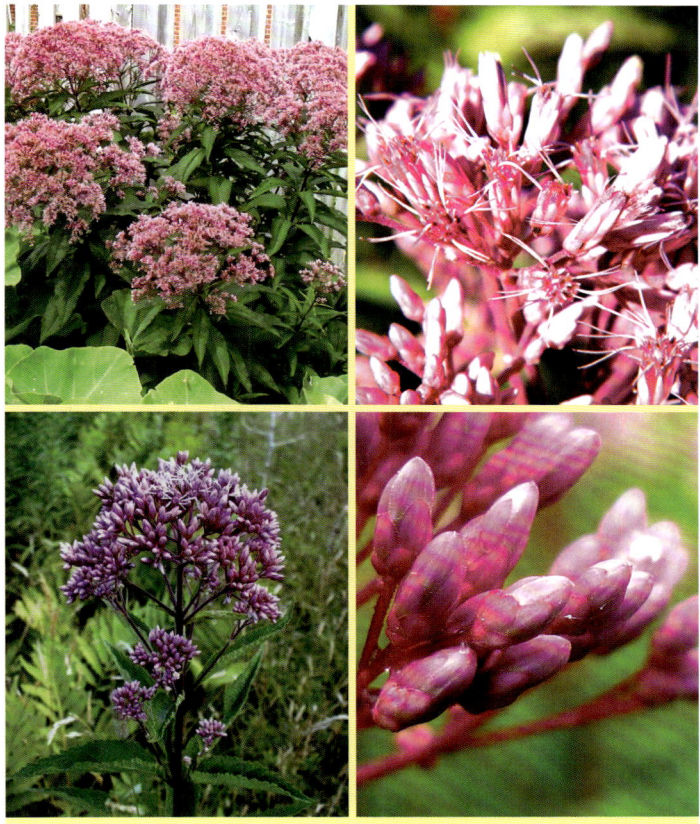

식물 전체를 보온제로 사용하기도 하며 중풍, 수종, 산후복통, 토혈, 고혈압 등에 약재로 사용한다. 당뇨병에는 전초를 말려 적당한 양을 물로 끓여서 그 즙을 차처럼 마시면 효과가 있다. 하루 6~10g을 사용한다.

08 허니서클 (Honeysuckle)
糖
Lonicera periclymenum

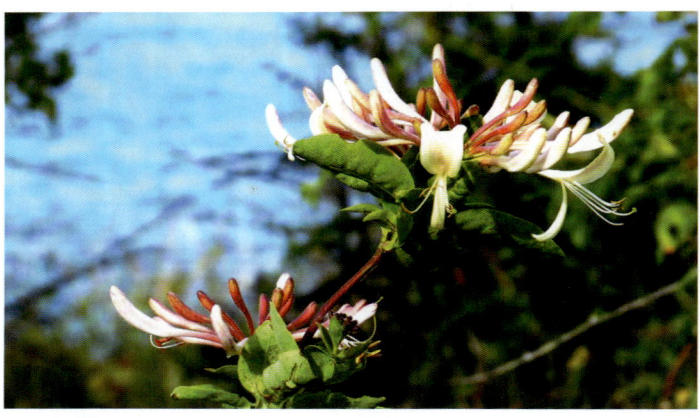

① 수확기: 6~9월
② 이용부위: 꽃
③ 이용법: 약, 포푸리, 차, 관상
④ 보존법: 건조
⑤ 원산지: 유럽, 아프리카 북부
⑥ 생활형: 덩굴성 낙엽 저목
⑦ 개화기: 6~9월
⑧ 길이: 5~6m
⑨ 내서성: 보통 / 내한성: 강
⑩ 토양: 배수가 잘 되는 곳
⑪ 파종시기: 5~6월, 9~10월

'금은화'라고도 하며 줄기부터 뿌리에 이르기까지 버릴 것이 없는 식물이다. 혹독한 겨울을 이겨내고 피어서 꽃의 아름다움과 남다른 향이 있다. 잎이나 줄기는 그늘에 말려서 차로 먹어도 좋고 끓여서 식혜를 만들어 먹어도 좋다. 맛은 달고 약간 쓰면서도 맵다. 한방에서는 해열, 해독, 설사약으로 이용하고 있다. 8할 정도 핀 꽃을 차나 허브 주, 포푸리에 이용하며 대량으로 복용하는 것은 피한다. 번식력이 왕성하며 바로 나무에 휘감기기 때문에 심는 장소에 주의한다.

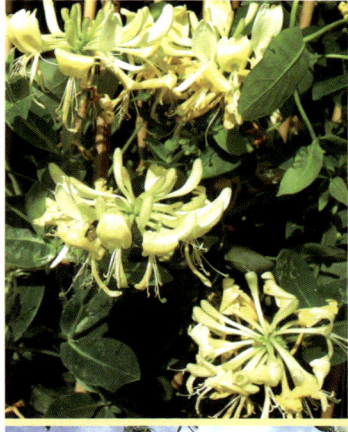
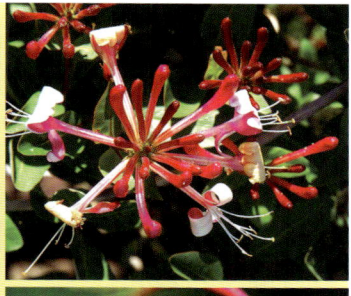
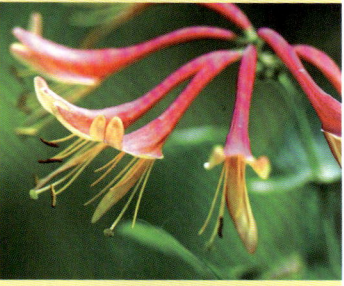
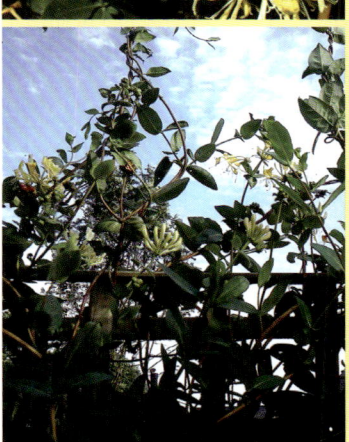
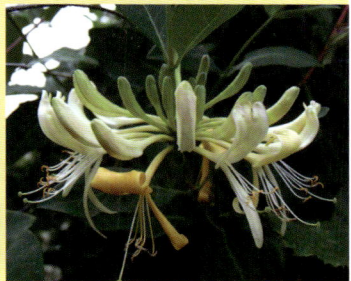

건조시킨 꽃을 물과 함께 달여 물이 반으로 줄 때, 식힌 것을 틈틈이 한잔씩 마시면 당뇨가 개선되는 효과를 볼 수 있다. 또한 콜레스테롤 수치를 내려주며 위궤양도 치료하는 효과도 있다.

09 둥굴레 (Solomon's seal)

糖

Polygonatum multiflorum

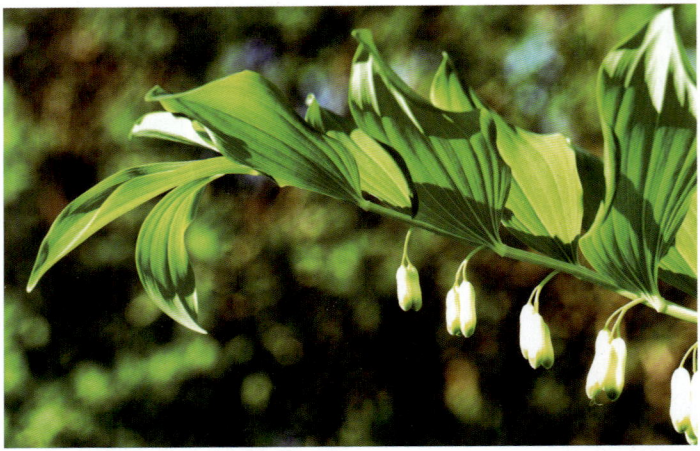

- ①수확기: 수시로
- ②이용부위: 전체
- ③이용법: 약(뿌리줄기), 요리, 관상
- ④보존법: 날 것을 이용
- ⑤원산지: 유럽
- ⑥생활형: 다년초
- ⑦개화기: 5~6월
- ⑧길이: 60~90cm
- ⑨내서성: 약 / 내한성: 강
- ⑩토양: 습하고 배수가 잘 되는 곳
- ⑪파종시기: 9~10월

가늘고 긴 조롱 모양의 황백색 꽃이 잎의 옆에 몇 개씩 드리워지며 핀다. 쓴맛이 없고 단맛이 도는 뿌리줄기를 가을에 캐서 그늘에 말린 것을 위수 또는 위유라고 하며 한방에서는 자양강장, 해열 등에 쓴다. 또한, 수렴 효과도 뛰어나 타박상의 습포제나 화장수로도 사용한다. 무늬가 들어간 잎 종류도 있고 관상용으로 화분에 심어서도 즐길 수 있다. 둥굴레 차는 말린 뿌리를 여러 차례 볶은 것이다.

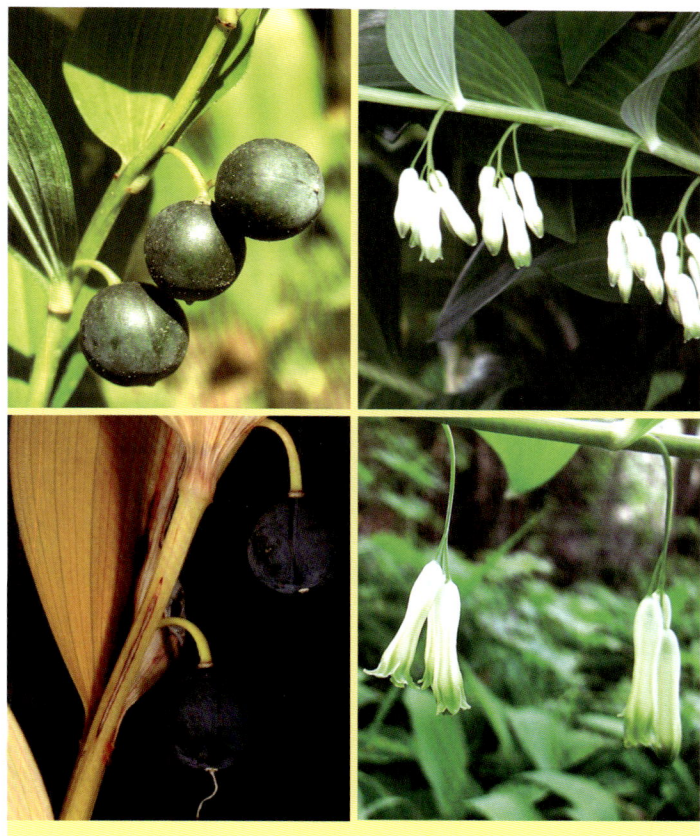

둥굴레 추출물을 당뇨병 쥐에게 투여한 결과, 혈당 강하 효능이 확인되었으며, 둥굴레 식이를 당뇨병 환자를 대상으로 섭취하게 한 결과, 공복 혈당 수치가 눈에 띄게 감소되었다는 연구결과가 있다.

구기자 (Chinese matrimony vine)
Lycium chinense

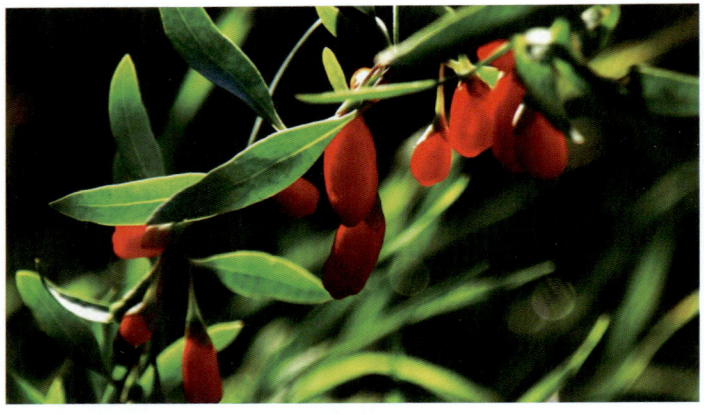

- ①수확기: 수시로
- ②이용부위: 전체
- ③이용법: 요리, 차, 약
- ④보존법: 건조(잎)
- ⑤원산지: 아시아 동부–열대–온대지역
- ⑥생활형: 낙엽성 저목
- ⑦개화기: 8~10월
- ⑧길이: 1~2m
- ⑨내서성: 보통 / 내한성: 강
- ⑩토양: 배수가 잘 되는 곳
- ⑪파종시기: 10~11월, 3월

마을 근처 둑이나 냇가에서 자라며 곳곳에서 쉽게 볼 수 있다. 예부터 젊음을 돌려주는 불로장수 약으로 인정받아온 약초로서, 가을에 붉게 익는 열매를 소주에 담가 약용주로 만들면 좋다. 자양강장 외에 뿌리껍질은 몸이 달아오르거나 자면서 땀을 흘리는 증상 치료 등에 쓰이며, 잎은 시력 감퇴나 눈의 피로, 결막염에 효과가 있다. 관상 가치가 있어 정원목으로도 인기가 높다. 구기자 차는 말린 잎을 볶은 것으로, 달면서도 시큼한 맛이 있다.

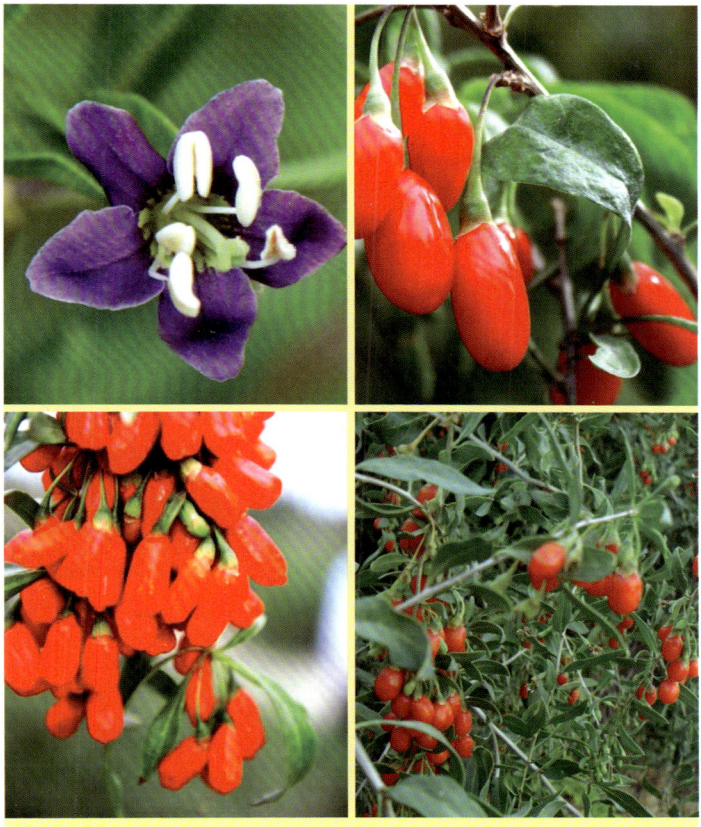

동맥경화를 막아주고 혈압을 정상으로 유지해주는 데 효과가 있다. 구기자에 들어 있는 베타인과 루틴의 성분이 당뇨병을 예방하며 혈당을 강하시켜 준다. 구기자와 적당량의 물을 넣고 끓여서 장복하면 좋다.

11 퍼스레인 (Purslane, 쇠비름)

糖

Portulaca oleracea

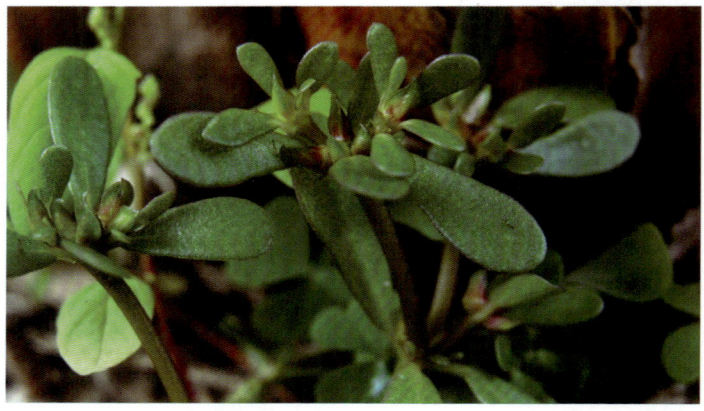

①수확기: 6~11월(개화기)
②이용부위: 어린잎, 줄기
③이용법: 요리, 약
④보존법: 건조
⑤원산지: 온대 · 열대 지역
⑥생활형: 1년초
⑦개화기: 7~9월
⑧길이: 20~30cm
⑨내서성: 강 / 내한성: 약
⑩토양: 배수가 잘 되는 사질토
⑪파종시기: 5월

구석기시대의 한 동굴에서 씨가 발견되었다고 하니 인류가 가장 먼저 먹기 시작한 식물일 것이다. 흔한 풀이지만 약효는 실로 대단하다. 나물로 먹으면 피가 맑아지고, 장이 깨끗해져서 늙지 않고 건강하게 오래 살 수 있다. 어린잎이나 줄기를 데쳐서 샐러드나 나물무침 등에 사용한다. 줄기는 피클에도 적합하다. 씨앗은 열매를 맺고 나서 4~5개월간 쉰 후 기온이 25℃를 넘고 나서 파종한다. 당뇨병의 혈당치를 낮추는 데에 매우 좋은 효과가 있다.

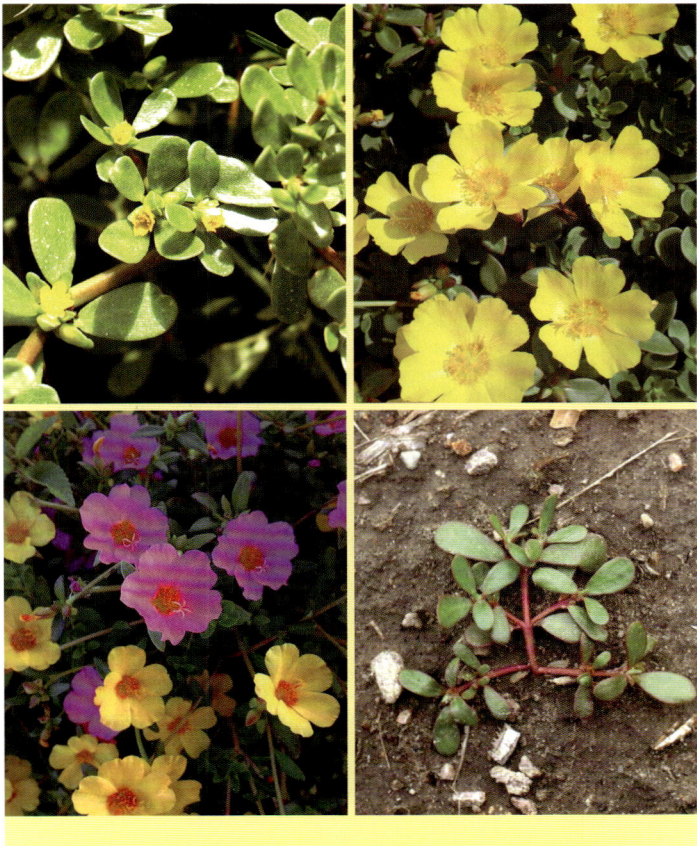

그늘에서 잘 말린 것을 하루 30~40그램쯤 물로 달여서 먹거나 날것을 즙을 내어 한 잔씩 하루 3~4번 마시면, 혈당치가 떨어지고 기운이 나며 당뇨로 인한 모든 증상이 차츰 없어진다.

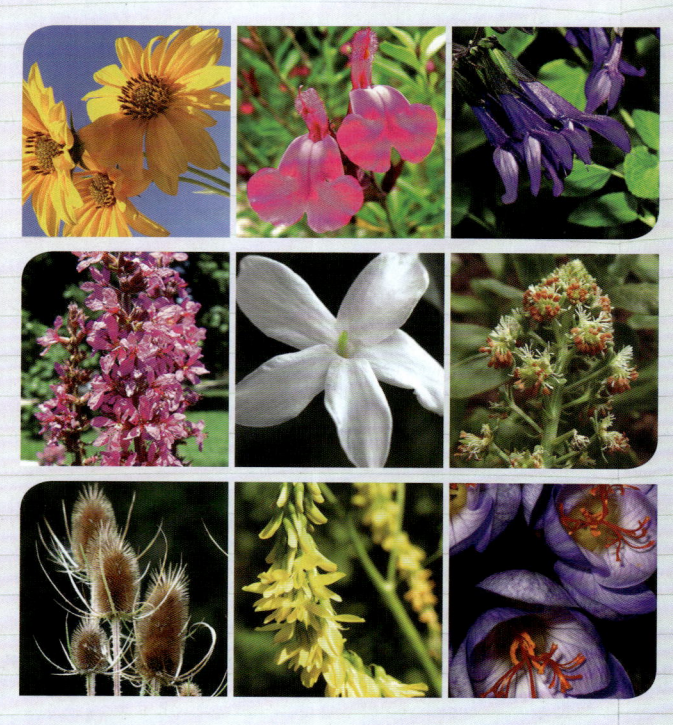

CHAPTER 5
가을에 피는 허브

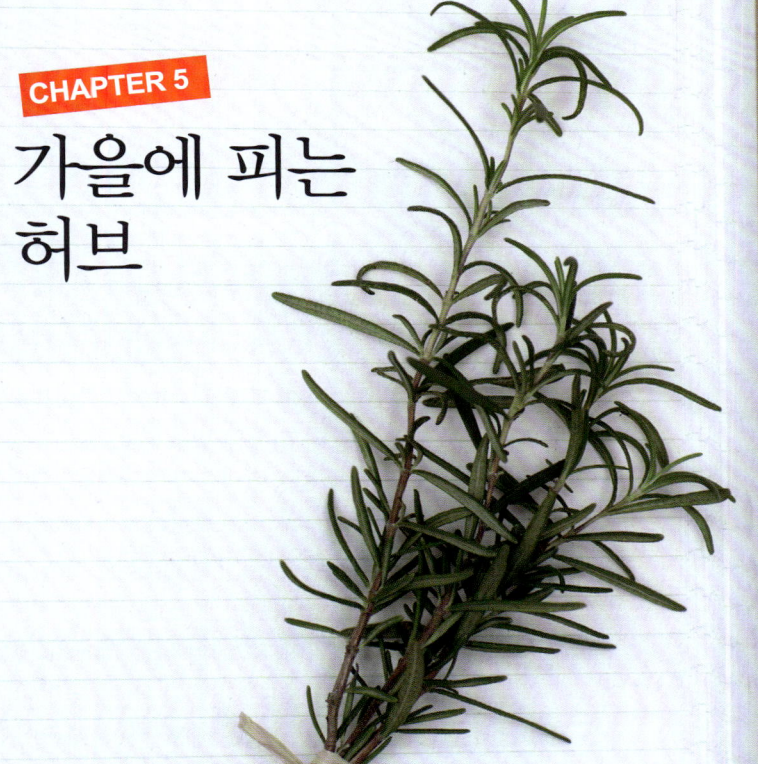

사프란 (Saffron)

Crocus sativus

秋

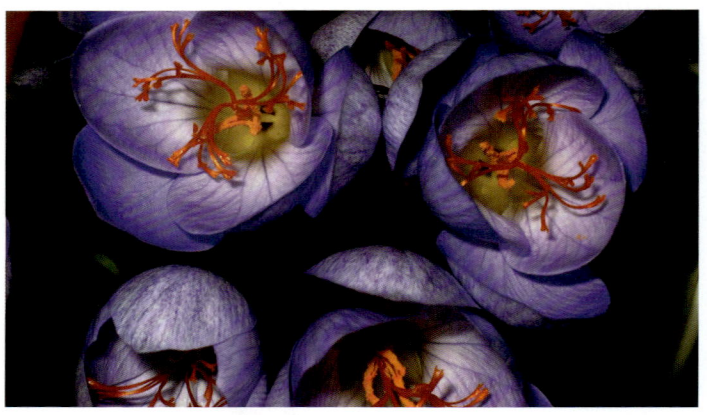

①수확기: 10~11월(개화한 아침)
②이용부위: 꽃 기둥
③이용법: 향신료, 차, 염료, 관상, 약
④보존법: 건조
⑤원산지: 유럽 남부
⑥생활형: 다년성 구근
⑦개화기: 10~11월
⑧길이: 10~20cm
⑨내서성: 강 / 내한성: 강
⑩토양: 배수가 잘 되는 땅
⑪파종시기: 8월 하순~9월(모내기)

'세상에서 가장 비싼 향신료'로서 고대부터 약이나 염료, 향신료 등에 사용할 목적으로 재배하였다. 당시에는 황금보다 더 값비쌌다. 왜냐하면 꽃의 암술을 건조시켜 얻어내는데, 500개의 암술을 건조시켜야 1그램이 나올 정도로 생산량이 적은데다 그 작업을 일일이 수작업으로 해야 하기 때문이었다. 차로 마시면 몸을 따뜻하게 해주고 소화, 발한, 통경(월경을 나오게 함) 작용을 한다.

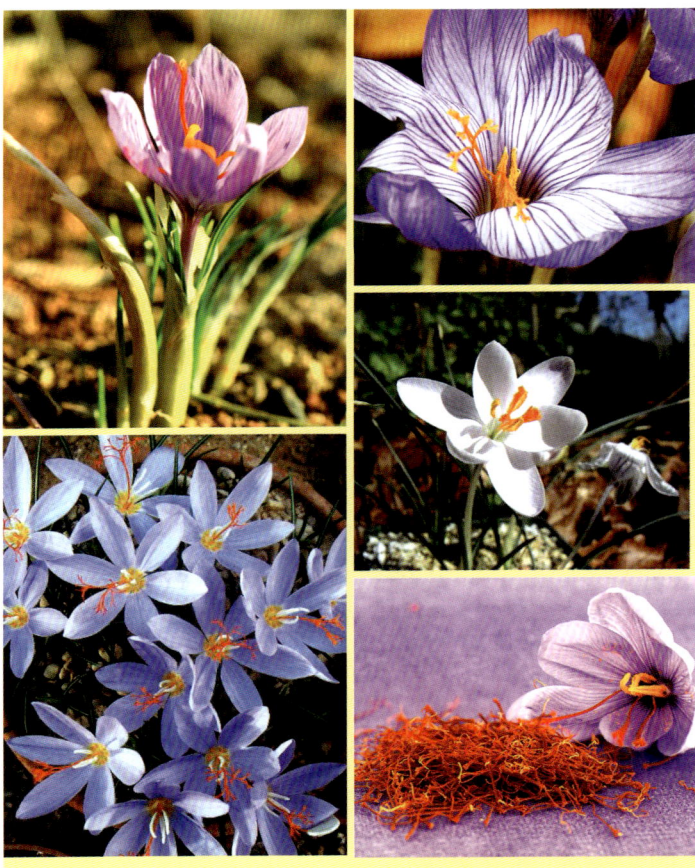

월경이 심한 경우, 암술 5~6개를 찻잔의 반 정도의 끓인 물에 우려내 1일 3회로 마신다. 노란 물이 우러나오는 동안은 효력이 있으므로 몇 번이고 사용할 수 있다.

멕시칸 세이지 (Mexican sage)
秋
Salvia leucantha

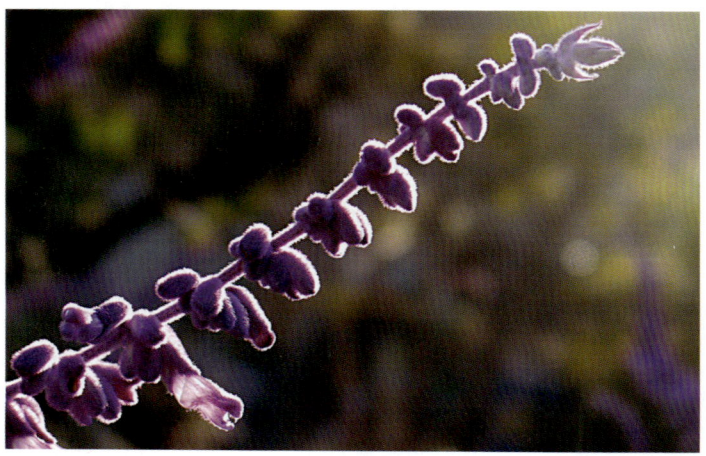

①수확기: 개화기에
②이용부위: 꽃
③이용법: 관상, 드라이플라워
④보존법: 건조
⑤원산지: 멕시코
⑥생활형: 다년초
⑦개화기: 9~11월
⑧길이: 1~1.3m
⑨내서성: 보통 / 내한성: 약
⑩토양: 습지
⑪파종시기: 4~5월(묘목의 모내기)

다른 세이지처럼 향기로운 방향성을 가지고 있는 것은 아니지만 실크를 연상시키는 질감의 꽃이 계속 핀다. 서리 내릴 염려가 없는 지역 이외에는 그루터기 주변을 떨어진 잎이나 볏짚으로 덮거나, 그루를 캐내어 화분에 옮겨 심거나 해서 월동시킨다. 말려도 꽃 색이 남기 때문에 드라이플라워에 적합하다. 꽃은 희며, 꽃잎처럼 보이는 것은 붉은 자주색 꽃받침이다. 잎에서는 시원한 민트향이 난다.

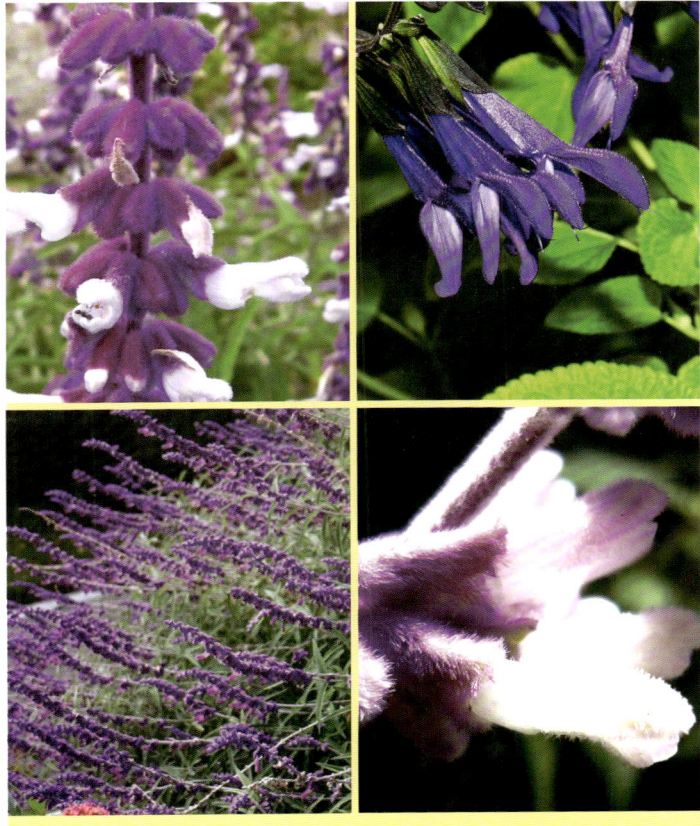

'세이지를 심은 집에서는 죽는 사람이 없다'는 속담이 있을 정도로 널리 애용되어 온 약초이다. 신경 계통, 소화기 계통에 약효가 뛰어나다고 알려져 있으며, 세이지 차는 구취를 방지하고 잇몸과 이를 튼튼하게 해주며 치아를 하얗게 만든다.

03 파인애플 세이지 (Pineapple Sage)

秋

Salvia greggii

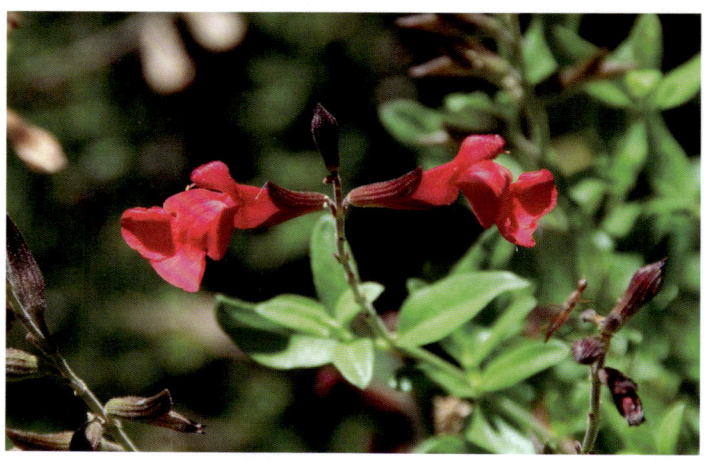

① 수확기: 수시로
② 이용부위: 전체
③ 이용법: 요리(잎), 포푸리(잎), 공예품
④ 보존법: 건조
⑤ 원산지: 멕시코
⑥ 생활형: 다년초
⑦ 개화기: 9~11월
⑧ 길이: 1~1.5m
⑨ 내서성: 보통 / 내한성: 조금 약함
⑩ 토양: 습하고 배수가 잘 되는 곳
⑪ 파종시기: 4~5월

세이지는 '구원하다'라는 의미에서 유래된 이름이다. 잎을 만지면 감도는 파인애플 향과 선명한 붉은색 꽃이 매력적인 허브로, 전체가 선모에 둘러싸인 날카로운 계란 모양의 잎이 난다. 닭, 돼지고기나 치즈 요리에 잎을 넣으면 한층 맛있는 요리를 맛볼 수 있으며, 잎을 태운 연기는 방에서 나는 잡냄새를 제거하는 효과가 있다. 향이 강하고 밝은 녹색이라 과자의 장식에 사용해도 좋다.

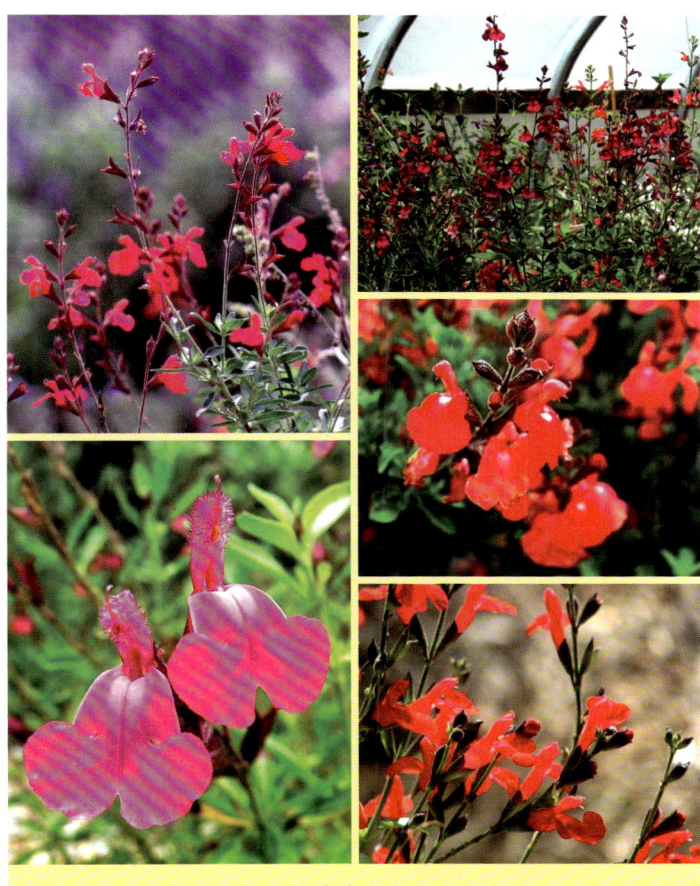

세이지의 향은 정신을 안정시켜주고 스트레스를 해소해 주는 효능이 있다. 요즘은 향신료로 더 많이 이용하지만, 예로부터 만병통치약으로 알려져 왔을 정도로 그 쓰임새가 다양하다.

페인티드 세이지 (Painted sage)

秋 Salvia viridis

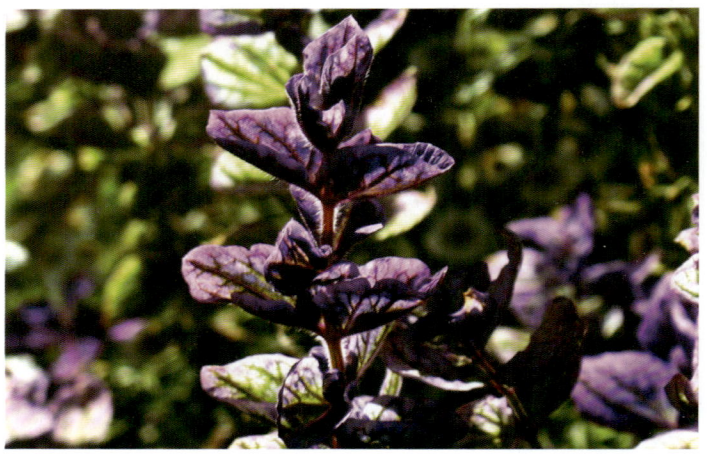

① 수확기: 없음
② 이용부위: 꽃
③ 이용법: 관상
④ 보존법: 없음
⑤ 원산지: 유럽 남부
⑥ 생활형: 다년초
⑦ 개화기: 9~11월, 5~6월
⑧ 길이: 30~60cm
⑨ 내서성: 보통 / 내한성: 보통
⑩ 토양: 배수가 잘 되는 곳
⑪ 파종시기: 3~6월, 9월

꽃 이삭의 상부가 겹으로 되어 있으며 핑크, 흰색, 자주색의 품종이 있다. 잎을 으깨면 향이 나는데, 예전에는 코담배의 재료로 사용되었다. 씨앗은 음식의 향미를 더할 때 쓰이며, 오일은 와인과 맥주를 만드는 데 사용한다. 정원 또는 화분에 심거나 꽃꽂이에 적합하다. 겨울에는 서리를 맞지 않도록 조치하는 등 좋은 상태에서 월동하면 다년초로서 매년 꽃을 즐길 수 있다.

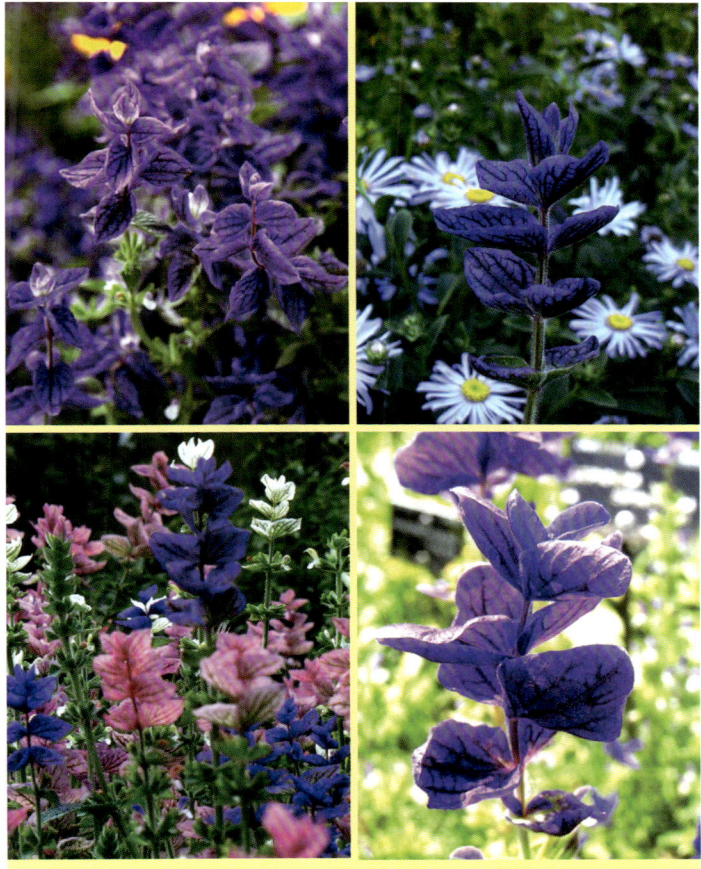

소독, 허브 차, 목욕, 세안, 양치 등으로 약용 및 미용에 이용되며, 특히 잇몸치료에 효능이 있다.

자스민 (Jasmine)
秋
Jasminum spp.

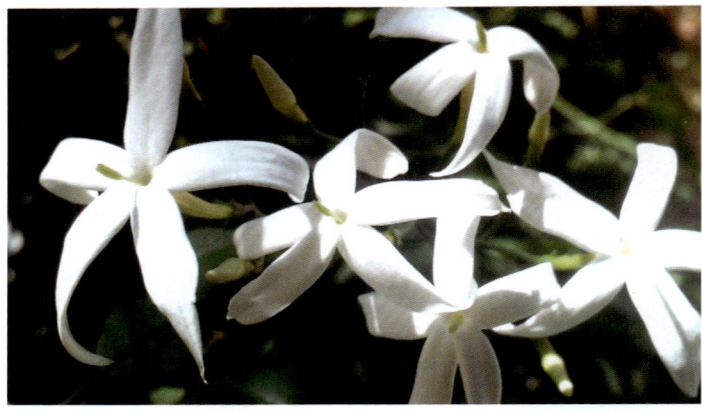

① 수확기: 7~9월
② 이용부위: 꽃
③ 이용법: 향료, 관상, 포푸리
④ 보존법: 건조
⑤ 원산지: 중국-히말라야, 인도 북부
⑥ 생활형: 덩굴성 상록 저목
⑦ 개화기: 7~9월
⑧ 길이: 2~3m
⑨ 내서성: 보통 / 내한성: 조금 약함
⑩ 토양: 비옥한 땅
⑪ 파종시기: 4~5월

'꽃 향유의 왕'으로 불리며, 달콤하고 관능적인 향기로 인해 향수나 차의 원료로 사랑받아 온 허브이다. 차는 정신적인 감정에 미치는 효과가 크지만, 화장품 맛이 난다며 못 마시는 사람들도 있고, 오히려 독특한 향이 있다며 좋아하는 사람도 있어 호불호가 갈린다. 꽃의 향이 너무 강하게 느껴질 때에는 말린 국화를 함께 넣어 마시면 향이 연해져 마시기가 쉬워진다. 추위에 약한 편이라 일반적으로 화분에 심어서 기른다.

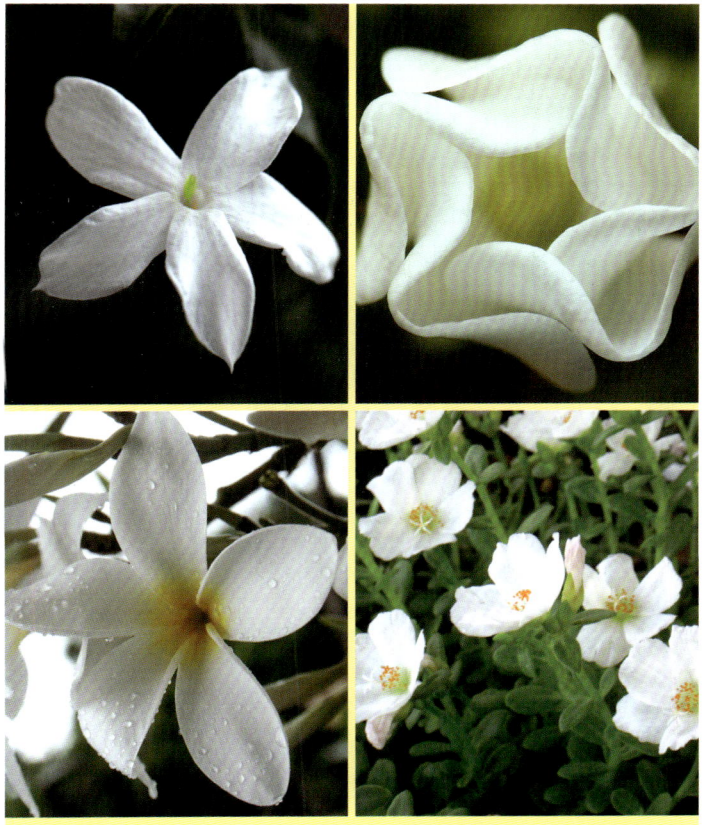

생리 불순, 스트레스성 위통, 우울증 등에 진정효과가 있다는 것이 일본 이토엔 사와 교토대학 대학원 영양화학연구실의 공동연구로 밝혀졌다. 공동연구진은 자스민 차의 향이 자율신경계에 영향을 미쳐 심박수가 줄고 부교감신경 활동이 항진되는 것을 확인하였다.

미뇨네트 (Mignonette)
秋
Reseda odorata

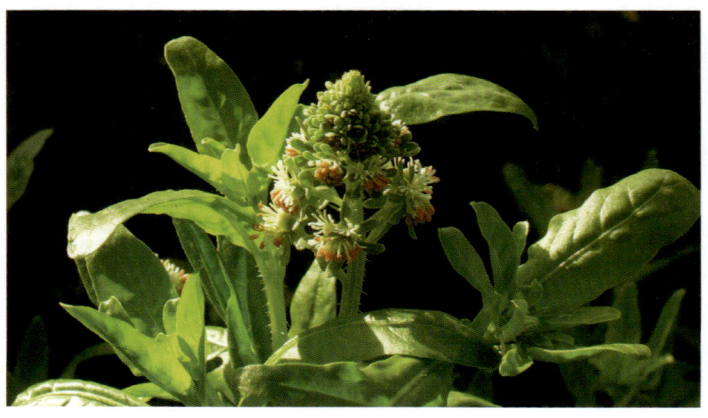

①수확기: 개화기에
②이용부위: 전체
③이용법: 관상, 포푸리, 향료
④보존법: 건조
⑤원산지: 아프리카 북부
⑥생활형: 1년초
⑦개화기: 6~9월
⑧길이: 20~50cm
⑨내서성: 보통 / 내한성: 약
⑩토양: 특별히 제한받는 것은 없다
⑪파종시기: 4~5월, 9월

북아프리카 원산의 향료 식물로 새우 빛의 갈색 꽃봉오리에서 노란 꽃이 핀다. 속명의 어원은 '고통을 씻어주다'라는 의미로 꽃은 그리 화려하지는 않다. 하지만 물푸레나무와 비슷한 달콤한 향이 나며, 말려도 향이 남아 있으므로 포푸리와 방향 주머니를 만들어 즐길 수 있다. 노란색의 작은 꽃이 빽빽이 핀 꽃은 꽃꽂이에도 아주 적합하다. 길이가 길지 않아서 화분에 심어도 좋다. 이식을 싫어하므로 심을 곳을 정한 후 바로 심어야 한다.

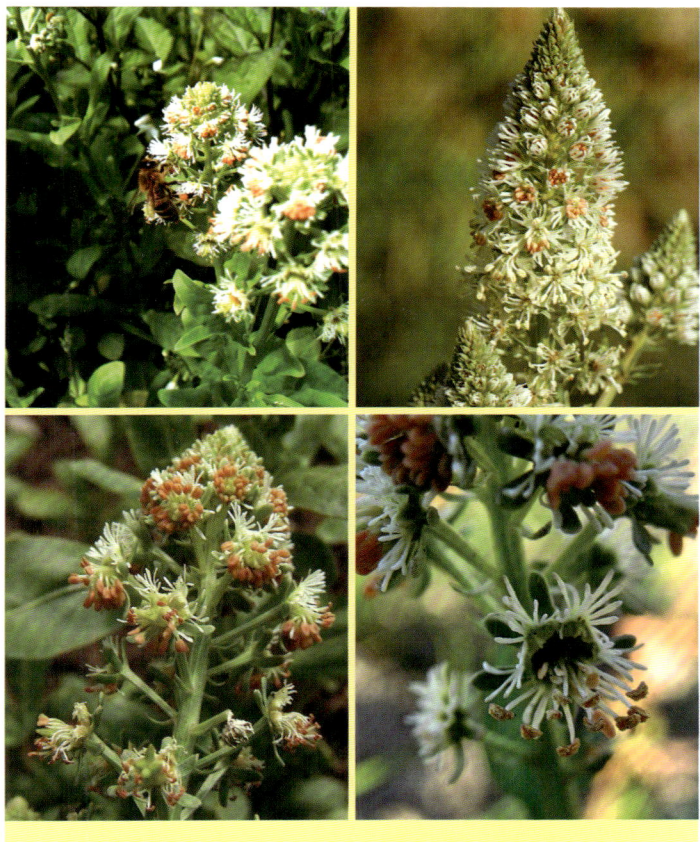

유럽에서는 타박상에 의한 통증을 완화시켜주는 약으로 이용되었던 허브이지만 국내에는 아직 상업적 보급이 미약하다.

07 알카넷 (Alkanet)
秋
Anchusa officinalis

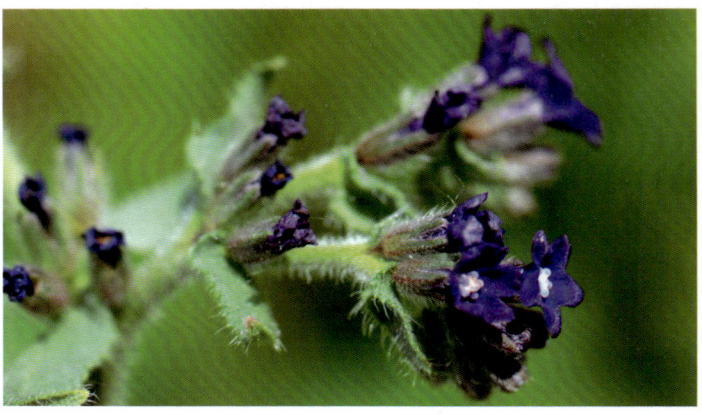

①수확기: 5~10월
②이용부위: 꽃, 잎, 뿌리
③이용법: 요리, 염료(뿌리), 포푸리(잎)
④보존법: 건조(잎)
⑤원산지: 유럽, 소아시아
⑥생활형: 다년초, 또는 2년초
⑦개화기: 6~10월
⑧길이: 50~130cm
⑨내서성: 보통 / 내한성: 강
⑩토양: 건조한 기미가 있는 곳
⑪파종시기: 3~4월, 9~10월

황무지나 길가 등지에서 자생하는 허브로 촘촘한 털이 전체를 덮고 있기 때문에 고온다습한 여름에 약하다. 속명인 앙쿠사는 '다홍색'이라는 의미로 뿌리에서 얻는 염료가 립스틱의 색을 내는 데 사용되었기 때문에 지어진 이름이다. 인삼처럼 굵은 뿌리를 알코올과 섞으면 적갈색 염료를 추출해낼 수 있다. 또한, 말린 뿌리를 달여서 복용하면 거담이나 혈액정화에 효과가 있다. 단맛이 나는 꽃과 잎은 샐러드 장식이나 설탕 절임으로 사용된다.

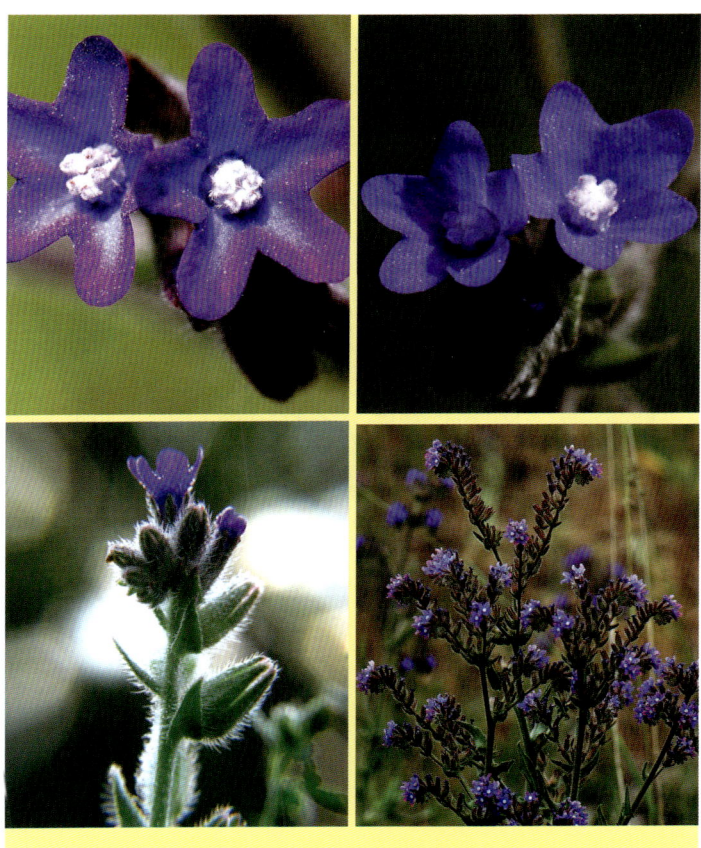

굵은 뿌리를 달여서 복용하면 혈액 정화에 도움이 된다.

가을에 피는 허브

08 털부처꽃 (Purple loosestrife)

秋 **Lythrum salicaria**

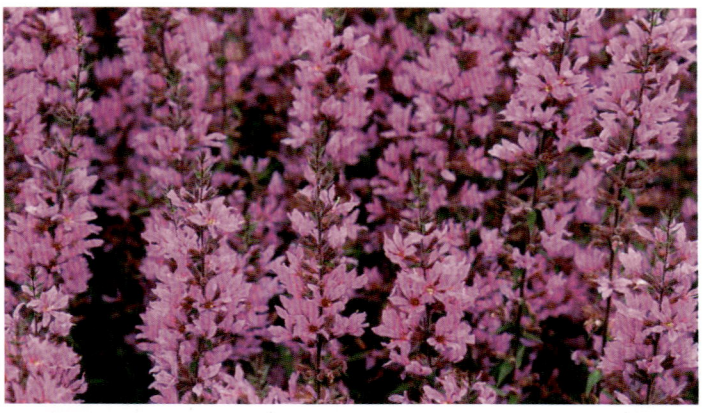

- ①수확기: 잎은 수시로, 꽃은 개화기
- ②이용부위: 꽃, 잎, 줄기
- ③이용법: 드라이플라워, 포푸리, 약
- ④보존법: 건조
- ⑤원산지: 유럽, 아시아, 아프리카
- ⑥생활형: 다년초
- ⑦개화기: 8~9월
- ⑧길이: 60~120cm
- ⑨내서성: 보통 / 내한성: 강
- ⑩토양: 습지
- ⑪파종시기: 4월

줄기를 휩싸는 것처럼 피는 보라색 꽃이 군락을 이룬 자생지의 모습은 그야말로 장관이다. 잎은 가을에 빨갛게 단풍이 든다. 꽃과 잎은 비상시에 식량으로 이용할 수 있으며 생식도 가능하다. 전체를 말린 후 달여 마시면 설사를 멈추는 역할을 한다. 또한 수렴작용을 해 모세혈관을 수축시켜 코피를 멎게 한다. 습지에 생육하는 허브이므로 정원이나 화분에 심는 경우 지나치게 건조한 것은 금물이다.

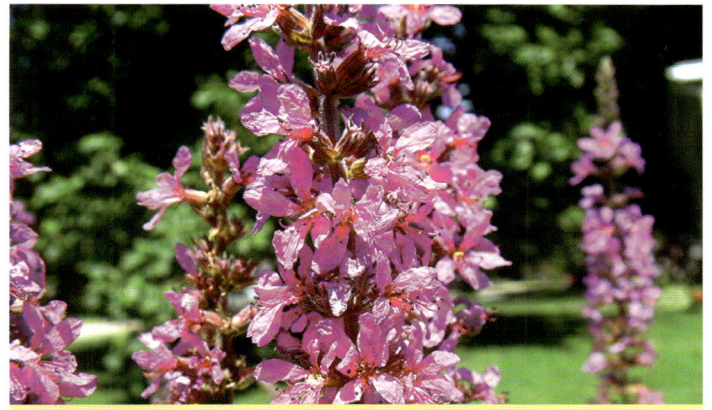

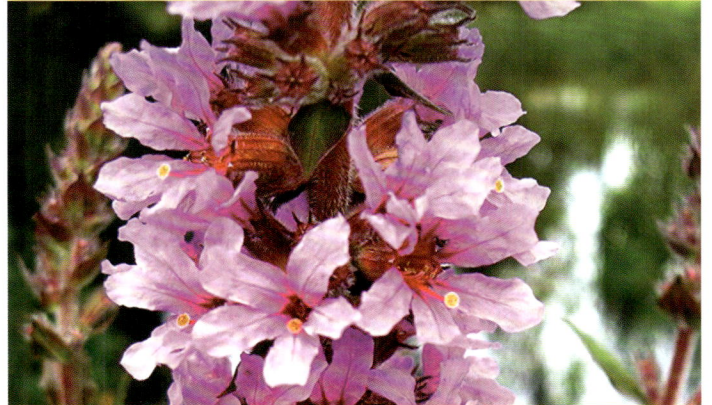

부처꽃이라고 하고 한방에서는 천굴채(千屈菜)라 하여 지사제로 쓰며, 중국에서도 설사와 궤양에 약용한다. 중세 시대 콜레라가 유행할 때 지사제로 널리 쓰였다.

09 노랑스위트클로버 (Yellow Sweet Cl

秋 **Melilotus officinalis**

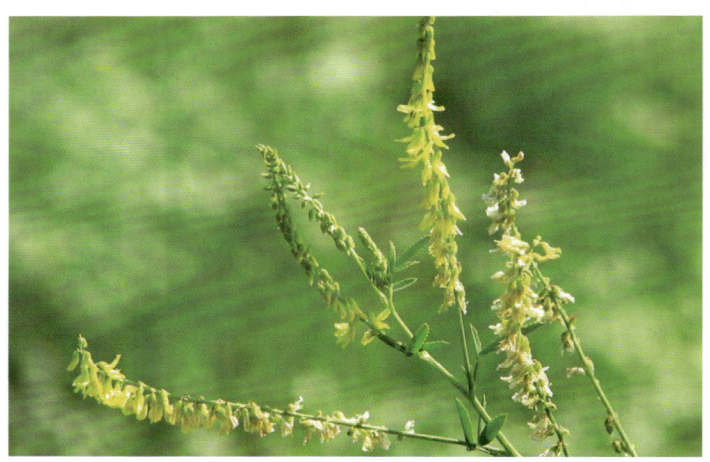

①수확기: 개화기
②이용부위: 꽃, 잎
③이용법: 차(꽃, 잎), 포푸리(꽃)
④보존법: 건조
⑤원산지: 유럽-아시아, 북아메리카
⑥생활형: 2년초 또는 1년초
⑦개화기: 6~9월
⑧길이: 1~1.5m
⑨내서성: 보통 / 내한성: 강
⑩토양: 배수가 잘 되는 곳
⑪파종시기: 9~10월, 3~4월

꿀벌이 이 꽃의 꿀을 좋아하기 때문에 '꿀벌의 클로버'라는 의미의 속명이 붙었다. 꿀벌 방목지에서 유일하게 수개월간 꿀 생산을 위한 가장 귀중한 식물로서 미국에서는 고품질 최우수 꿀로 사랑받고 있다. 생잎에는 항염 작용이 있어서 습포제로 사용되며, 말린 꽃으로 우려낸 차는 두통을 없애는 데 효과가 있다. 그러나 완전하게 말리지 않으면 유독 물질이 발생하므로 주의한다.

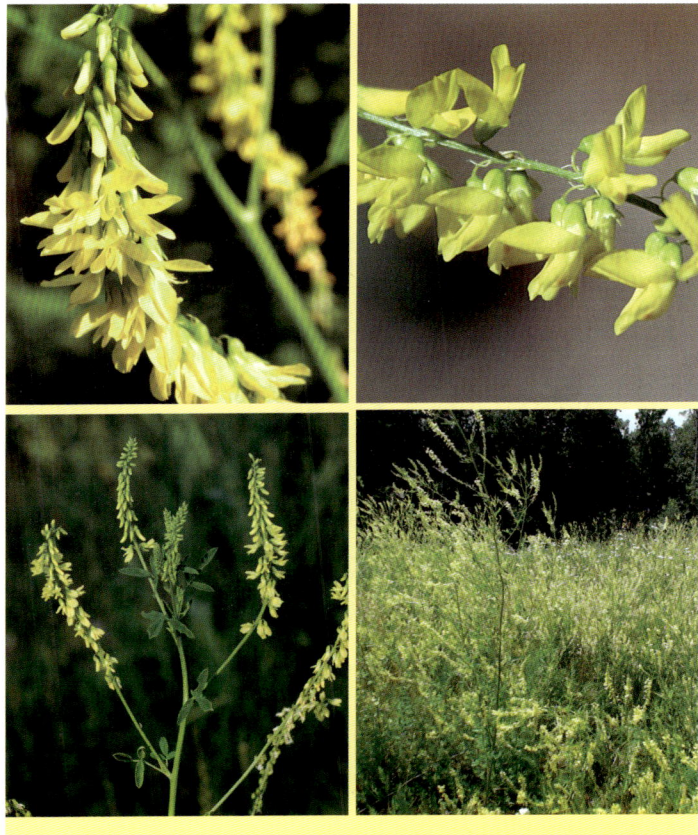

미국, 캐나다, 러시아, 독일, 폴란드, 아르헨티나에서 미래의 경제작물로 주목받고 있는 허브로, 높은 신경 흥분성 경우의 불면증, 호흡 기관의 질병, 부인과 질병 및 피부과 질병, 타박상 등에 사용한다.

가을에 피는 허브

10 티젤 (Teasel)
秋

Dipsacus fullonum

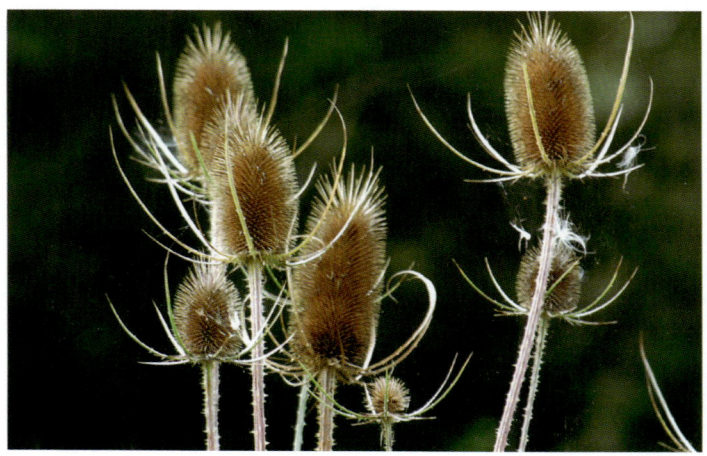

① 수확기: 개화기
② 이용부위: 꽃, 열매
③ 이용법: 드라이플라워, 관상
④ 보존법: 건조
⑤ 원산지: 유럽-아시아
⑥ 생활형: 2년초
⑦ 개화기: 7~10월
⑧ 길이: 50~200cm
⑨ 내서성: 보통 / 내한성: 강
⑩ 토양: 적당히 습한 곳
⑪ 파종시기: 3월

볕이 잘 드는 초원 등에서 잘 자란다. 학명 'Dipsacus'는 갈증을 의미하는데 꽃의 밑 부분이 컵을 닮은 데서 유래되었다. 작은 꽃이 빽빽이 모여 있는 달걀 모양의 이삭이 인상적으로, 열매를 맺고 꽃잎이 떨어진 다음에도 운치가 있어서 곧잘 드라이플라워로 이용된다. 작은 열매의 끝 쪽 형태에 따라 티젤과 근연종인 풀러즈 티젤(fuller's teasel)로 구분할 수 있다.

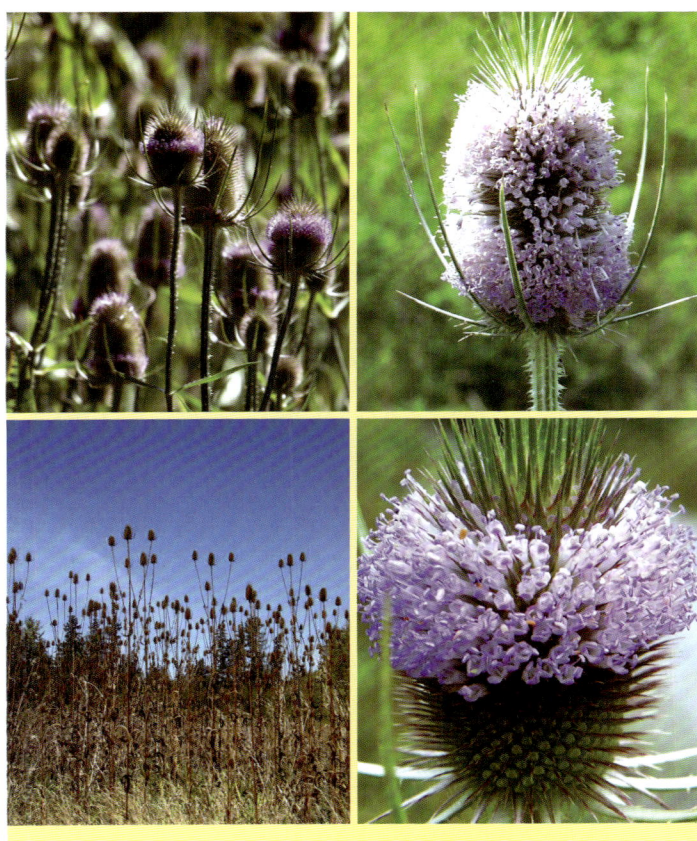

뿌리에 정화작용이 있어 말린 뿌리 4~10g을 물에 넣고 우려낸 차를 매일 2~3회 마시면 소화를 돕고 위를 보호하며 식욕개선에 도움을 준다.

아그리모니 (Agrimony)
秋
Agrimonia eupatoria

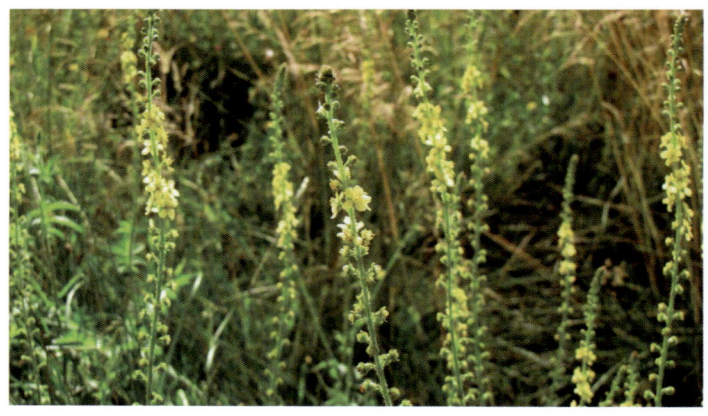

①수확기: 수시로
②이용부위: 전체
③이용법: 차(잎), 요리(새싹), 약(잎)
④보존법: 건조(전체)
⑤원산지: 유럽, 아시아 서부, 아프리카
⑥생활형: 다년초
⑦개화기: 7~9월
⑧길이: 60~100cm
⑨내서성: 보통 / 내한성: 강
⑩토양: 배수가 잘 되는 곳
⑪파종시기: 3~5월, 9~11월

그리스시대부터 유명한 약초로, 마술에 가까우리만치 만병에 잘 듣는 약으로 여겼다. 끝이 뾰족한 꽃 모양을 보고 '교회의 첨탑'이라고도 하고, 프랑스에서는 '들의 수녀'라고 불렀는데, 가난한 자들을 돌봐 주던 수녀들의 옷소매를 닮아 사람들이 감사의 뜻으로 붙인 것이라고 한다. 옅은 황갈색이나 갈색의 염료를 얻을 수 있다. 또한 레몬 같은 향기가 있어서 차로 만들어 상용하면 정혈의 효과가 있다. 저절로 땅에 떨어진 씨앗으로 왕성하게 번식한다.

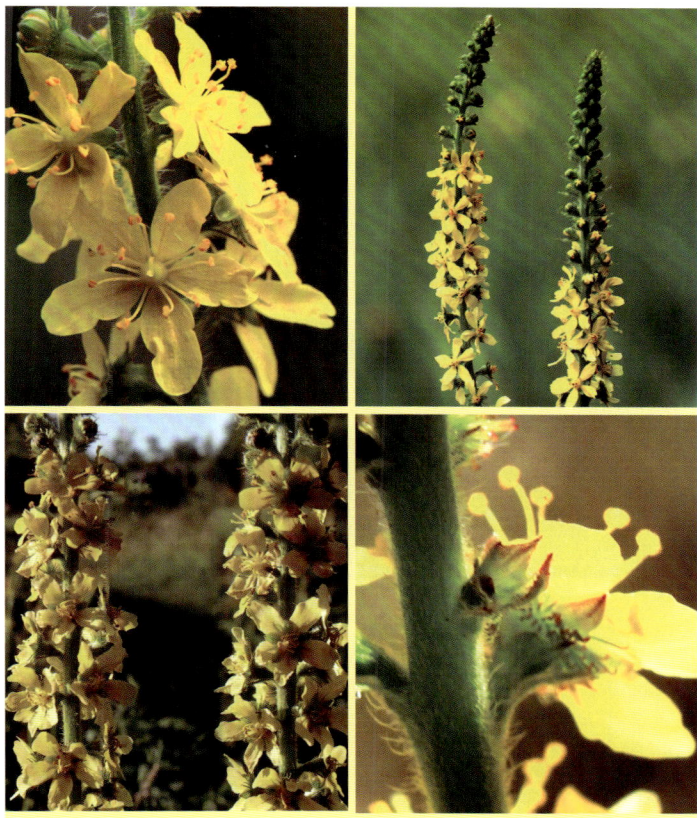

눈과 귀를 밝게 하고, 마음을 안정시켜주는 효과가 있으며,
시금치·당근과 함께 갈아서 생즙으로 마시면
치질과 황달 치료에 효과가 있다.

소프워트 (Soapwort, 비누풀)

秋

Saponaria officinalis

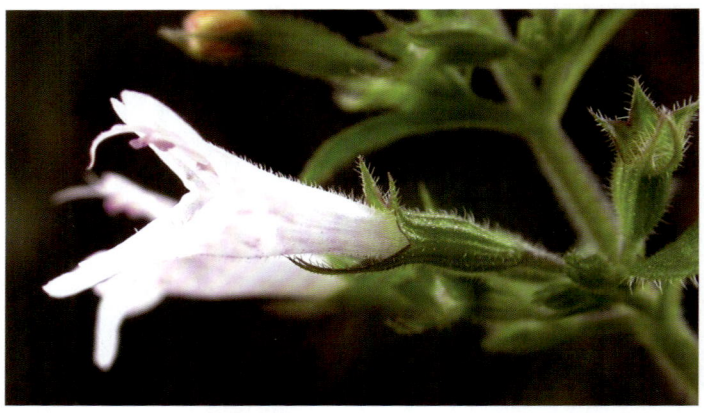

①수확기: 6~9월(잎,꽃), 9~10월(뿌리)
②이용부위: 꽃, 잎, 뿌리줄기
③이용법: 공예품, 포푸리(꽃)
④보존법: 건조
⑤원산지: 유럽
⑥생활형: 다년초
⑦개화기: 7~9월
⑧길이: 20~100cm
⑨내서성: 보통 / 내한성: 강
⑩토양: 배수가 잘 되는 곳
⑪파종시기: 9~10월

잎을 따서 물에 넣고 비비면 비누거품이 나온다고 하여 붙여진 이름이다. 천연비누로 실제 세정작용도 있다. 중동지역과 알프스 지방에서는 이 풀로 손을 닦는다. 이는 사포닌 성분 때문인데, 독성이 있으므로 절대 입에 넣지 말아야 한다. 비누 액은 잎과 뿌리줄기를 30분 정도 끓이면 만들어진다. 오래된 미술품의 직물은 지금도 이 비누 액으로 세탁하는 경우가 있다. 꽃의 크기는 직경 2~3cm 정도로 특히 꽃꽂이에 적합하다.

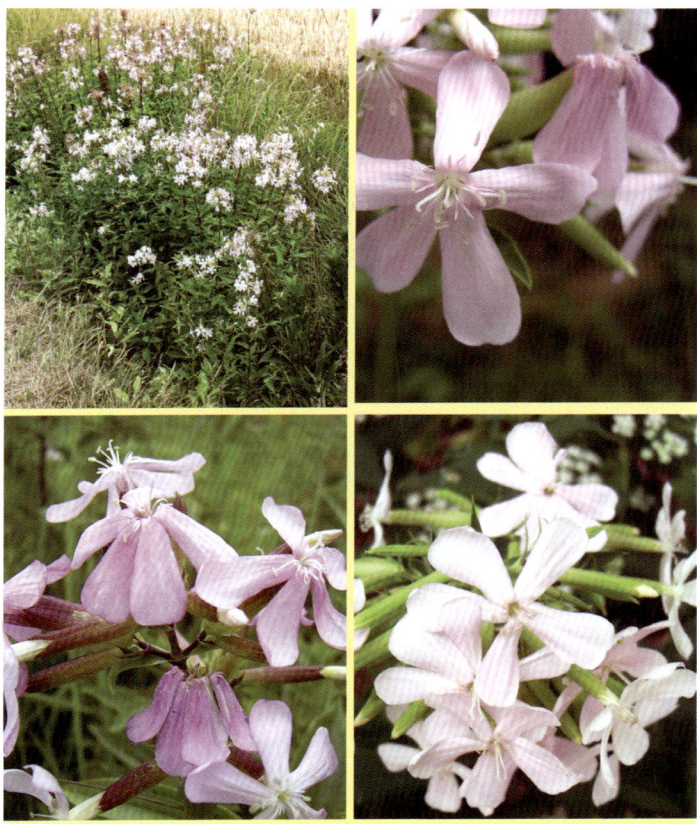

여드름과 습진에 효과가 있어 세정제로 쓰이며,
소염작용이 있어 거담제나 류머티즘 치료제로 효능이 있다.
체질개선제로도 사용된다.

13 체리 세이지(Cherry Sage)

秋

Salvia greggii

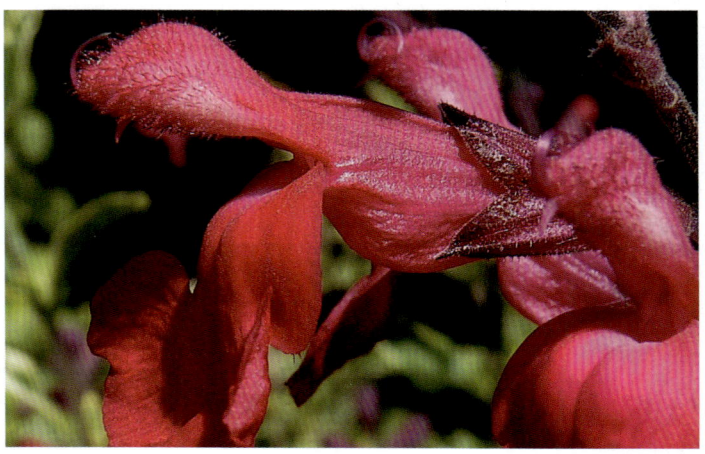

①수확기: 없음
②이용부위: 꽃, 잎
③이용법: 관상, 포푸리
④보존법: 건조
⑤원산지: 멕시코
⑥생활형: 낙엽성 저목
⑦개화기: 6~10월
⑧길이: 50~80cm
⑨내서성: 강 / 내한성: 보통
⑩토양: 습지
⑪파종시기: 4~5월

체리와 같은 향을 가지고 있어 체리세이지라 부른다. 핑크색이 도는 붉은 꽃을 피우지만, 오렌지나 흰색, 노란색 종류도 있다. 좌우 대칭형의 새 모양을 하고 있는 특이한 모습으로 꿀을 많이 지니고 있어 벌새, 그리고 꿀을 좋아하는 곤충들이 즐겨 찾는다. 다 핀 꽃을 부지런히 따면, 개화를 오래 즐길 수 있다. 봄철에 가지를 잘라 굵고 힘 좋은 가지를 늘리면 생육이 좋아져 꽃을 많이 피운다.

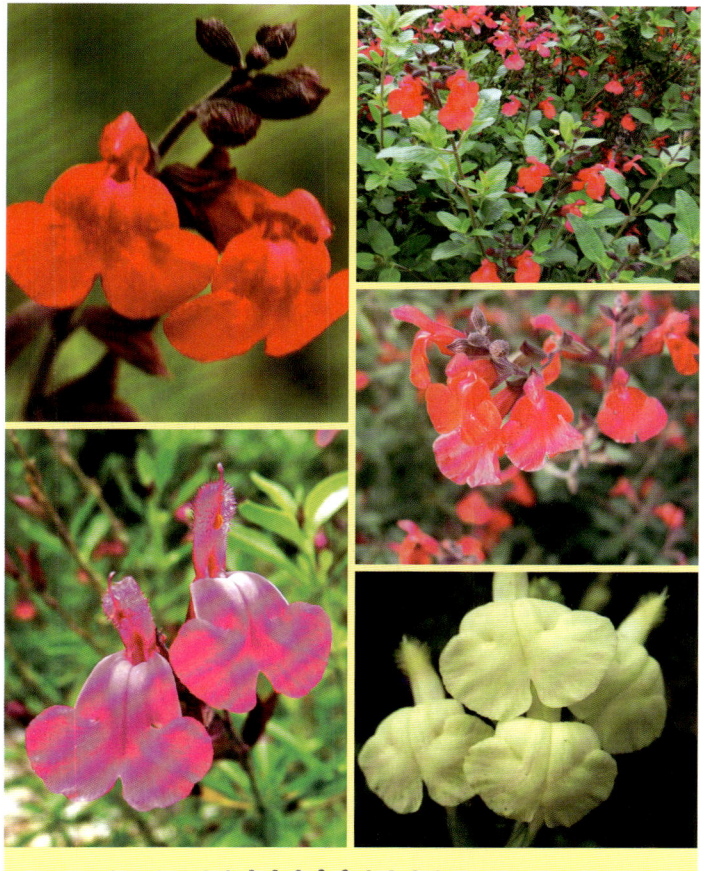

항균, 소독, 살균 작용이 뛰어난 것으로 알려져 있으며, 차로 마시면 구취를 방지하고, 잇몸과 이를 튼튼하게 해주며 치아를 하얗게 만든다. 향이 오래가는 편이어서 세안제, 목욕제로서도 인기가 높은 편이다.

14 민트 (Mint)

秋

Mentha spp.

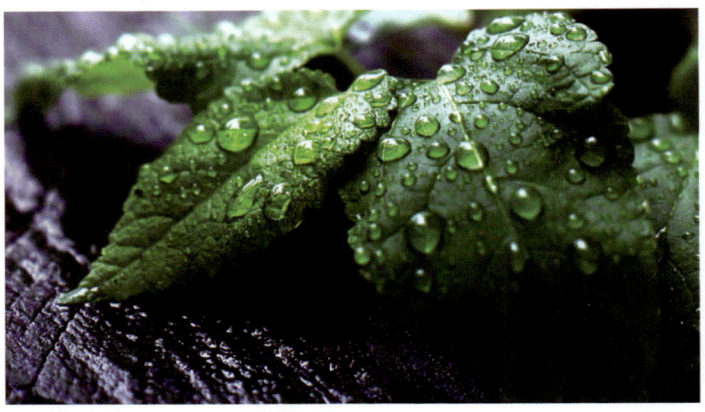

- ①수확기: 3~11월
- ②이용부위: 잎
- ③이용법: 요리, 차, 입욕제, 향료
- ④보존법: 건조
- ⑤원산지: 북반구의 온대지역
- ⑥생활형: 다년초
- ⑦개화기: 7~9월
- ⑧길이: 20~100cm
- ⑨내서성: 보통 / 내한성: 강
- ⑩토양: 습하고 비옥한 곳
- ⑪파종시기: 4~10월

그리스신화에서 민트는 요정의 이름이었으며, 왕의 총애를 받자 질투심 많은 왕비가 그녀를 향기 나는 식물로 만들었다고 한다. 로마인들은 와인과 소스에 풍미를 더하는 데 민트를 사용하였다. 들이나 습지에서 자생하며 교잡이 잘되어서 변종이 많다. 청량감 있는 향과 가련한 꽃 이삭이 매력인 허브로 육류 요리의 소스나 과자의 향을 내는 데 쓰인다. 땅속줄기가 잘 뻗어나가 그루가 아주 커지므로 심는 장소에 주의하여야 한다.

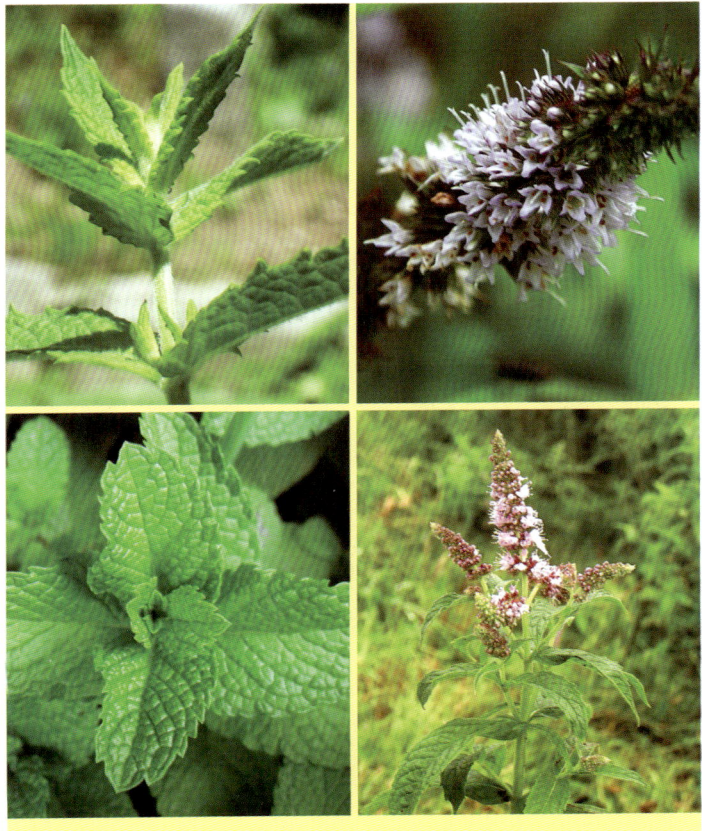

민트의 주성분은 멘톨(menthol)인데 상쾌한 향기와 청량감으로 방부, 살균작용을 하고, 위나 장의 정장 효과도 알려져 있어서 식용, 약용 등으로 널리 이용된다.

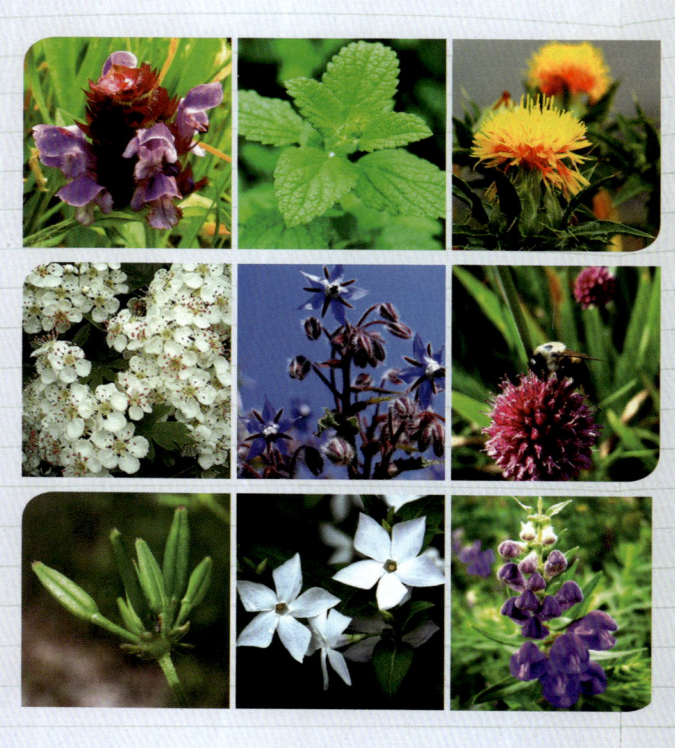

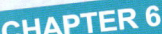

CHAPTER 6
고혈압을 예방하는 허브

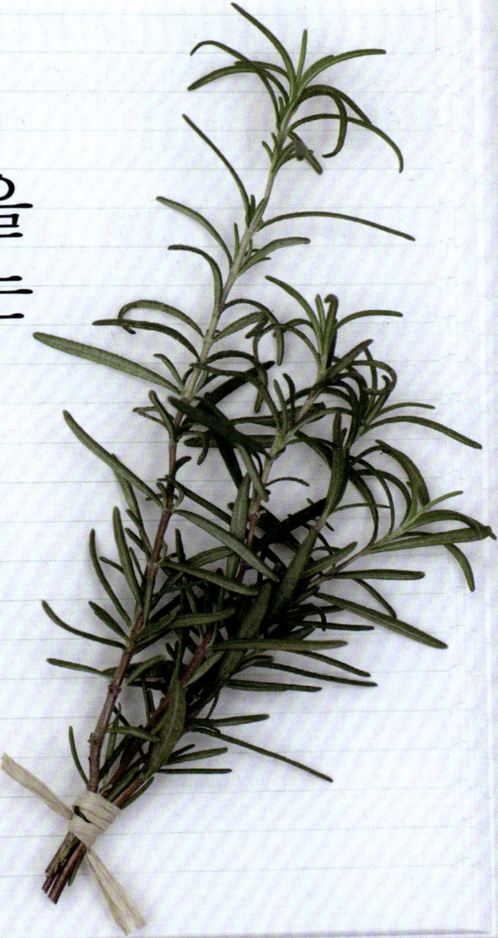

01 페리윙클(Periwinkle)

Vinca minor

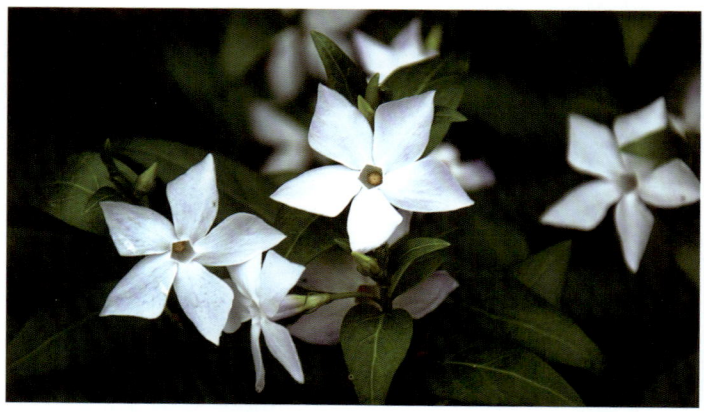

① 수확기: 없음
② 이용부위: 꽃, 잎
③ 이용법: 관상, 약
④ 보존법: 없음
⑤ 원산지: 유럽 중부
⑥ 생활형: 덩굴성 상록 다년초
⑦ 개화기: 4~7월
⑧ 길이: 60cm
⑨ 내서성: 보통 / 내한성: 강
⑩ 토양: 배수가 잘 되는 땅
⑪ 파종시기: 3~4월(묘목의 모내기)

입에 물고 있으면 코피도 멈추고 치통도 멈춘다고 한다. 이탈리아에서는 '죽음의 꽃'이라고 불리는데, 아이가 죽었을 때 장식한다고 해서 붙은 별명이다. 꽃을 피우는 줄기는 짧고 길이 30cm 정도의 직립형이다. 자주색이나 흰색, 흰색과 노란색이 나뉜 잎 등 다수의 품종이 있다. 탄닌과 알칼로이드를 함유하고 있어 민간약으로 사용되었지만 식용할 경우, 어느 부분에 독성이 있는지 전문가의 조언이 반드시 필요하다.

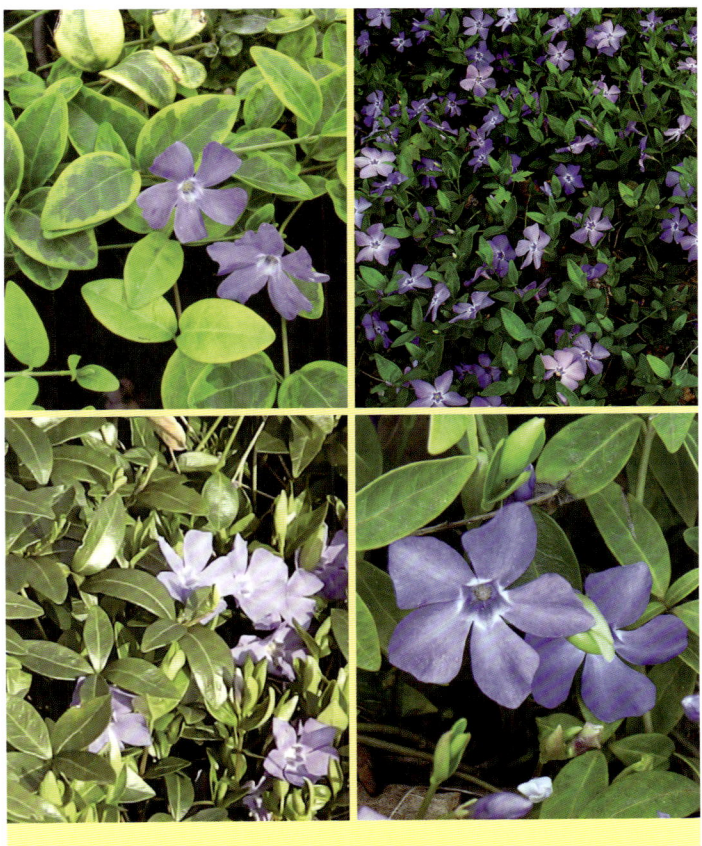

강장과 수렴작용이 있어 내출혈이나 월경의 출혈을 경감시키는
작용을 하고 고혈압, 백혈병을 치료하는 데에도 쓰이며,
코피나 치질 같은 작은 상처의 치료에도 좋은 약이 된다.

02 어니언(Onion)

Allium cepa

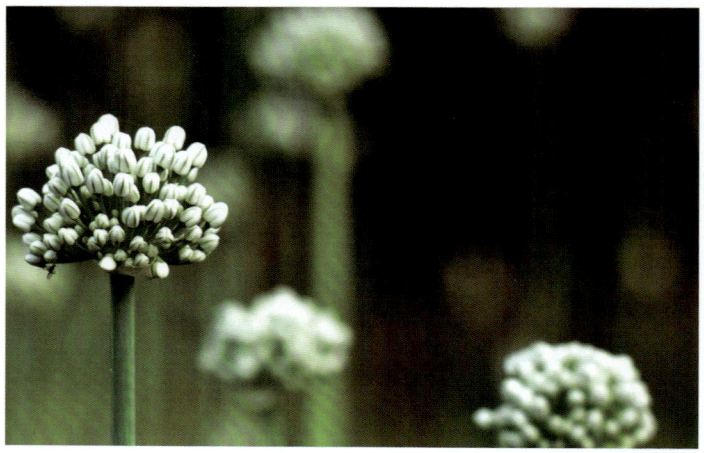

- ①수확기: 가을
- ②이용부위: 비늘줄기, 어린잎
- ③이용법: 요리, 염료, 약
- ④보존법: 건조
- ⑤원산지: 아시아 중앙부
- ⑥생활형: 다년초(1~2년초 취급)
- ⑦개화기: 봄
- ⑧길이: 40~80cm
- ⑨내서성: 보통 / 내한성: 강
- ⑩토양: 배수가 잘 되는 땅
- ⑪파종시기: 8월 하순, 10월 상순

고대 이집트의 벽화에 피라미드를 쌓는 노동자에게 양파를 먹였다는 기록이 있듯이 재배 역사가 매우 오래된 식물이다. 다수의 재배종이 있지만, 크게 나누어 매콤한 품종(유럽 중동부)와 달콤한 품종(유럽 남부형)의 2종류가 있다. 우리나라에서는 주로 매콤한 어니언이 이용된다. 독특한 향과 매운 맛이 식욕을 돋우며 소화촉진에 효과가 있다. 백반을 사용하면 비늘줄기의 껍질이 선명한 오렌지색 염료가 된다.

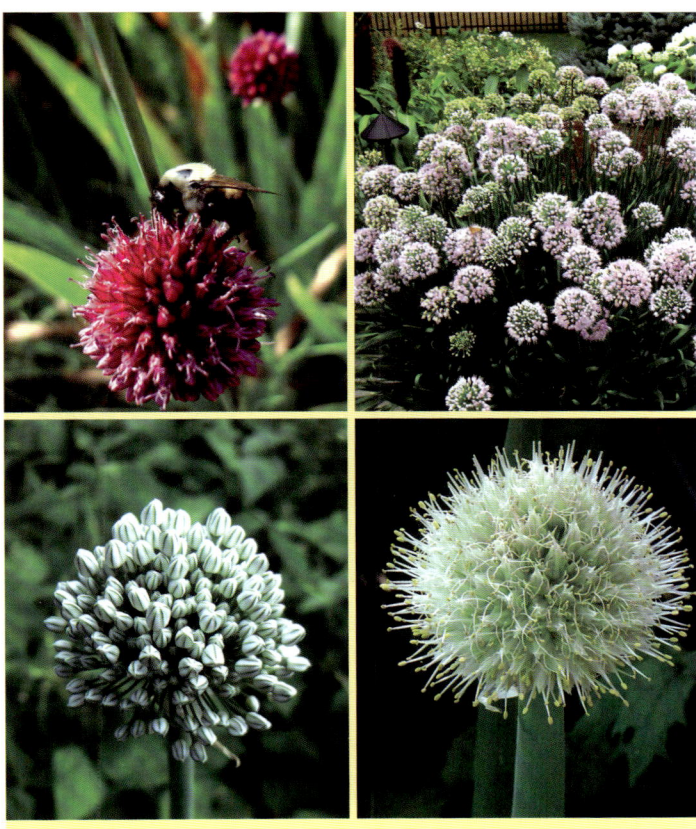

양파에 들어 있는 '페쿠친'이라는 물질과 '퀘르세틴'이 강력한 항산화 작용으로 콜레스테롤을 분해해 고혈압과 동맥경화, 고지혈증을 예방하고 치료한다.

03 호손 (Hawthorn, 산사나무)

Crataegus monogyna

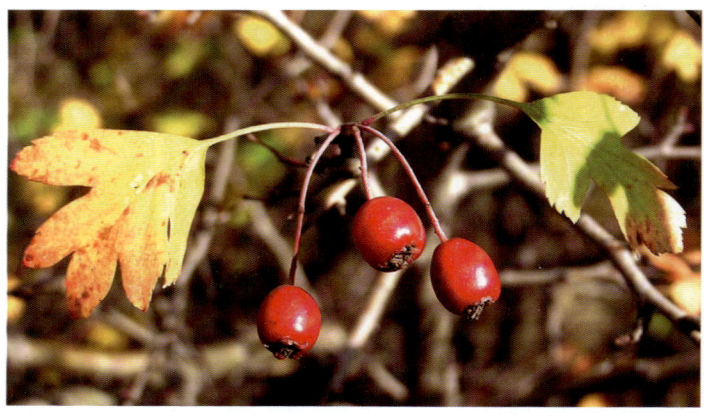

- ①수확기: 가을(열매)
- ②이용부위: 전체
- ③이용법: 차, 요리, 관상, 약
- ④보존법: 날 것으로 이용
- ⑤원산지: 유럽, 아프리카, 아시아
- ⑥생활형: 낙엽성 저목
- ⑦개화기: 5월
- ⑧길이: 3~5m
- ⑨내서성: 보통 / 내한성: 보통
- ⑩토양: 비옥한 곳
- ⑪파종시기: 3~4월, 11월

달콤한 향기의 흰 꽃이 흐드러지게 피며, 늦여름부터 초가을까지 신선한 빨간 열매가 주렁주렁 열려 눈을 즐겁게 한다. 서양에서는 예수의 가시면류관으로 사용되었다는 전설이 있어서 '성스러운 나무'로 여긴다. 열매는 브랜디에 담그면 맛있는 리큐르가 된다. 잎은 심장질환이나 양치에 쓰면 효과적이다. 정기적으로 가지치기를 하면 멋진 울타리를 만들 수 있지만, 비료를 제대로 주지 않으면 성장이 억제된다.

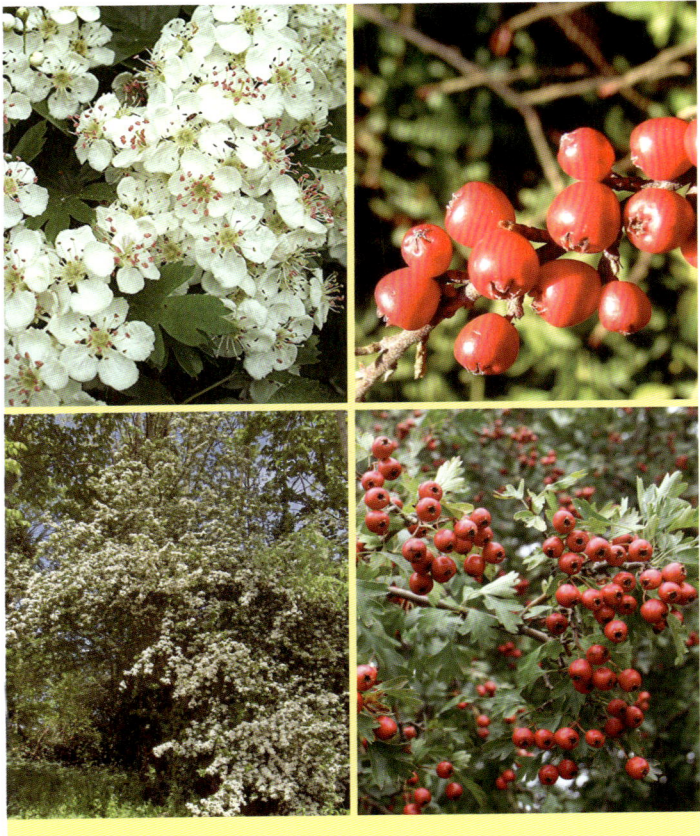

약용식물로 식중독에 잘 듣고 위장을 깨끗하게 해주는 작용이 있다.
잎과 꽃을 차로 하여 하루 3번씩 복용하면 고혈압을 치료할 수 있다.

04 보리지(Borage)

Borago officinalis

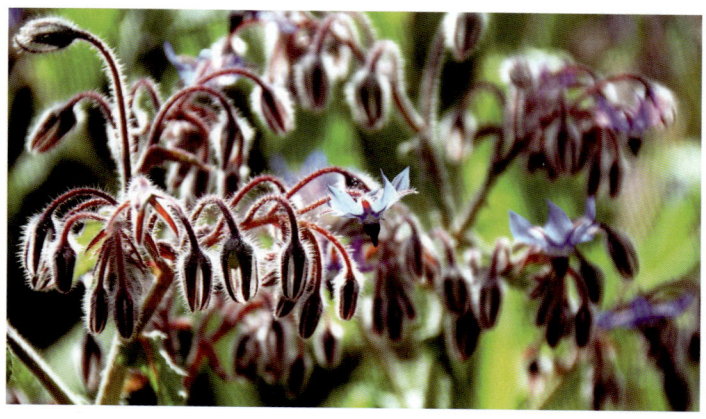

①수확기: 수시로
②이용부위: 꽃, 어린잎
③이용법: 요리, 관상, 약
④보존법: 설탕 절임
⑤원산지: 유럽 남부, 아프리카 북부
⑥생활형: 1년초
⑦개화기: 6~7월
⑧길이: 20~100cm
⑨내서성: 보통 / 내한성: 강
⑩토양: 비옥한 곳
⑪파종시기: 4~5월, 9월

그리스로마 시대부터 재배해온 식물로 사람의 기분을 즐겁게 하고 우울한 기분을 달래주어 '쾌활초'라고 불리기도 한다. 비교적 키가 큰 투명한 청보라색 꽃이 은백색의 털로 덮여 있는 모습은 아기자기한 분위기를 자아낸다. 오이 향이 있어 샌드위치, 샐러드 등에 쓰이며, 청량음료, 무염식에도 이용할 수 있다. 비타민 C와 칼륨이 풍부해 꽃과 잎은 약용차로, 설탕 절임은 보양제로 사용한다. 단, 대량섭식은 피해야 한다.

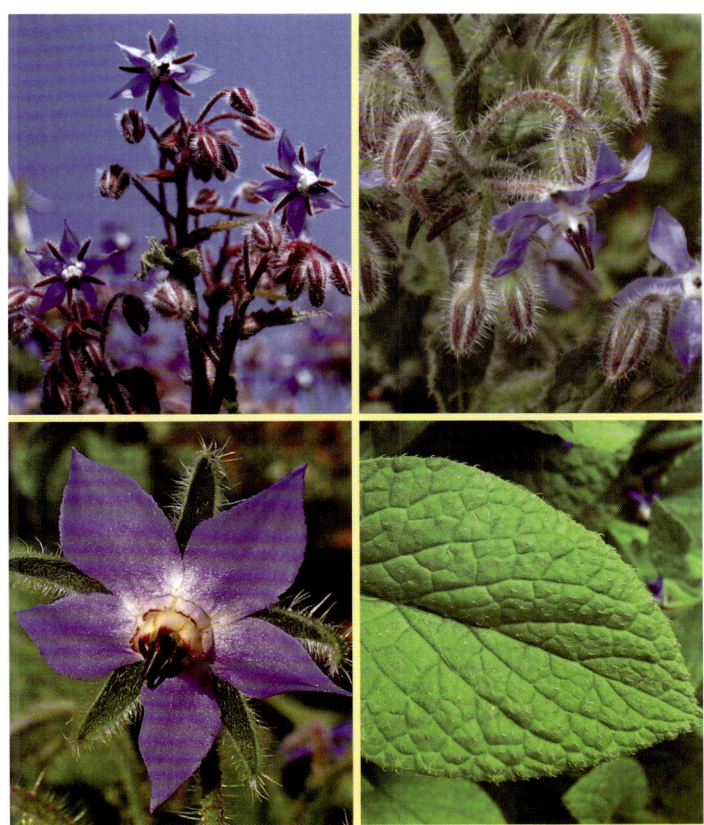

칼슘과 칼륨 등의 미네랄 성분과 필수 지방산이 가득해 혈액정화 작용을 하고 고혈압을 치료한다. 차로 마실 경우 감기나 유행성 독감 등 호흡기 질환에도 효과가 있다.

05 라벤더 (lavender)

Lavandula angustifolia

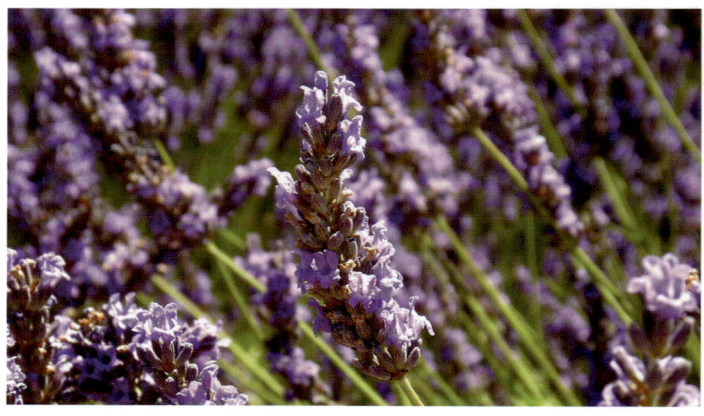

- ①수확기: 꽃이 피기 시작할 무렵
- ②이용부위: 꽃, 잎, 줄기
- ③이용법: 차, 포푸리(꽃, 잎), 입욕제
- ④보존법: 건조
- ⑤원산지: 지중해 연안
- ⑥생활형: 상록성 저목
- ⑦개화기: 5~6월
- ⑧길이: 30~100cm
- ⑨내서성: 보통 / 내한성: 강
- ⑩토양: 건조한 곳
- ⑪파종시기: 9월

라벤더의 속명은 '씻는다'는 의미로, 뛰어난 소독작용 때문에 붙여진 이름이다. 그 어원처럼 피로를 회복하고 머리를 맑게 해준다. 꽃에 달콤하고 독특한 향이 있으며, 방향 성분에 진정작용이 있어서 잠들기 전 차를 마시면 편안하게 잠들 수 있다. 그 밖에도 설탕에 절인 꽃을 과자에 첨가하거나 오일로 만드는 등 즐기는 방법도 폭넓다. 시원하고 통풍이 잘 되는 곳에서 재배하며, 물이나 비료를 너무 많이 주면 말라 죽는 원인이 되므로 주의한다.

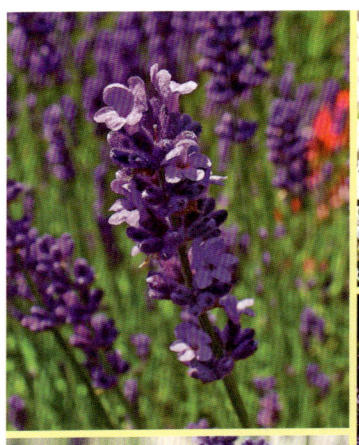
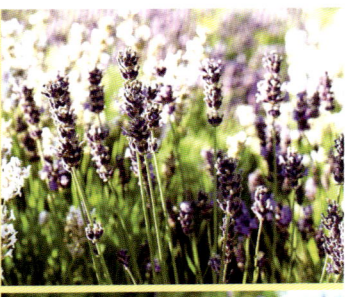
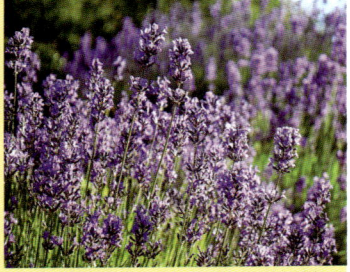
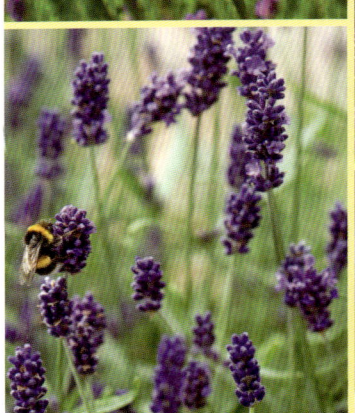
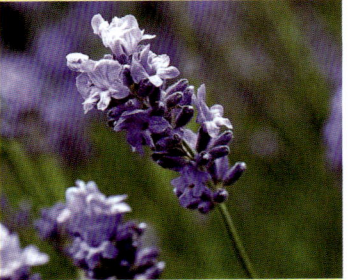

고혈압에 효과가 있는 아로마 오일은 라벤더가 대표적이며, 매일 기상 직후와 취침 전 라벤더 오일 한 방울을 화장지에 떨어뜨리고 눈을 감은 채 2분 정도 흡입하면 혈압을 완화하는 보조적 효과를 볼 수 있다.

06 새플라워 (safflower, 잇꽃, 홍화)

Carthamus tinctorius

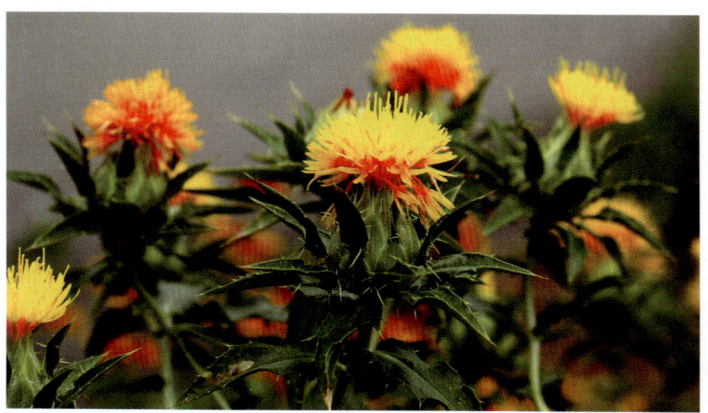

① 수확기: 5월 중순~7월
② 이용부위: 꽃, 씨앗
③ 이용법: 염료, 식용유, 관상, 약
④ 보존법: 건조
⑤ 원산지: 확실하지 않다
⑥ 생활형: 1년초
⑦ 개화기: 7월
⑧ 길이: 50~100cm
⑨ 내서성: 보통 / 내한성: 보통
⑩ 토양: 건조하고 배수가 잘 되는 땅
⑪ 파종시기: 3~4월

홍색 염료로 유명한 식물이다. 이집트에서는 염료 및 기름을 얻기 위해 기원전 2500년부터 재배했다는 기록이 있다. 옷감의 염료뿐 아니라 서화용 물감으로도, 음식물을 물들이는 착색제로도 쓰였다. 요즘도 화장품의 색을 내는 데 쓰이고 있으며, 가정에서도 초목 염료나 식품의 착색에 사용하면 좋다. 꽃이 노란색에서 붉게 변하기 시작하면 이른 아침에 수확해 그늘에서 건조시킨다. 건조시킨 꽃잎을 5분간 우려내어 1일 3회 복용하면 좋다.

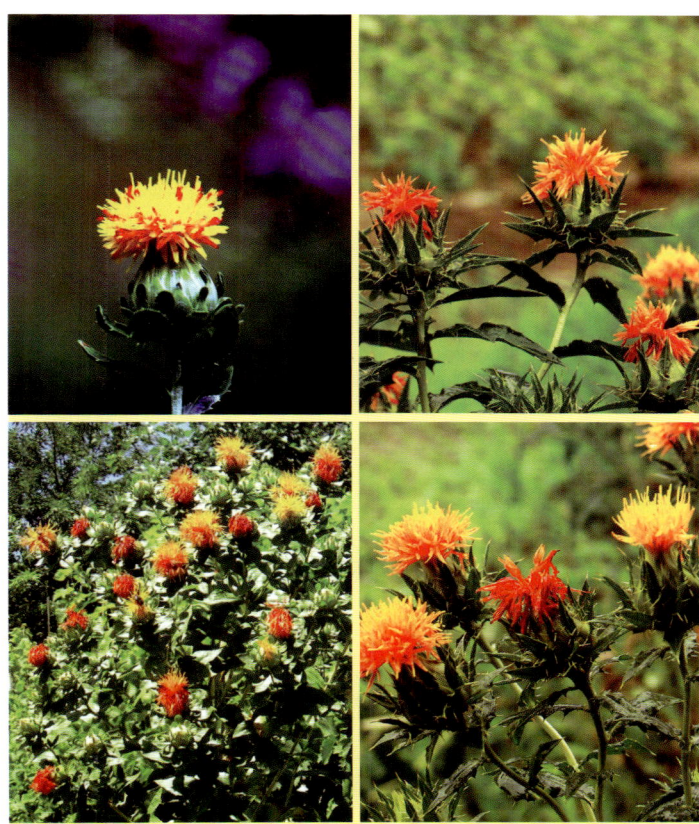

이른 아침 이슬에 젖었을 때 꽃을 따서 말린 것을 홍화(紅花)라 하여 한방에서는 주로 부인병, 통경, 복통에 쓴다. 종자에서 짠 기름에는 리놀산이 많이 들어 있어 콜레스테롤 과다에 의한 동맥경화증의 예방과 치료에 좋다.

07 황금 (黃芩, Skullcap, 골무꽃)

Scutellaria baicalensis

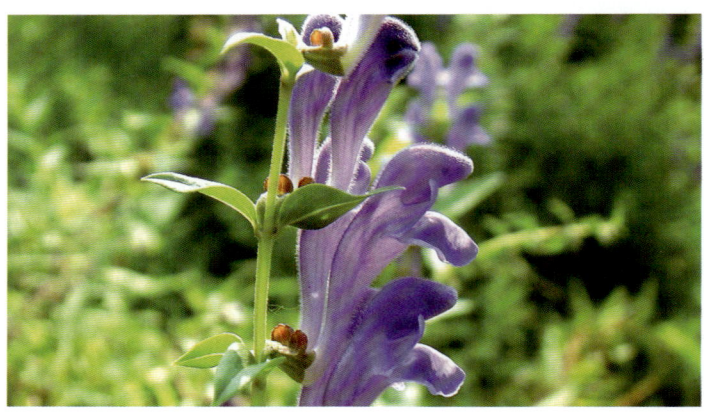

①수확기: 개화 직전
②이용부위: 뿌리줄기, 꽃
③이용법: 관상, 약
④보존법: 건조
⑤원산지: 시베리아 동부, 한국, 중국
⑥생활형: 다년초
⑦개화기: 7~10월
⑧길이: 20~60cm
⑨내서성: 강 / 내한성: 강
⑩토양: 건조한 땅
⑪파종시기: 3~5월

사랑스러운 자주색 꽃을 줄기 끝에 빽빽이 피운다. 껍질을 벗기면 황금색을 띠는 씨앗으로 번식하며 파종법은 2~3년생의 발육이 좋은 포기에서 받은 씨앗을 쓴다. 중국에서는 발열의 불쾌감을 완화시키기 위해 사용된다. 최근의 연구 결과에서 뿌리줄기의 혈압 강하 작용이 인정되었다. 뿌리줄기는 땅 속 깊이까지 뻗기 때문에 건조한 땅에 강하다. 원산지에서는 약초로 재배되고 있다. 다습한 곳은 피하고 비료를 너무 많이 주지 않도록 주의한다.

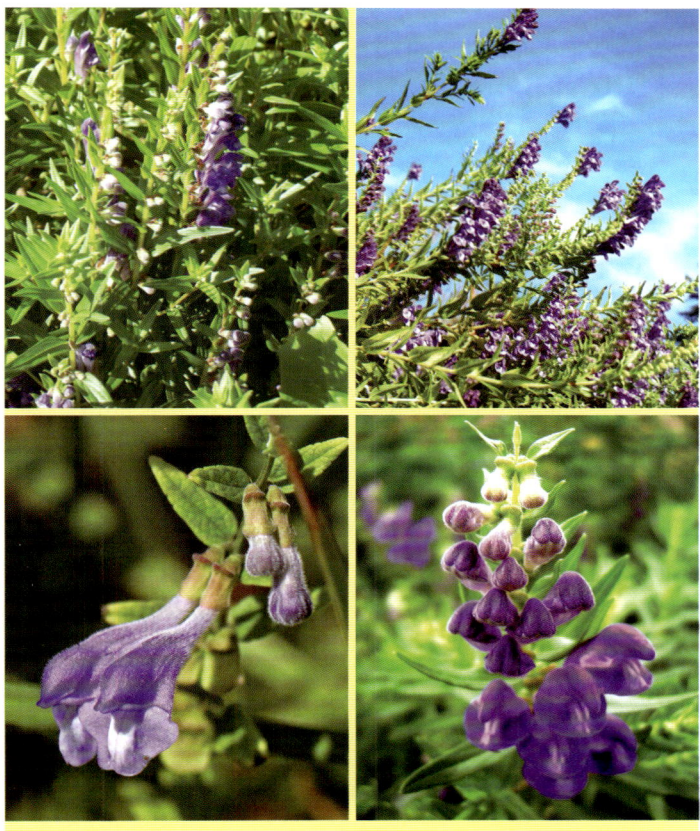

혈압을 낮춰주는 대표적인 한방약으로서 뿌리줄기 20g을
물 120cc에 넣고 40cc가 될 때까지 바짝 졸여서 한꺼번에 다 마신다.

08 셀프힐 (Self heal)

血 Prunella vulgaris

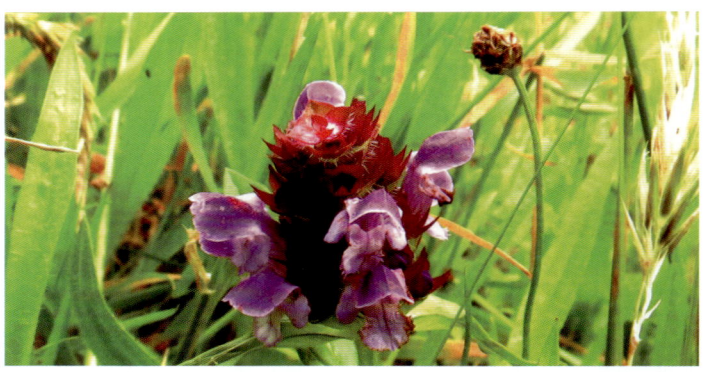

- ①수확기: 7~8월
- ②이용부위: 꽃 이삭, 줄기, 잎
- ③이용법: 약, 차, 요리, 관상
- ④보존법: 건조(약)
- ⑤원산지: 유라시아 대륙의 북부, 히말라야
- ⑥생활형: 다년초
- ⑦개화기: 6~7월
- ⑧길이: 10~20cm
- ⑨내서성: 보통 / 내한성: 강
- ⑩토양: 습하고 비옥한 곳
- ⑪파종시기: 3~5월, 9~10월

초여름부터 피기 시작하는 꽃의 봉오리나 줄기에 자연 치유 능력이 있어 '스스로 낫는다'는 의미의 이름이 붙었다. 민간약으로 이용할 때는 잎, 줄기, 꽃을 갈아 마시든가 분말한 것을 사용한다. 양지바르고 배수가 좋은 장소에서 퇴비를 많이 주면 생육이 매우 좋아진다. 침출액은 특히 편도선염에 효과가 있고, 신장염과 방광염에도 사용할 수 있다. 꽃이 핀 후 갑자기 갈색으로 변하며 말라버리기 때문에 겉흙이 푹 젖도록 물을 많이 주어야 한다.

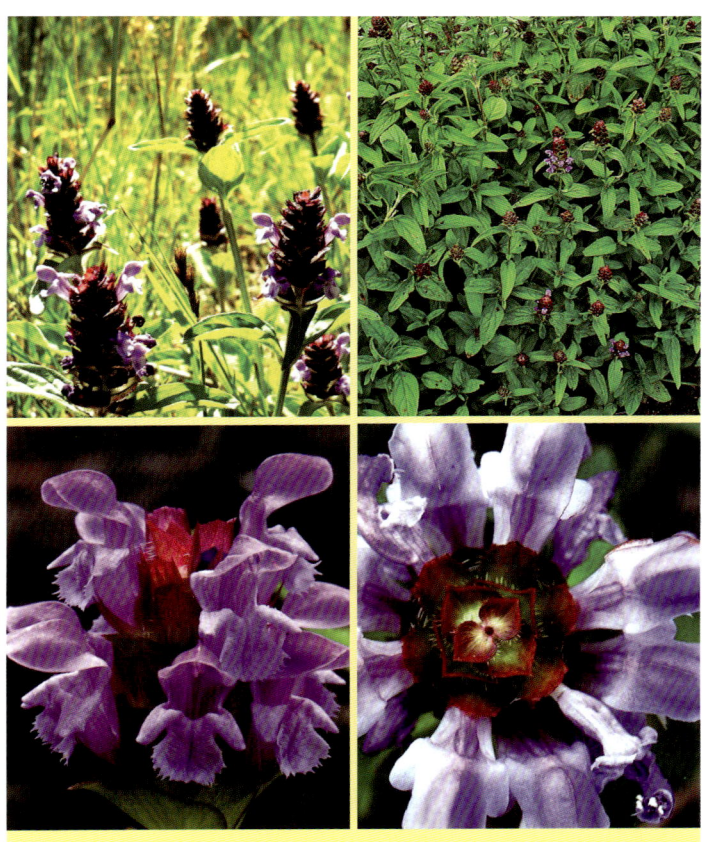

학명의 어원처럼 갈아서 입가심을 하면 편도선염에 큰 효과가 있다.
또한 즙을 내어 세안하면 결막염에도 효과가 높다.
최근 중국에서 혈압을 내리는 작용이 있다고 연구, 보고되었다.

그혈압을 예방하는 허브

09 처빌 (Chervil)

Anthriscus cereifolium

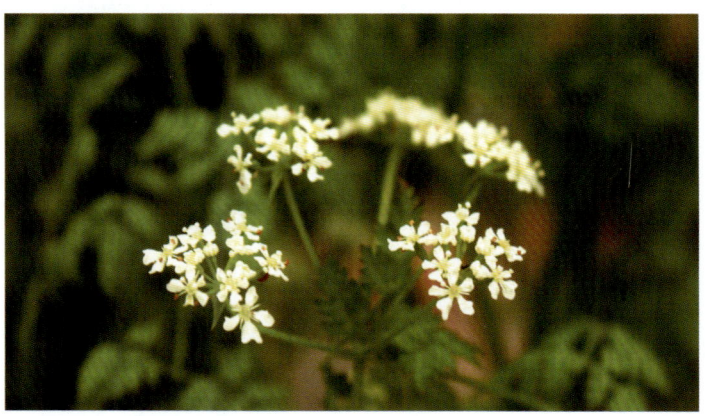

- ①수확기: 4~6월 / 10~12월
- ②이용부위: 잎
- ③이용법: 요리
- ④보존법: 건조, 냉동
- ⑤원산지: 러시아 남부, 아시아 서부
- ⑥생활형: 1~2년초
- ⑦개화기: 6~7월 / 4~5월
- ⑧길이: 20~50 cm
- ⑨내서성: 약 / 내한성: 강
- ⑩토양: 습하고 비옥한 사질토
- ⑪파종시기: 3~4월, 9~10월

프랑스 요리에서 매우 중요한 허브로, 파슬리보다 단맛이 더 있고 씹을 때의 감촉도 섬세하다. 가늘게 썰어 오믈렛이나 버터, 치즈에 섞거나 요리에 뿌리면 미묘한 맛을 느낄 수 있다. 뿌리는 조리해서, 꽃은 각종 요리의 맛내기로 사용하며 가열하면 향이 없어지므로 건조시키지 않은 싱싱한 잎을 요리에 사용한다. 어린잎은 파종하고 나서 2개월 정도 후에 수확할 수 있는데, 직사광선을 피하고 물을 부지런히 줘야 한다는 것이 재배 포인트이다.

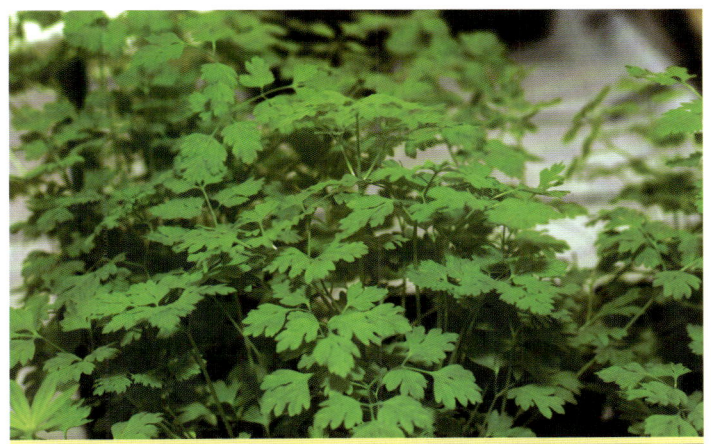

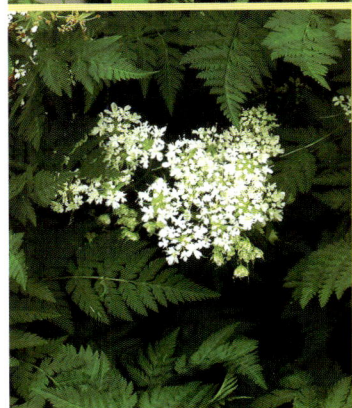
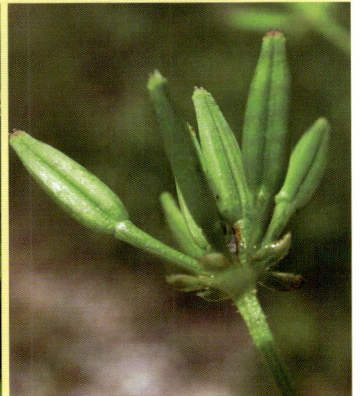

잎을 끓는 물에 우려내어 하루에 3번 허브티로 마시면 거담, 소화촉진, 우울증, 고혈압 등에 효능이 있다. 또 싱싱한 잎은 염증 등 각종 상처에 찜질팩처럼 사용할 수 있다.

10 레몬밤 (Lemon balm, 멜리사)
Melissa officinalis

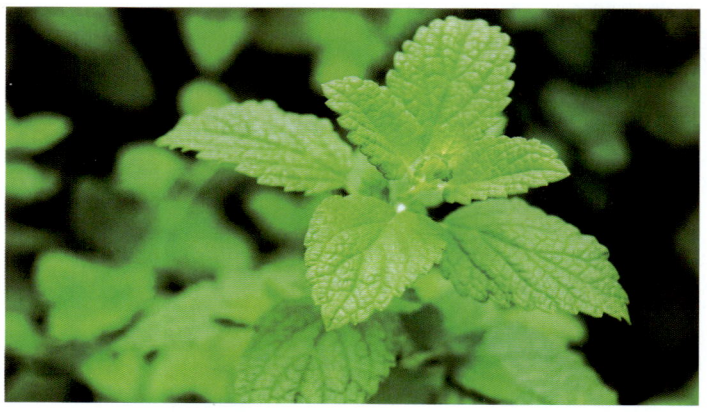

① 수확기: 3~10월
② 이용부위: 잎
③ 이용법: 요리, 입욕제, 차
④ 보존법: 건조
⑤ 원산지: 유럽 남부
⑥ 생활형: 다년초
⑦ 개화기: 6~7월
⑧ 길이: 50~70cm
⑨ 내서성: 보통 / 내한성: 강
⑩ 토양: 비옥하고 배수가 잘 되는 곳
⑪ 파종시기: 4~6월, 9~10월

잎사귀뿐만 아니라 채취한 꿀에서도 상큼한 레몬향이 난다. 언제라도 수확이 가능하고, 꽃이 피기 시작할 때가 향이 가장 강하다. 약간 쓴맛이 나는 잎은 육류요리에서부터 샐러드, 냉음료, 과자 등 폭넓게 이용한다. 진정효과가 있어 입욕제로 사용할 수 있으며, 벌에 쏘인 데에 생잎을 문지르면 낫는다. 생육이 빠르고 기르기 쉽지만, 번식력이 왕성하므로 심은 장소에 주의하고 물이 잘 빠져나가게끔 유지시켜 주어야 한다.

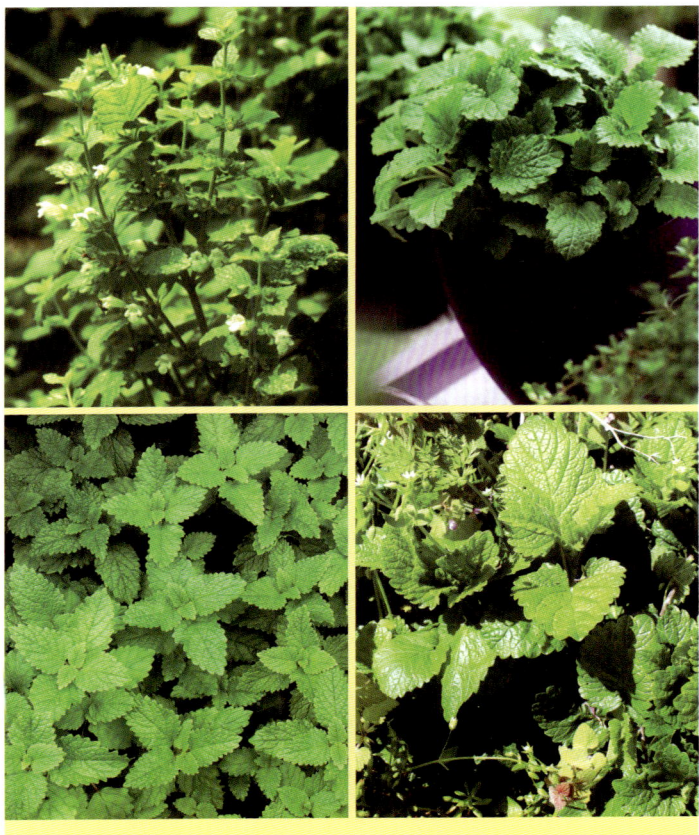

해독작용, 통증 억제, 아로마 테라피 등 사용되지 않는 것이 거의 없을 정도의 만능 약초로서, 레몬과 유사한 향은 심장 박동수를 낮추고 혈압을 낮춰준다고 한다.

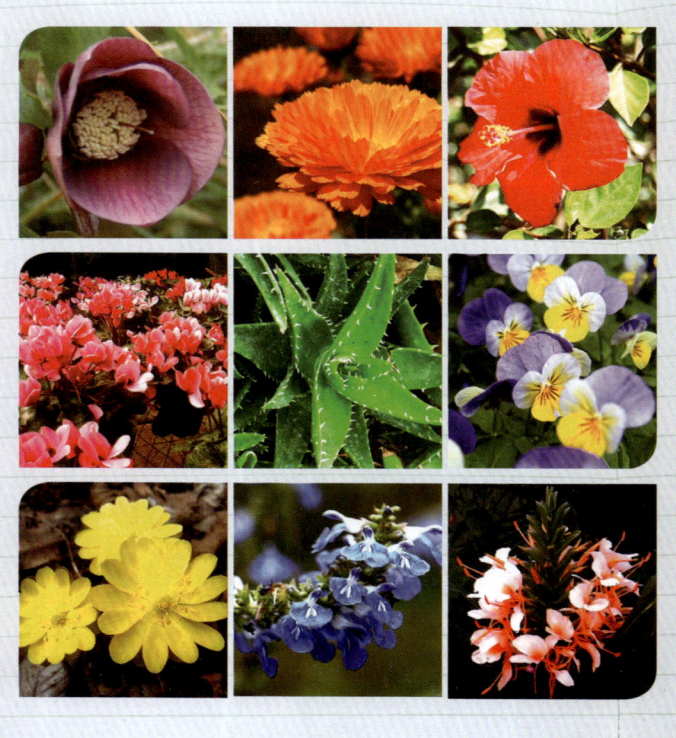

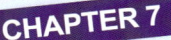

CHAPTER 7
겨울에 피는 허브

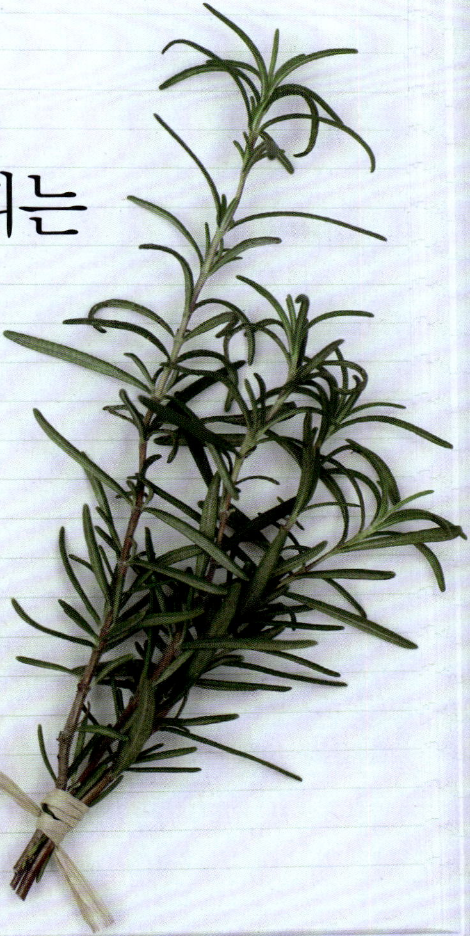

01 로젤 (Roselle, 히비스커스)

冬

Hibiscus sabdariffa

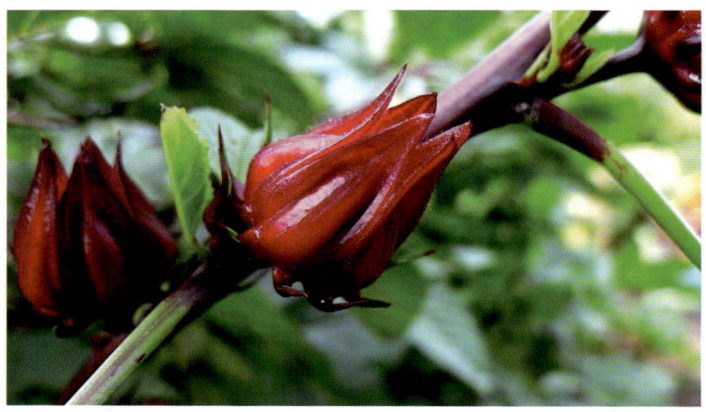

① 수확기: 11월(꽃받침), 10월(어린잎)
② 이용부위: 꽃받침, 어린잎
③ 이용법: 차(꽃받침), 요리(어린잎)
④ 보존법: 건조(꽃받침)
⑤ 원산지: 아프리카
⑥ 생활형: 1년초
⑦ 개화기: 11월
⑧ 길이: 1~2m
⑨ 내서성: 강 / 내한성: 약
⑩ 토양: 배수가 잘 되며 비옥한 땅
⑪ 파종시기: 4월~5월 초순

건조시킨 꽃받침으로 볶은 히비스커스 타는 상큼한 신맛이 특징으로 비타민C가 풍부하고 피로회복에 좋다. 어린잎은 나물이나 볶음용으로 쓰며, 씨앗에 강장 작용을 하는 성분이 가득하다. 파종이 늦어지면 개화기가 겨울이 되어 꽃을 볼 수 없게 되니 겨울을 넘기기 위해서는 섭씨 12~13도 이상의 온도가 필요하다. 수확은 열매를 주목적으로 하되, 반드시 열매의 꼭지와 심을 제거한다. 심 안에 씨앗이 있으나 완전히 익은 열매가 아닌 경우에는 이용할 수 없다.

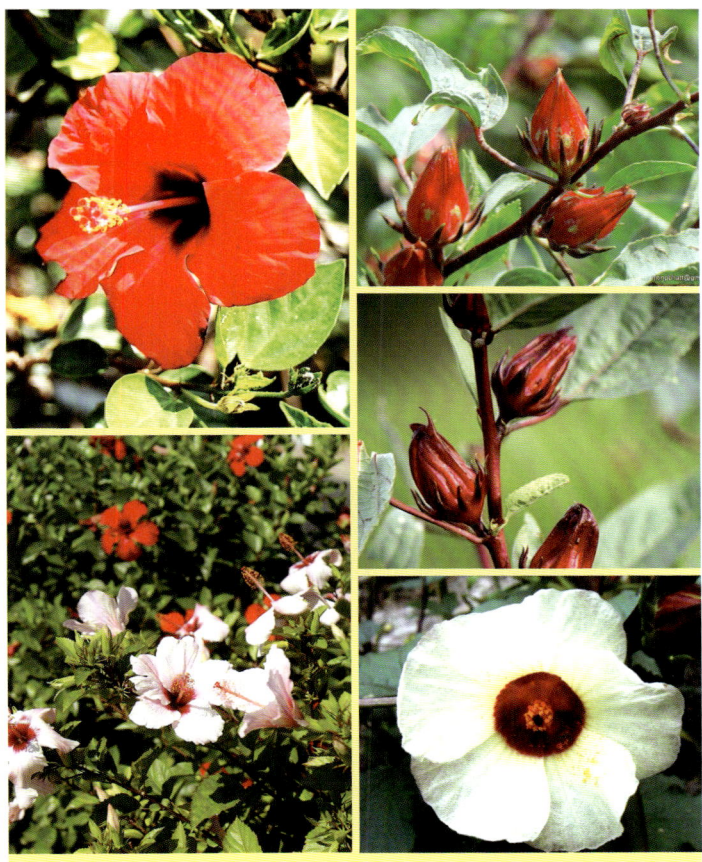

붉은 꽃받침 속에 신맛을 내는 구연산이 다량 함유되어 피부노화 방지, 이뇨작용 촉진, 시력 보호, 피로 회복, 동맥경화 예방 등의 다양한 효능이 있다.

02 베티버 (Vetiver)

冬 **Vetiveria zizanoides**

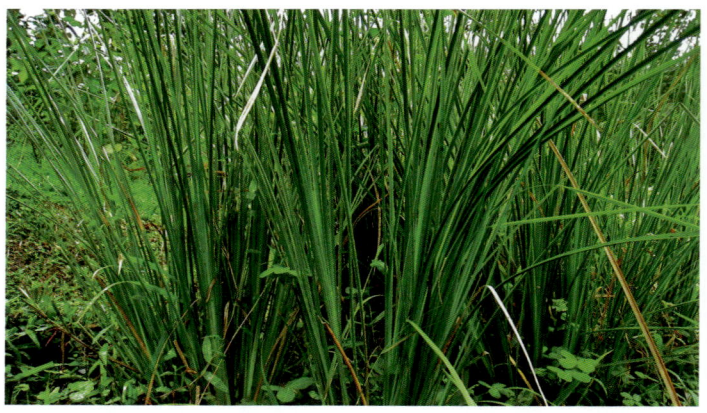

①수확기: 가을
②이용부위: 뿌리
③이용법: 포푸리, 향료, 공예품, 약
④보존법: 건조
⑤원산지: 인도
⑥생활형: 다년초
⑦개화기: 11~12월
⑧길이: 1~2m
⑨내서성: 강 / 내한성: 조금 약함
⑩토양: 배수가 잘 되는 땅
⑪파종시기: 5월, 10월

땅속줄기와 뿌리에서 향을 얻는 만큼 흙냄새를 떠올리게 하는 깊은 향기가 특징이다. 땅 속 수분을 잘 흡수하는 식물이기 때문에 습기를 싫어하는 식물과 함께 심으면 뿌리가 썩는 것을 방지할 수 있다. 땅의 에너지를 주는 식물로 스트레스와 긴장을 푸는 만능약이라는 평가를 받고 있으며, 정신적으로 산만한 사람들에게 긴장완화작용을 하는 방향제로 이용된다. 뿌리에서 얻는 정제된 기름은 과자의 향을 내거나 남자용 화장품 등에 이용된다.

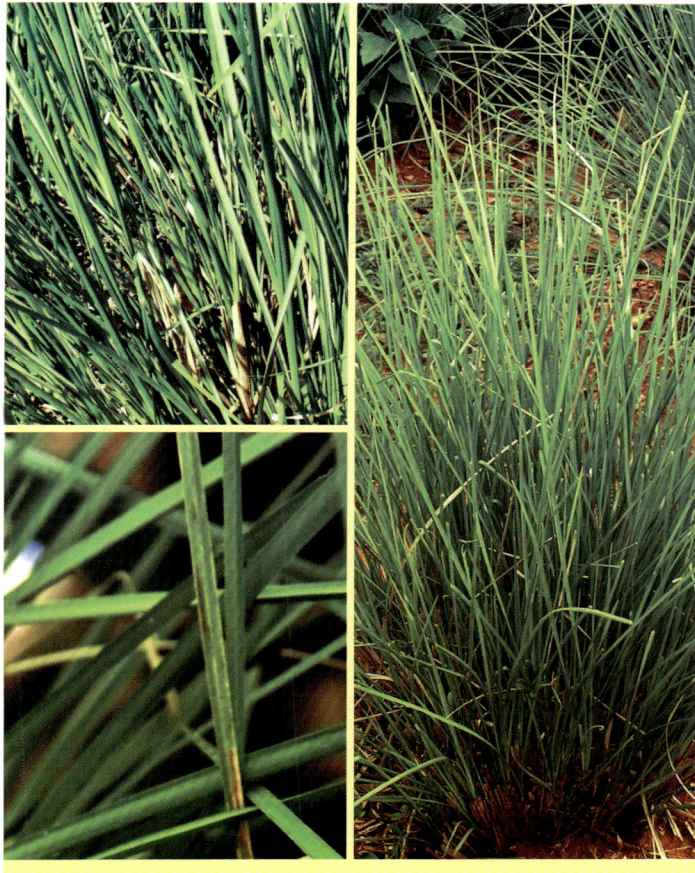

심신이 피로하고 지쳤을 때 아주 유익하다. 신체 각 부분에 산소를 운반하는 데 꼭 필요한 적혈구를 강화시켜 몸의 생기를 되찾아 준다.

03 스위트 바이올렛 (Sweet Violet, 향기제비꽃)

冬

Viola odorata

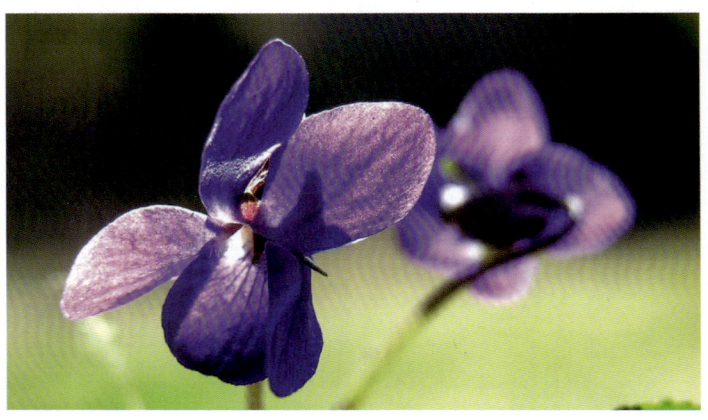

① 수확기: 꽃은 개화기, 잎은 수시로
② 이용부위: 꽃, 잎
③ 이용법: 요리, 차, 향료, 포푸리
④ 보존법: 건조
⑤ 원산지: 유럽, 아프리카, 아시아
⑥ 생활형: 다년초
⑦ 개화기: 12~4월
⑧ 길이: 10~20cm
⑨ 내서성: 보통 / 내한성: 강
⑩ 토양: 조금 습하고 비옥한 곳
⑪ 파종시기: 9~10월, 10~11월

장미, 라벤더와 함께 3대 '향기의 대명사'라고 부른다. 우리나라에도 유사한 종이 많이 있지만 이처럼 향기 짙은 것은 없으며, 향을 이용해서 향수나 화장품을 만든다. 흔히 볼 수 있는 자주색 외에 흰색이나 핑크, 로즈 등의 색깔이 있는데, 기본종인 자주색 꽃에 제일 좋은 향이 있다. 꽃과 잎으로 만든 차에는 진정 효과가 있다. 갓 채취한 꽃과 잎은 샐러드에 이용하고, 설탕에 절여 과자 등의 장식에 사용해도 좋다.

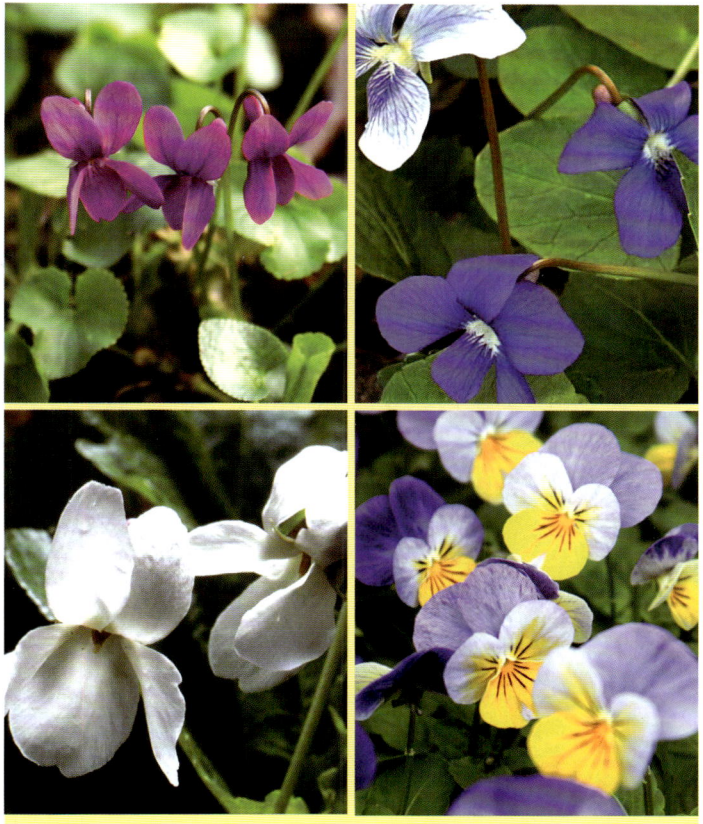

비타민 C가 풍부하여 두통이나 숙취, 완화제 등에 사용되었고 이뇨작용, 흥분을 진정시키는 효과가 있는 것으로 알려져 있다. 또 간장, 위장, 방광 등의 열을 없애는 데 효과적이고 불면증, 기침 및 기관지 염증 등 호흡기 계통의 병에 좋다.

04 알로에 베라 (Aloe vera)

冬

Aloe barbadensis

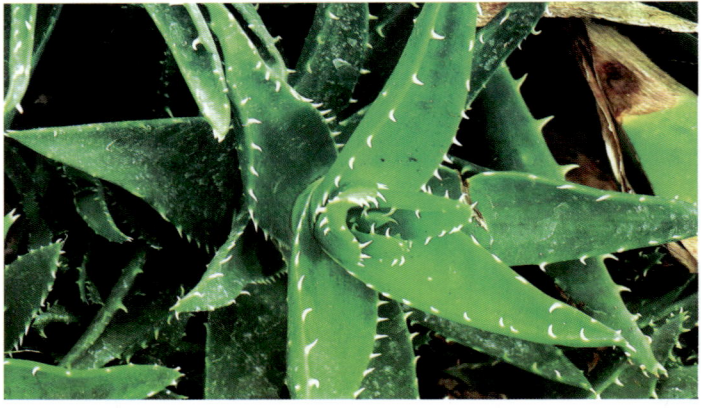

- ①수확기: 만 1년이 되는 해
- ②이용부위: 잎
- ③이용법: 요리, 약
- ④보존법: 없음
- ⑤원산지: 아라비아 남부
- ⑥생활형: 다년초
- ⑦개화기: 1~2월
- ⑧길이: 70~80cm
- ⑨내서성: 보통 / 내한성: 약
- ⑩토양: 배수가 잘 되는 곳
- ⑪파종시기: 4~9월(묘목의 모내기)

생명력이 강하여 거의 모든 자연 조건에서 자생이 가능하며, 관상용인 동시에 가정 상비약일 정도로 효능이 다양하고 효과가 높다. 무색투명한 젤라틴 상태의 잎을 샐러드로 먹거나, 주스나 술을 담가 먹기도 한다. 둘 다 완화 작용이 있지만 임산부나 충수염, 치질이 있는 사람은 먹어서는 안 된다. 추위에 약하므로 겨울에는 실내에서 관리한다. 서리를 맞을 염려가 없다면 옥외의 볕이 잘 드는 곳에 두고 재배한다.

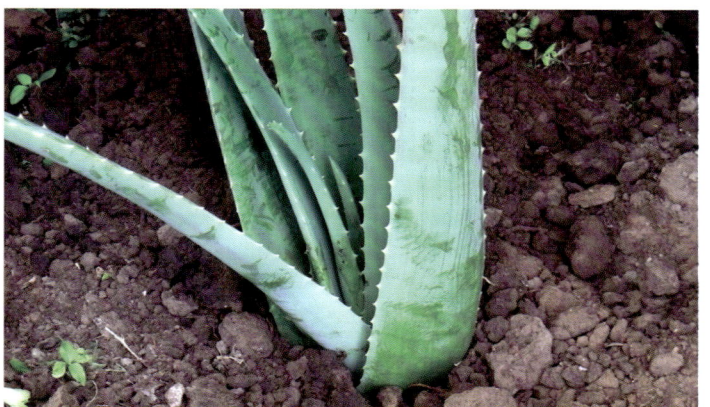

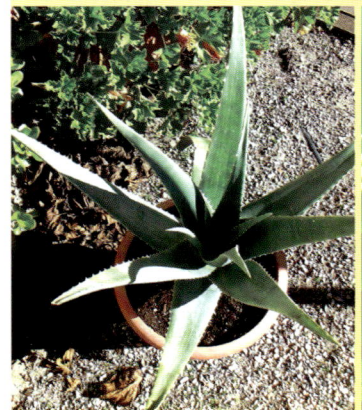
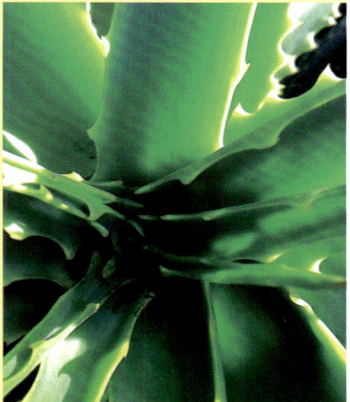

섬유질이 대단히 풍부하여 소화기능을 촉진시키고 위를 튼튼히 한다. 현대 여성들의 다이어트 식품이며, 화상에 뛰어난 효능을 보이고 있는 한편, 흉터를 최소화시키는 효능도 지니고 있다.

05 크리스마스 로즈 (Christmas rose)

冬

Helleborus niger

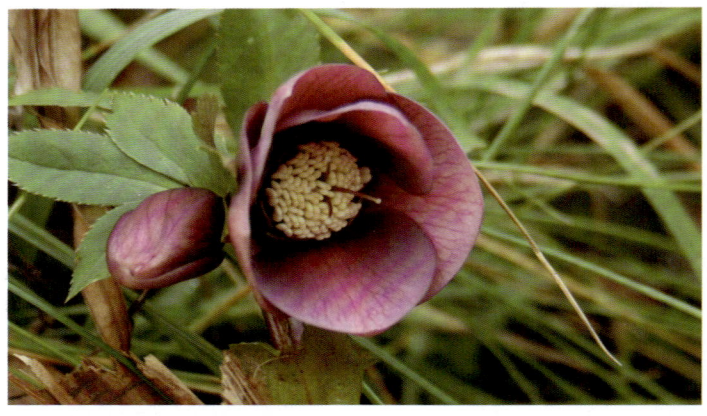

①수확기: 없음
②이용부위: 꽃
③이용법: 관상
④보존법: 없음
⑤원산지: 독일, 스위스, 오스트리아
⑥생활형: 다년초
⑦개화기: 12~2월
⑧길이: 15~30cm
⑨내서성: 보통 / 내한성: 강
⑩토양: 점토질
⑪파종시기: 3~4월

겨울에 개화하는 귀중한 관상용 허브로, 예전에는 마취약에 쓰였지만 전체에 강한 독성이 있어서 이용을 엄금하고 있다. 특히 뿌리줄기는 맹독성이 더욱 강하다. 즙이 피부에 닿으면 피부나 점막에 염증을 일으키는 경우가 있으므로 민감성 피부를 가진 사람은 장갑을 끼고 작업을 해야 한다. 꽃 색이 다채로우며 늦겨울에서 초봄에 꽃이 핀다. 여름에는 시원한 그늘이 생기는 낙엽수 아래 심으면 좋다.

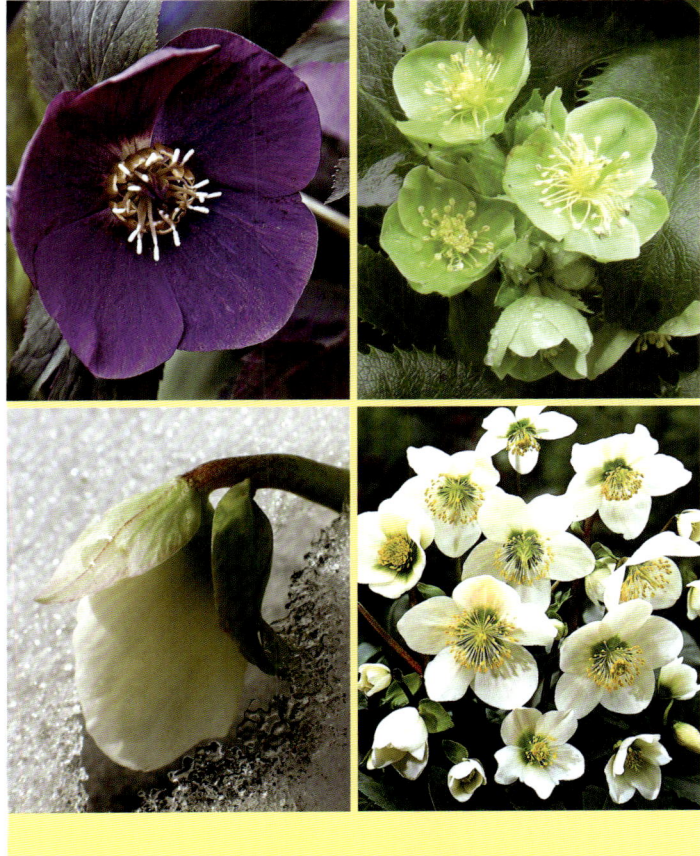

뿌리에 들어 있는 사포닌은 강심제 이뇨제로 사용하지만,
독초로 취급하니 임의로 먹어서는 절대 안 된다.

06 포트 매리골드 (Pot marigold, 금잔화)
Calendula officinalis

冬

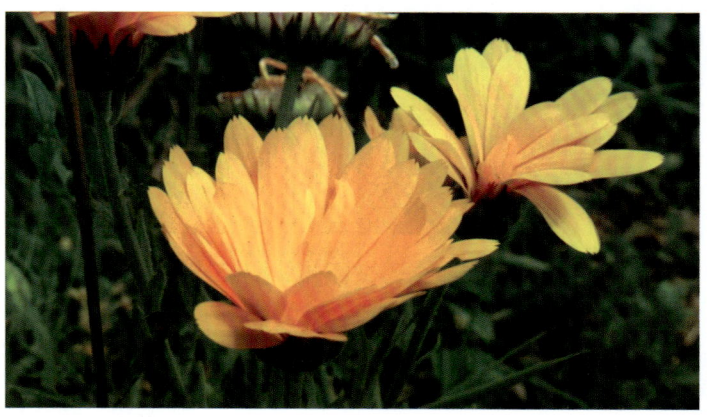

①수확기: 수시로
②이용부위: 꽃, 어린잎
③이용법: 요리, 염료, 포푸리, 관상
④보존법: 건조(꽃)
⑤원산지: 유럽 남부
⑥생활형: 1년초
⑦개화기: 2~5월
⑧길이: 50cm
⑨내서성: 보통 / 내한성: 약
⑩토양: 습지
⑪파종시기: 9월, 3~4월

추위에 강해 어디서든 잘 자라는 허브로, 무덥지만 않으면 봄부터 가을까지 계속 꽃을 피울 수 있다. 전체에 털이 있으며 독특한 냄새를 풍긴다. 밥을 지을 때 꽃잎을 넣으면 사프란 라이스와 비슷한 색이 되는데 약간의 신맛이 있다. 꽃과 잎은 샐러드나 필라프에 뿌려서 사용하고, 자극이 강하기 때문에 임산부는 가급적 피한다. 노랑 또는 오렌지색, 그밖에 화분용의 왜성품종이 있으며 꽃을 끓여 노란색 염료를 얻는다.

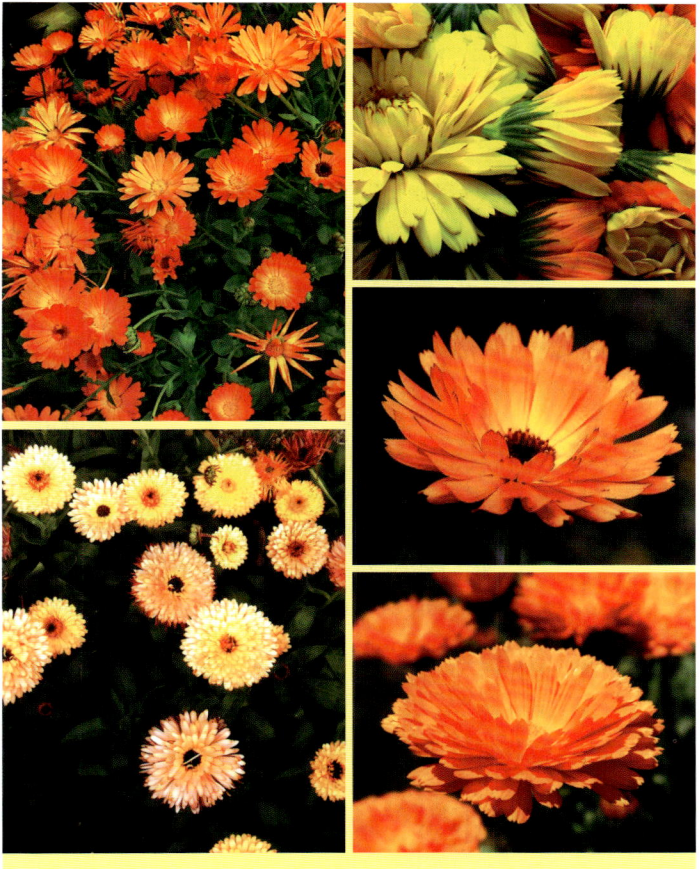

사포닌, 비타민(A, B, D, E), 미네랄 등을 함유하여 열을 내려주고 장출혈을 비롯한 여러 가지 출혈증과 위염, 월경불순에 일정한 효능이 있다. 꽃가루 5~9g을 달이거나 분말로 만들어 하루 3번 복용한다.

07 시클라멘(Cyclamen)

冬

Cyclamen persicum Mill.

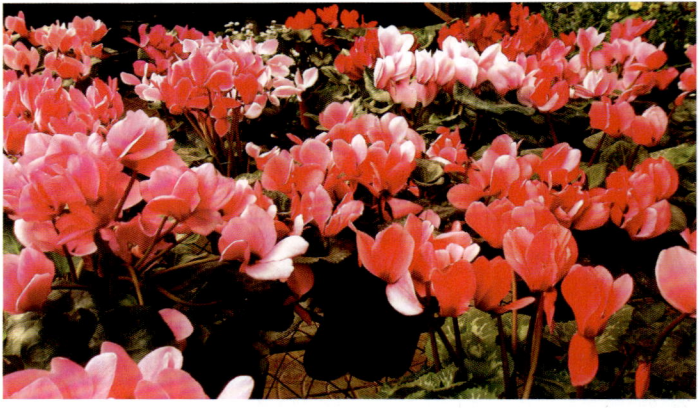

①수확기: 11~3월
②이용부위: 꽃, 어린잎
③이용법: 요리, 염료, 포푸리, 관상
④보존법: 건조(꽃)
⑤원산지: 지중해 연안
⑥생활형: 다년초
⑦개화기: 11~2월
⑧길이: 10~30cm
⑨내서성: 보통 / 내한성: 약
⑩토양: 습지
⑪파종시기: 9월, 3~4월

겨울철 실내에서 피는 꽃 중 가장 화려하고 오랫동안 피는 꽃이다. 중세에 약용으로 쓰이다가 16세기 중반부터 관상용으로 이용되었으며, 17세기에는 뿌리가 산모의 순산을 돕는 약으로 쓰였다고 전해진다. 섭씨 5~15도에서 잘 자라고, 서늘한 가을부터 겨울에 걸쳐 베란다에서 키우기에 적합하다. 색깔은 보통 빨간색이지만 흰색과 분홍 등 꽤 많은 변종도 있다. 경험부족으로 꽃이 잘 안 피거나 곧 시들어서 안타까움을 주는 화초이기도 하다.

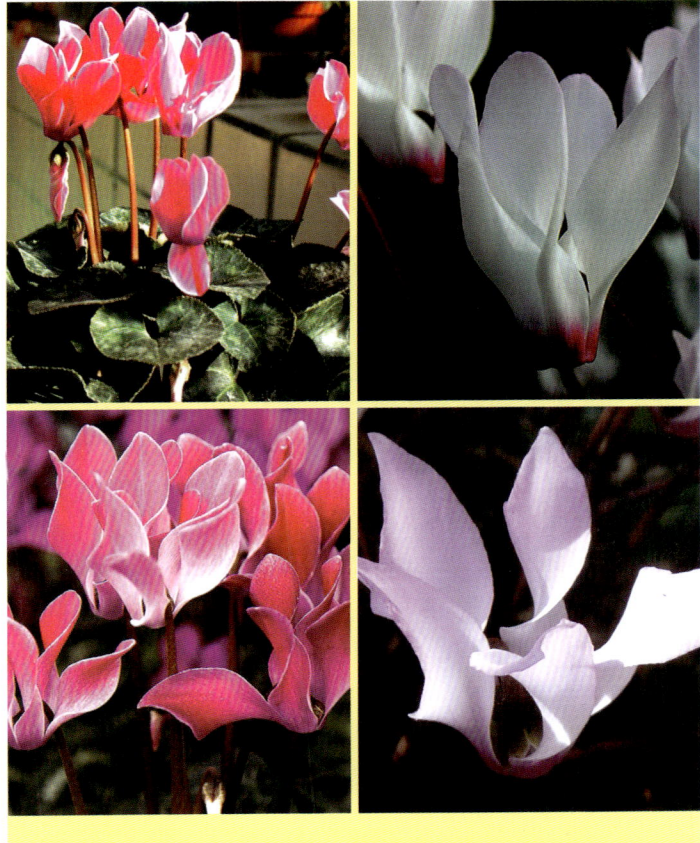

대표적인 공기정화 식물로, 포름알데히드 및 실내의 미세먼지와 분진의 제거 기능이 대단히 뛰어난 식물이다.

겨울에 피는 허브

08 진저 릴리 (Ginger lily, 꽃생강)

冬

Hedychium coronarium

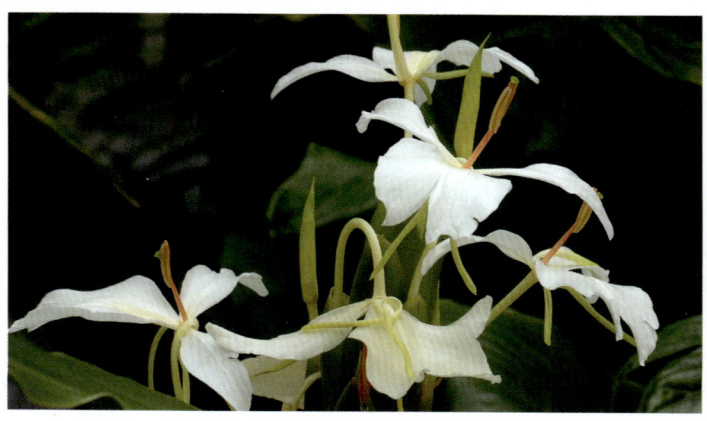

①수확기: 개화기에
②이용부위: 꽃
③이용법: 관상, 포푸리, 약
④보존법: 건조
⑤원산지: 인도, 말레이시아
⑥생활형: 다년초
⑦개화기: 8~11월
⑧길이: 1~2m
⑨내서성: 강 / 내한성: 중약
⑩토양: 습지
⑪파종시기: 4~5월(묘목의 모내기)

속명은 '달콤한 눈'이라는 의미인데, 눈처럼 흰 순백의 꽃에는 달콤하고 강한 향이 있다. 원산지가 열대지역이라서 고온다습한 장소를 좋아하므로 부지런히 물을 주어야 한다. 기온이 섭씨 10도 이하일 때에는 온실에 넣든가 뿌리줄기를 캐내어 보존한다. 꽃꽂이로도 즐길 수 있으며, 생강 같은 뿌리줄기에서는 기름을 얻을 수 있다. 또 뿌리줄기는 소화촉진에 효과가 있어서 진통용 약으로 쓰인다.

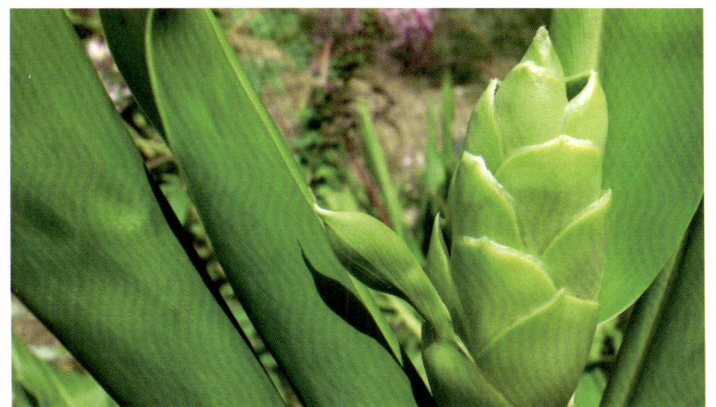

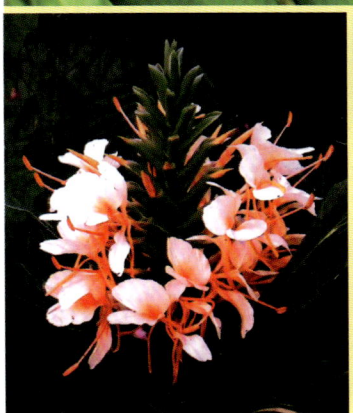
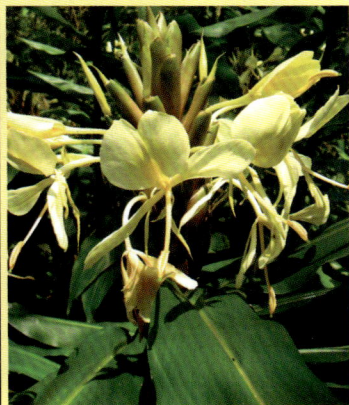

그냥 먹기 힘들기 때문에 차로 마시는 것이 보편적이며,
몸의 면역을 높여 몸살, 감기 등 질환들에 쉽게 걸리지 않도록 하고,
독소나 유해성분을 정화하는 효능이 있다.

09 보그 세이지 (Bog Sage)

Salvia uliginosa

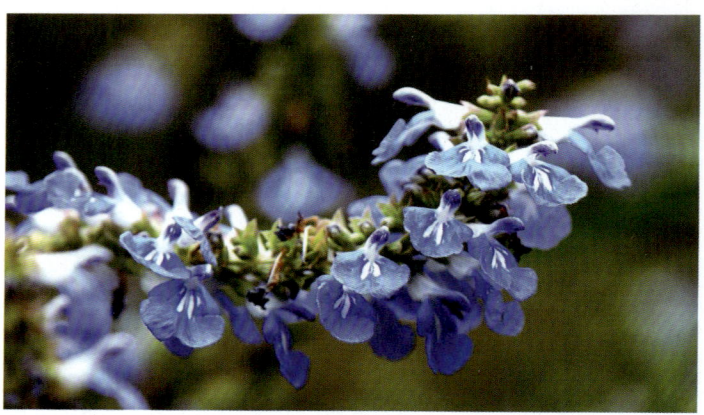

①수확기: 없음
②이용부위: 꽃
③이용법: 관상
④보존법: 없음
⑤원산지: 브라질 남부, 아르헨티나
⑥생활형: 다년초
⑦개화기: 6~11월
⑧길이: 1~1.5m
⑨내서성: 강 / 내한성: 보통
⑩토양: 습지
⑪파종시기: 4~5월(묘목의 모내기)

맑은 하늘 같은 푸른색이 매력적인 허브로 습지에 자생하기 때문에 보그 세이지라는 이름이 붙었다. 생명력과 번식력은 민트만큼이나 대단하다. 일조량이 부족한 상태에서 자라면 가지의 간격이 좁아져 꽃이 적게 피므로 일조량이 많은 장소에 심는다. 그루터기 주변에 흙을 쌓거나 떨어진 잎이나 볏짚 등으로 두껍게 덮어주면 옥외에서도 겨울을 날 수 있다. 꽃을 조금씩 계속해서 피우기 때문에 오랜 기간 꽃을 즐길 수 있다.

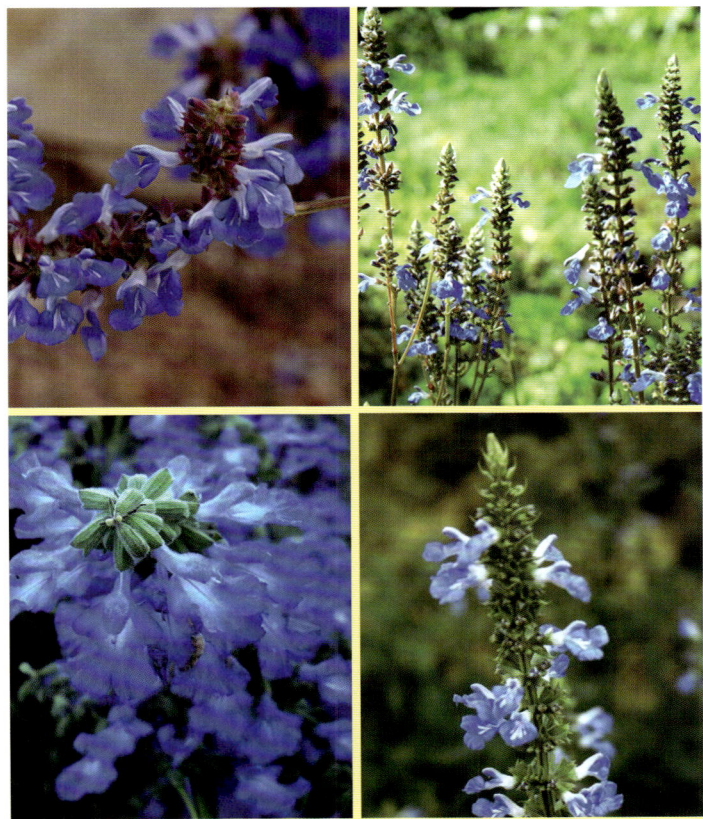

세이지는 감염과 싸우는 항생제이며, 열을 내리는 성질이 있어 폐경기의 안면홍조나 월경이 불규칙한 여성에게 도움을 준다. 그러나 효능이 매우 강력하므로 다량으로 사용하면 안 되며, 임산부는 사용을 피해야 한다.

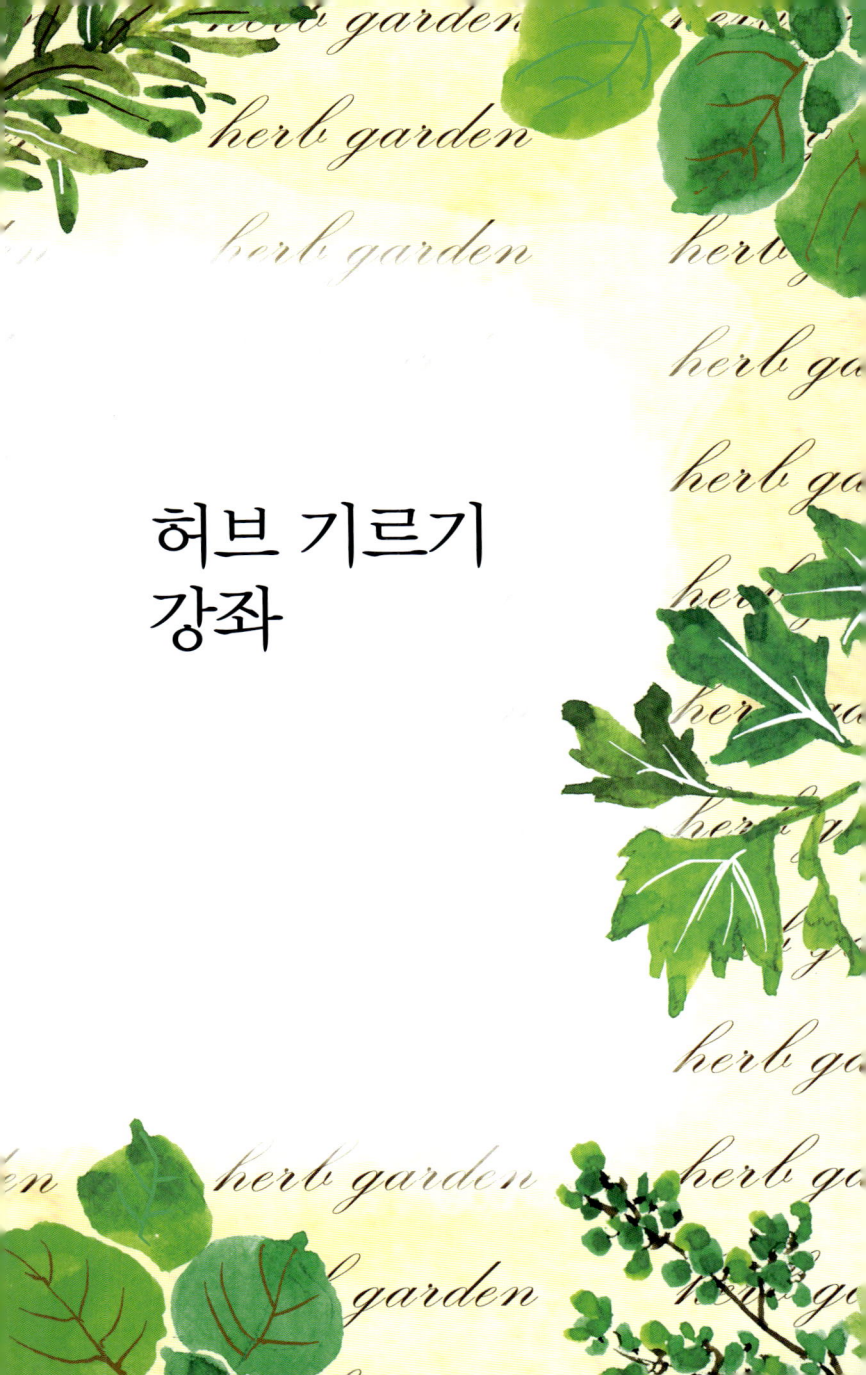

허브 기르기 강좌

로즈마리

[화분에 기르기]

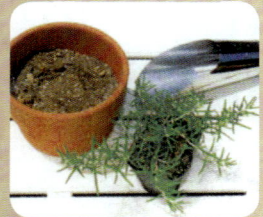

1. 배수가 잘되는 흙과, 가능하면 통기성이 좋으면서 유약을 바르지 않고 초벌구이 한 화분을 준비한다.

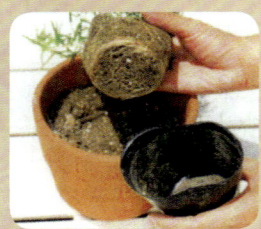

2. 용기는 5호분 이상인 것으로부터 시작한다. 포트를 거꾸로 해서 종묘를 꺼낸다.

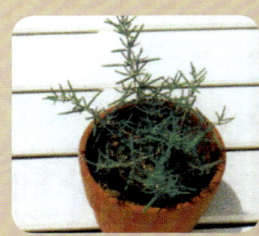

3. 종묘를 용기 안에 넣고 모양을 본다. 뿌리 밑동이 높아지도록 하면 배수가 잘된다.

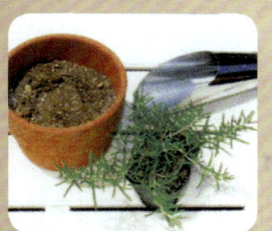

4. 화분과 종묘 사이에 흙을 넣고, 종묘를 안정시킨다.

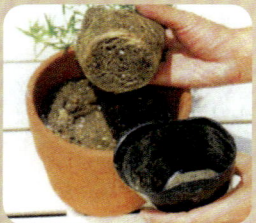

5. 뿌리 밑동이 조금 높도록, 뿌리 밑동에 흙을 보탠다.

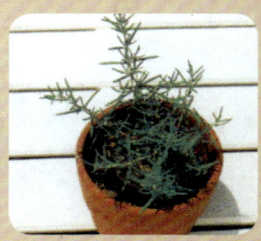

6. 화분 밑바닥에서 흘러나올 정도로 물을 듬뿍 주고, 2~3일간 그늘에 둔다.

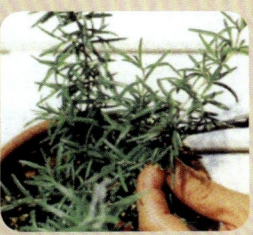 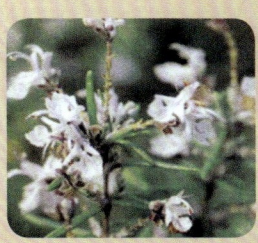 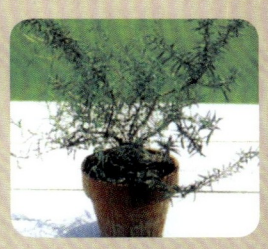

7. 잎은 1년 내내 언제든지 수확할 수 있다. 줄기와 잎이 자라면 가지마다 수확하면 된다. 아래쪽의 잎을 남겨두면, 다시 새잎이 돋아난다.

8. 봄과 초여름, 가을에 청색과 백색, 핑크색의 작은 꽃이 핀다. 씨앗으로 기른 경우에는 개화는 2년째부터…….

9. 가지가 점점 나무와 같이 단단해지고, 포기가 커져 가면, 큼지막한 용기(7~8호분)에 이식하여야 한다. 수확하지 않고 방치해두면, 사진과 같이 가지가 너무 자라서 흐트러져 버린다. 가지 위쪽을 정리해주면, 옆에서 다시 가지가 뻗어 잎이 무성하고, 울창한 모습으로 자란다.

사프란

[화분에 기르기]

※여기에서는 사프란의 성질을 이용해서 흙이나 물을 사용하지 않는 가장 간단한 방법을 소개하지만, 물론 흙을 사용해도 기르기를 할 수 있다.

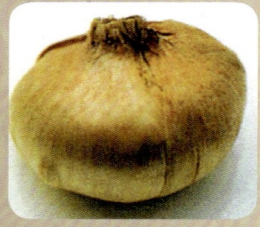

① 8~9월에 출하하는 구근을 준비한다. 적당한 크기의 용기에 넣고, 통풍이 잘되는 장소에 둔다.

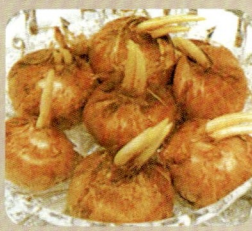

② 얼마 지나면 구근에서 싹이 나온다. 물을 줄 필요는 없다.

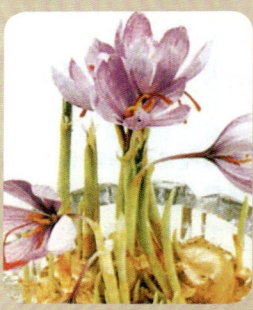

③ 그대로 놔두어도 10~11월이 되어 서늘해지면, 아름다운 꽃이 계속 피기 시작한다.
꽃은 곧 시들어 버리므로, 빨간 암술머리는 따버리자.

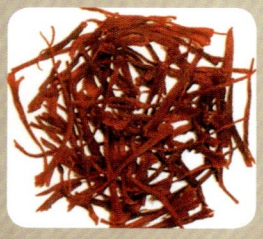

그늘에 말려서 건조시킨 후, 밀폐용기에 넣어서 보존한다.
허브티로 이용하면 몸이 따뜻해진다.

[정원에 기르기]

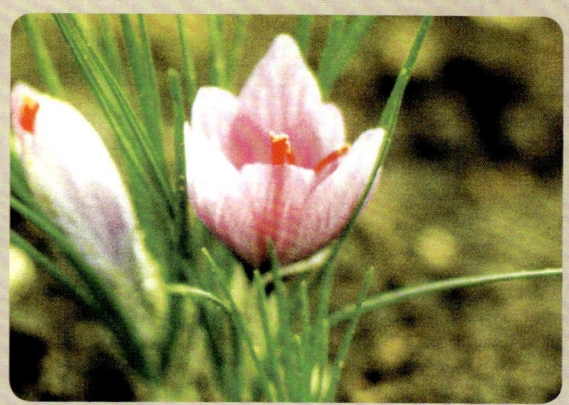

역시 8~9월에 구입한 구근을, 구근의 약 3~4배의 깊이로, 배수가 잘되는 흙에 심는다. 이식 후 약 15일 후에 개화한다. 이용법과 증식법은 같다.

레몬밤

[화분에 기르기]

파종은 봄과 가을에 하고, 개화는 2년째의 초여름이 된다. 발아하는 힘이 강하고, 지면에 직파를 해도 잘 자란다.

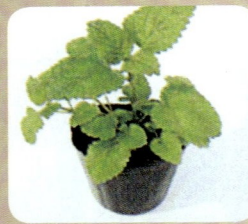

① 이식은 봄과 가을에. 잎이 크고 색이 좋은 종묘를 선택한다.

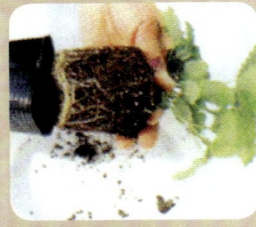

② 5호분 이상의 용기에 옮겨 심는다. 레몬밤은 건조에 약하기 때문에, 용기는 플라스틱 화분이 좋다.

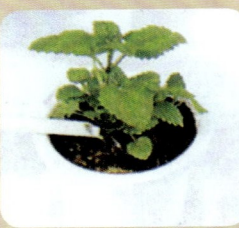

③ 화분 바닥에서 흘러나올 정도로 물을 듬뿍 주고, 2~3일간 그늘에 둔다.

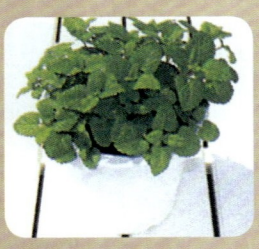

④ 잎이 무성해가면, 여린 잎을 따서 이용한다. 잎은 언제든지 이용할 수 있다.

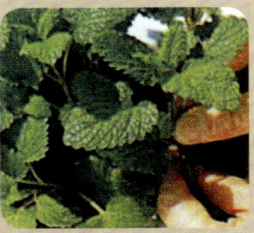

⑤ 잎이 뒤엉켜지면 물크러져 버리므로 수확을 겸해서 적당히 지엽을 정리한다.

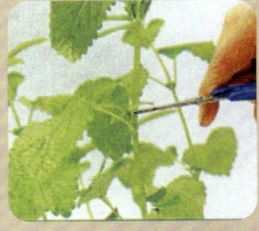

⑥ 가지마다 몇 군데를 잘라서 통풍이 잘되도록 해준다. 잘라낸 가지는 삽목으로 쓸 수 있다.

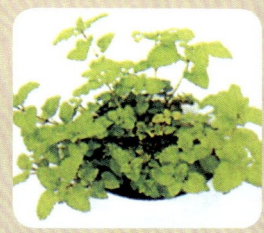
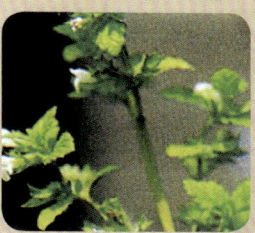

⑦ 아래 잎을 남겨두면, 다시 새잎이 나온다. 부지런히 수확하여 이용하면 된다.

⑧ 6~7월에는 희고 귀여운 꽃이 핀다. 꽃이 피기 시작할 무렵이 가장 향기가 좋을 때이다.

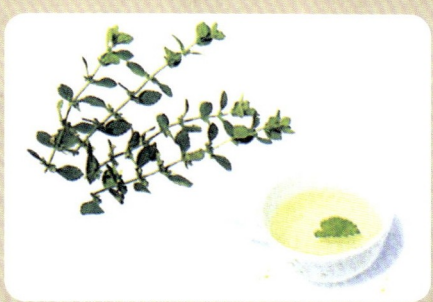

따낸 잎은 물로 살짝 씻으면 허브티로 이용할 수 있다.
부드러운 레몬의 상쾌한 감이 난다.

라벤더

[화분에 기르기]

| 준비물 |
라벤더의 종묘, 화분(5호 이상), 화분 바닥네트, 경석 또는 고로토, 배양토, 석회, 삽, 조로

씨앗을 뿌려서 기른 묘를 용기에 심어 기르기

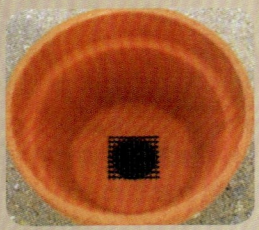

① 화분 바닥네트를, 화분 바닥의 구멍을 덮을 정도의 크기로 잘라서 화분 바닥에 놓고, 경석 또는 고로토를 깐다.

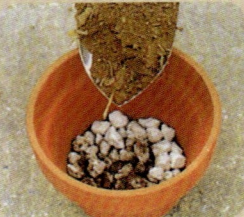

② 배양토를 넣고, 석회를 한줌 더하여 잘 섞는다. 이것을 밑거름이라고 한다.

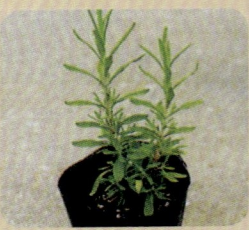

③ 좋은 종묘를 준비한다. 키가 작아도 줄기가 튼튼한 것을 고른다.

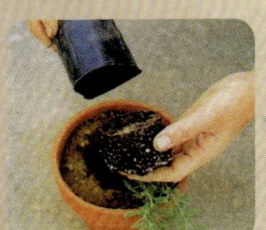

④ 종묘를 꺼낸다. 거꾸로 하면 푹하고 잘 빠진다. 뿌리 부분이 흐트러지지 않도록 주의한다.

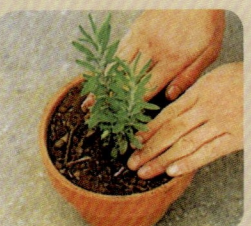

⑤ 용기의 한복판에 종묘를 이식한다. 뿌리 밑동이 약간 높아지도록 하면 배수가 잘된다.

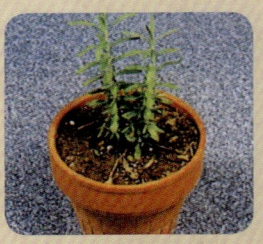

⑥ 물을 듬뿍 뿌리고 이식을 완료한다. 이식 직후에는 포기가 약하므로 그늘에서 3~4일 기른다.

로만 캐모마일로 향기로운 잔디밭 만들기

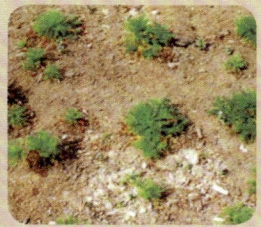

① 종묘를 이식한다.
종묘와 종묘 사이(포기 사이)는 20~30cm쯤 떼고, 종묘가 뿌리를 내리기까지는 흙이 마르지 않도록 주의한다.

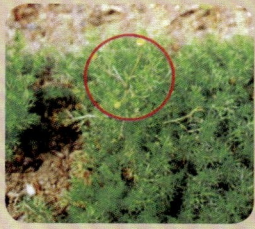

② 꽃눈이 나오면 따낸다. 꽃이 피어버리면 포기의 모습이 흐트러지기 때문에, 1년째는 꽃이 피지 않도록 한다.

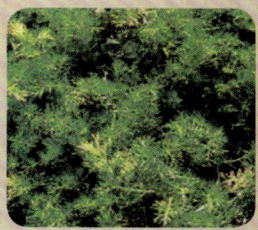

③ 잎이 무성해 가면 되잘라 주어 화초의 키를 작게 억제한다. 때때로 발로 밟아주면 좋을 것이다.

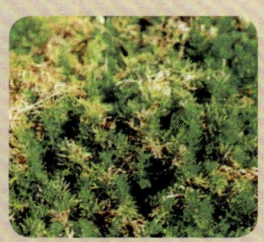

④ 겨울에는 군데군데 말라가지만, 지하의 부분은 견실하게 살아 있다. 봄에는 다시 새싹이 나와서 자라기 시작한다.

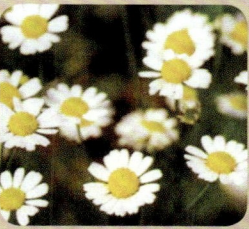

⑤ 매력적인 꽃도 즐기고 싶은 경우에는 가능한 한, 한쪽 구석에서 피게 한다.

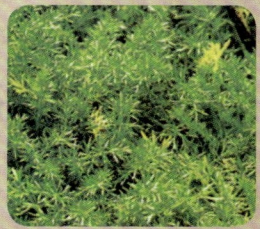

⑥ 가능한 한, 꽃을 피지 않게 하면 2년째 이후에는 향기로운 잔디밭을 즐길 수 있다. 잔디밭을 걸으면 사과 향기가 감돈다.

히솝

[정원에 기르기]

1. 흙 만들기 (이식 2주일 전까지)

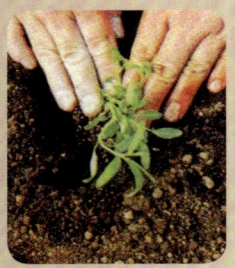

① 이식 2주일 전까지 이랑 폭 60cm로 하고, 고토석회 150g/㎡을 살포하고 잘 간다.

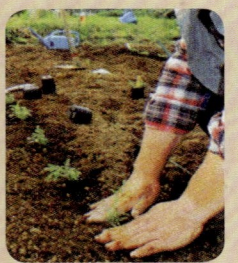

② 이식 1주일 전에, 퇴비 2kg/㎡, 화학비료 100g/㎡을 주어 잘 갈고, 높이 10cm의 이랑을 만든다.

2. 이식 (4월~6월 중순)

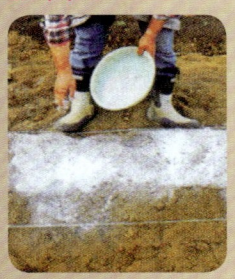

① 포기 사이를 30cm로 하고, 이식호미 등으로 심을 구멍을 파고, 물을 붓는다. 물이 빠지면 종묘를 이식한다.

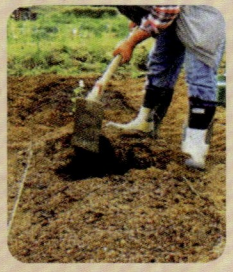

② 이식 후, 포기 밑동을 가볍게 손으로 누르고 물을 준다.

3. 웃거름 · 흙 모으기 (이식 2~3주일 후)

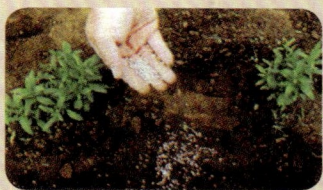 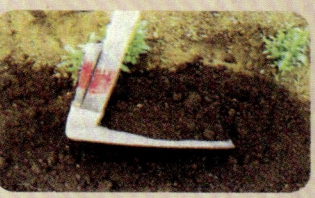

이식 2~3주일 후부터 1개월에 1~2회, 포기 사이에 화학비료 30g/㎡을 웃거름으로 주고, 괭이 등으로 포기 밑동에 가볍게 흙 모으기를 한다.

4. 수확 (이식 1개월 후)

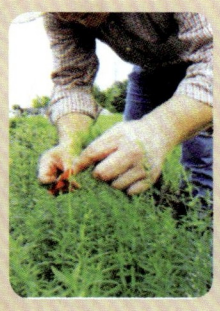 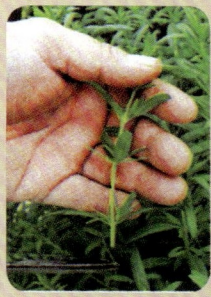 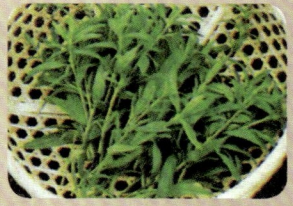

① 수확하면 고기요리 · 생선요리의 냄새를 없애고, 샐러드와 수프 등에 이용한다.

② 새싹 10cm 정도를 수확한다.

③ 수확한 히솝. 잎의 건조는 가지를 잘라서 통풍이 잘되는 장소에서 한다.

스테비아

[화분에 기르기]

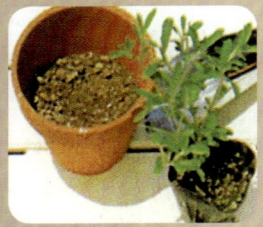

① 봄에 잎의 단맛이 좋은 종묘를 고르고, 배수 잘 되는 촉촉한 흙을 준비한다. 또한 밑거름을 잊지 말고 주도록 한다.

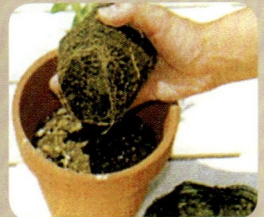

② 5호분 이상의 용기에 이식한다. 배수가 잘 되면 잘 자라므로, 용기는 유약을 바르지 않고 구운 화분이 좋다.

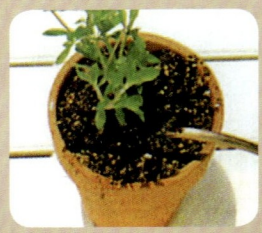

③ 화분 바닥에서 흘러나올 정도로 듬뿍 물을 주고, 2~3일간 그늘에 둔다.

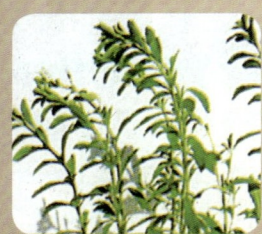

④ 초여름에서 여름에 걸쳐서 가지가 잘 뻗고 잎도 달린다. 비료를 주면 잎도 많이 달리므로 웃거름을 잊지 말고 주도록.

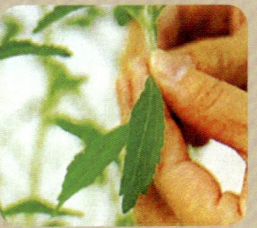

⑤ 색이 좋은 잎을 따서 이용한다. 가지가 너무 웃자라 있는 경우에는 가지마다 잘라준다. 잎을 한 잎 따서 입에 넣으면 단맛이 입 안에 퍼진다. 허브티에 감미가 필요할 때에는, 한 컵당 1~2잎의 스테비아 잎을 넣는다. 설탕보다도 고상한 감미가 퍼진다. 허브티의 젤리에도 빠뜨릴 수 없는 존재로, 드라이로 해서 냉장고에서 보존할 수 있다.

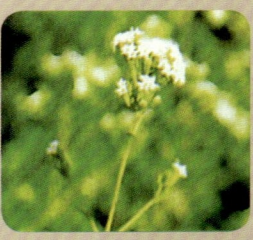

⑥ 8~9월에 가지 끝에 희고 작은 꽃이 달린다. 건조보존 하고 싶을 때에는 개화 직전에 가지마다 잘라서 건조시킨다.